ANNA SCHÜRRLE

DEAR MAMA

GESUND UND ENTSPANNT DURCH
DIE AUFREGENDE BELLY-ZEIT

HELLO *MAMA-TO-BE*

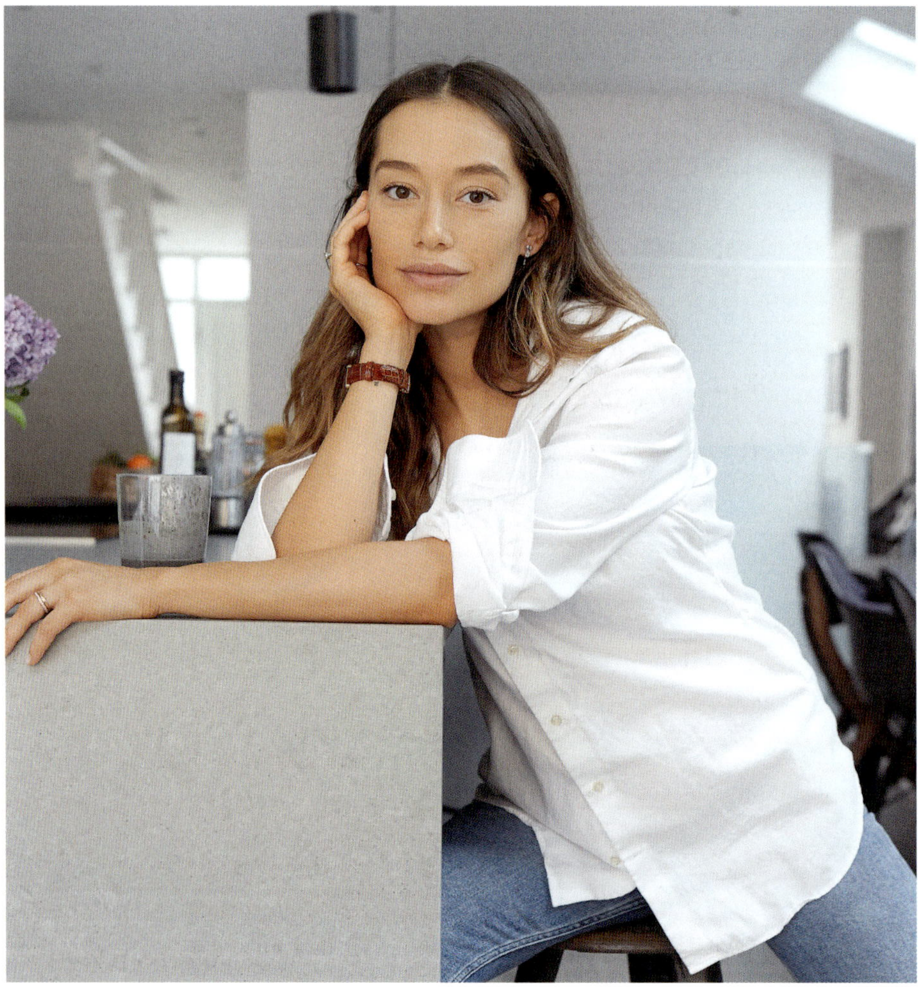

Viele Eltern erzählen davon, wie sehr sich das eigene Leben verändert, wenn man Kinder bekommt. Dabei findet die eigentliche Veränderung bereits neun Monate vor der Geburt statt. Mit der frohen Botschaft und den ersten Anzeichen erleben wir eine ebenso wundervolle wie abenteuerliche Reise, auf der wir uns und unserer Umgebung vollkommen neu begegnen.
Neun Monate lang wächst in unserer Körpermitte unser Baby. Mindestens genauso wichtig ist aber, dass nicht nur das Baby wächst, sondern auch wir selbst reifen. Wir gebären nicht nur ein Kind, sondern auch die Mama, die in uns ruht. Diese Reise ist prägend, auch für die Menschen, die uns begleiten.
Es ist erstaunlich, wie sehr die eigene Gesundheit, unsere Fitness und unser Gemütszustand von unserer Nahrung, unserer Umgebung und der Natur, in der wir uns bewegen, abhängt. Und doch kann man mit recht wenig Aufwand mehr Balance gewinnen.
Das Thema Ernährung erfüllt mich nun seit über zehn Jahren mit Leidenschaft. Meine Ernährungsphilosophie steht immer im Mittelpunkt meiner inneren Ausgeglichenheit. Und so war es auch in der Schwangerschaft. Möglichst unbeschwert die spannenden neun Monate zu erleben, ist nicht ganz leicht, weil sich nicht nur der Körper verändert, sondern auch Hormone ihren Einfluss nehmen. Dabei kann sich jeder mit einfachen Ritualen und Methoden und Lebensmitteln ins Gleichgewicht bringen.
Manche werden einen leichten Einstieg haben, anderen wird es schwerer fallen. Manchmal ist in solchen Fällen die Ausdauer der Schlüssel. Nicht gleich aufgeben oder sich vorschnell ein Urteil bilden. Manche Dinge brauchen Zeit, damit sie ihre Wirkung zeigen können. Genauso ist es mit vielen Tipps, die man diesem Buch entnehmen kann.

Ich freue mich, wenn sich viele Leserinnen auf ihre eigene Reise begeben zu einem gesünderen, ausgeglicheneren Selbst!

Anna

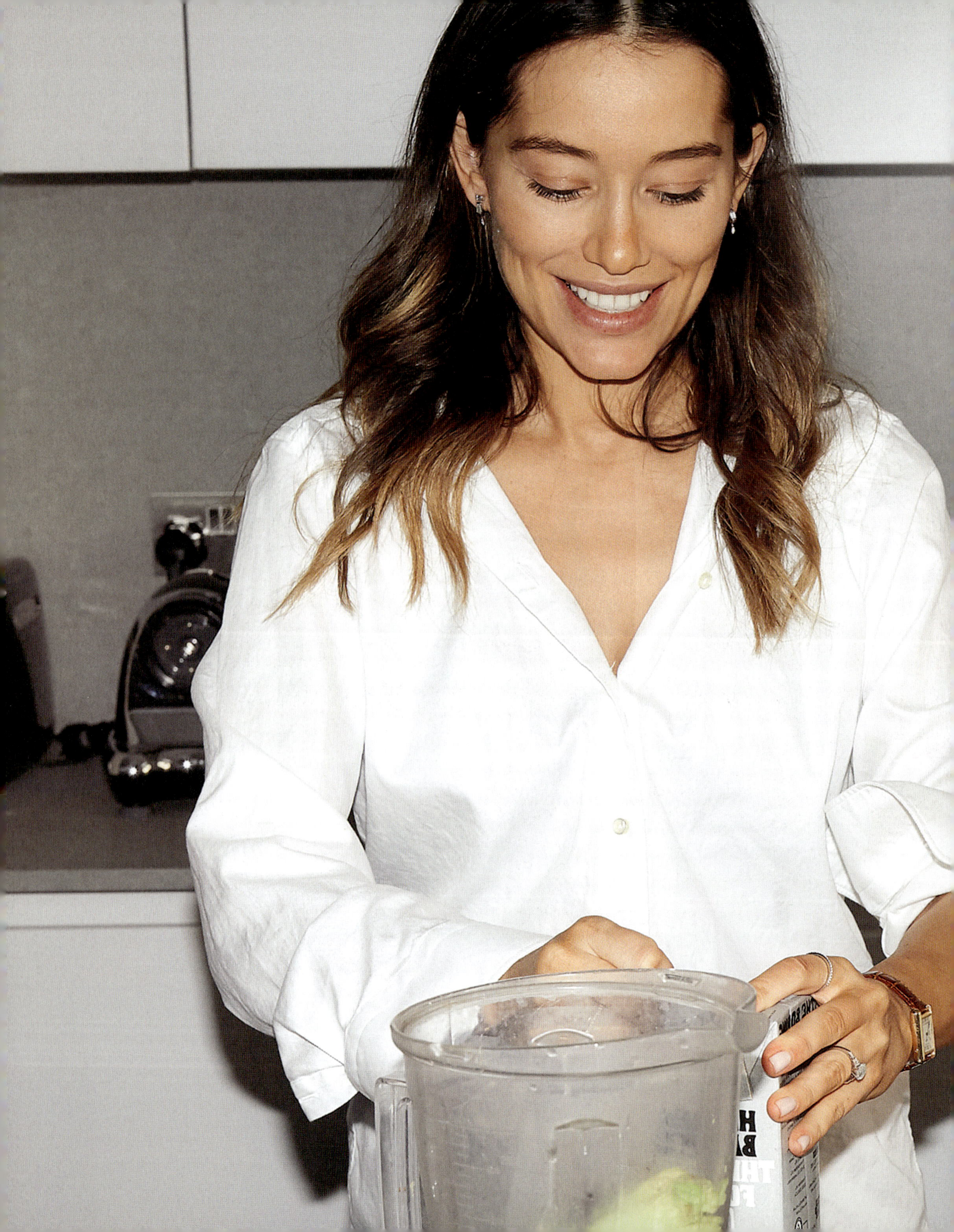

MEINE *PHILO-SOPHIE*

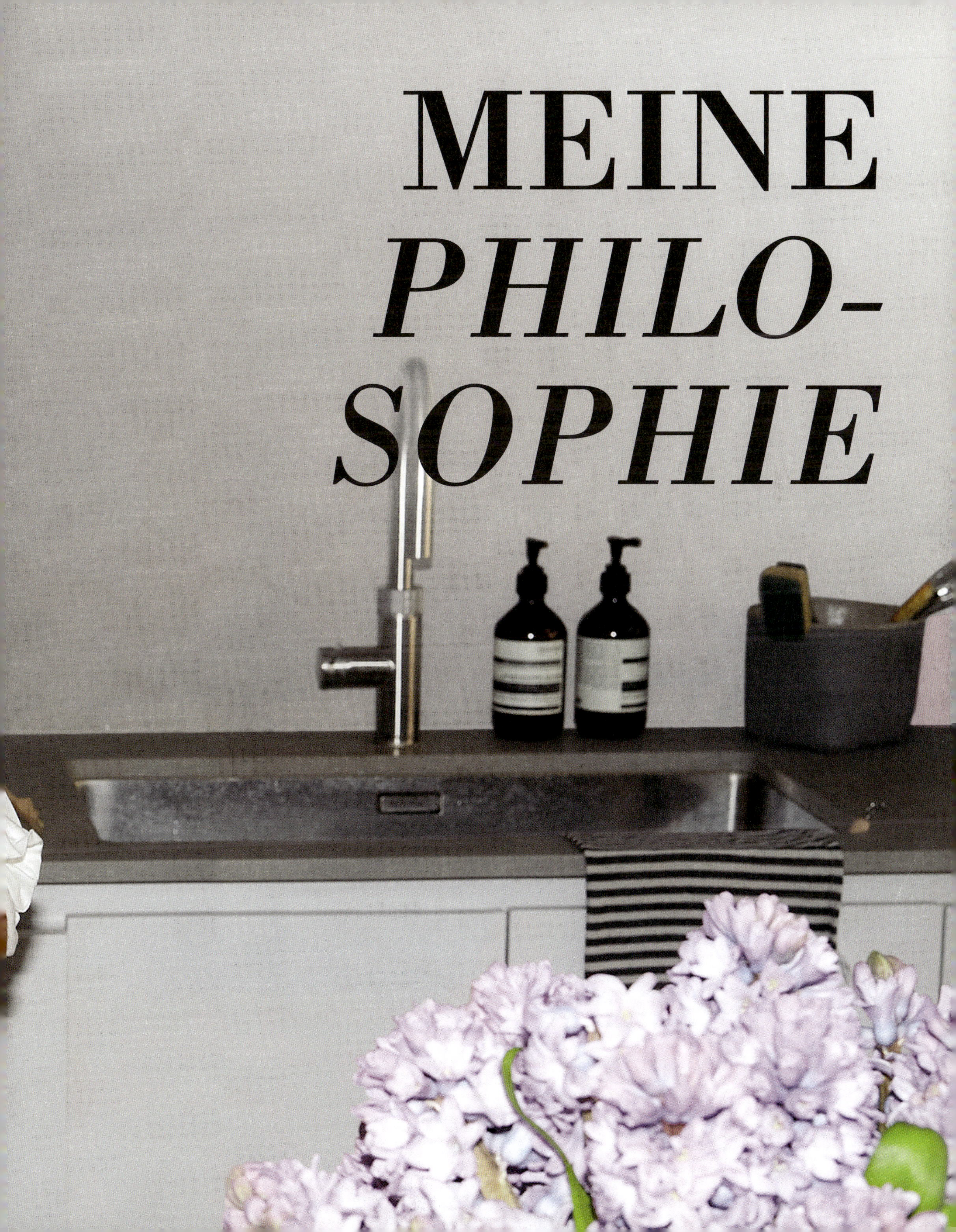

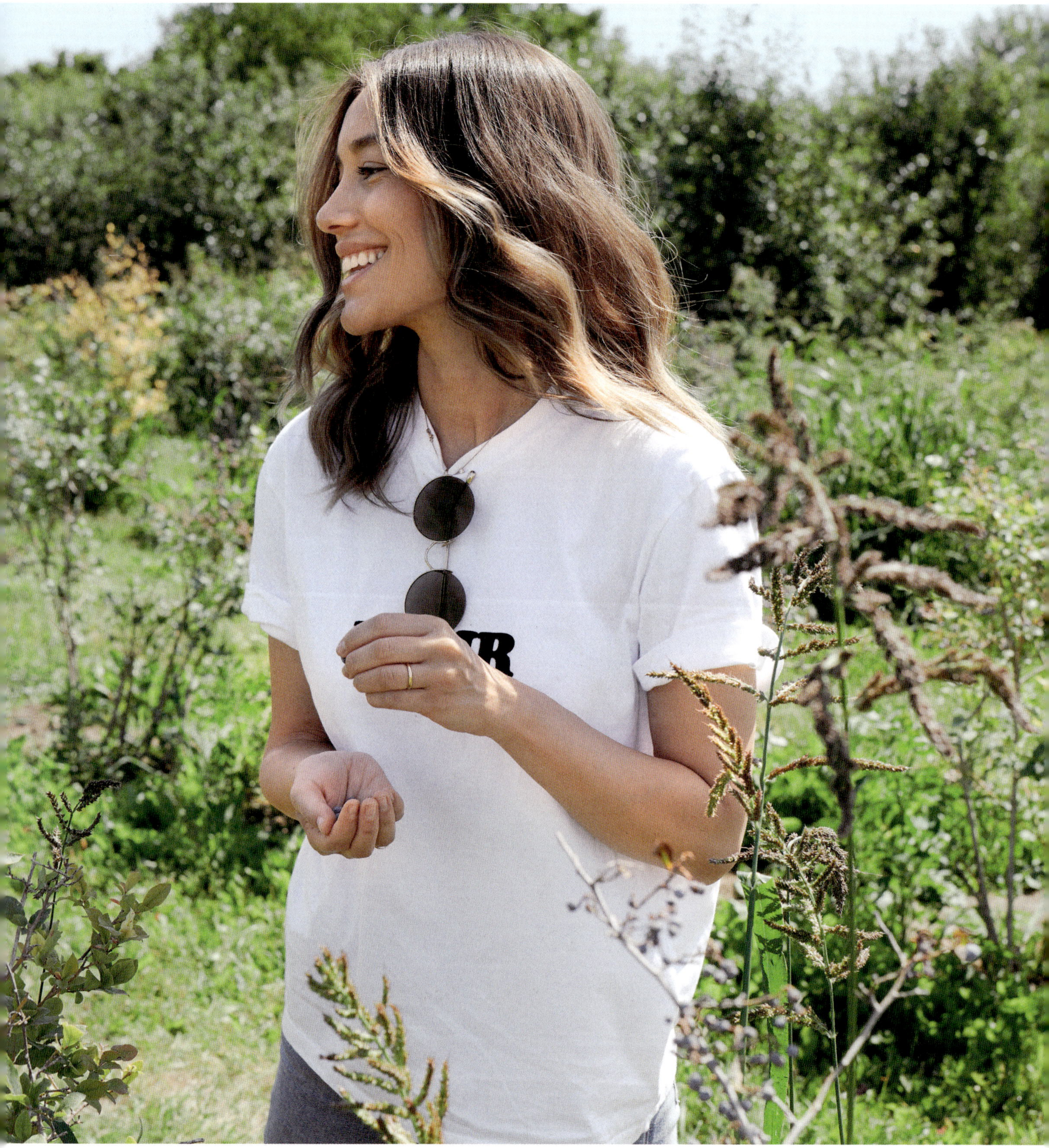

SO WIE *ICH* BIN

Das Thema Ernährung nimmt einen wichtigen Stellenwert in meinem Leben ein. Vieles von dem, was ich im Laufe der Zeit wiederentdeckte, brachte mir schon meine Mutter bei. Seit vielen Jahren beschäftige ich mich intensiv mit meiner mentalen und physischen Gesundheit, die unmittelbar mit einer ausgewogenen Ernährung einhergeht.

MEINE *PERSÖNLICHE* GESCHICHTE

Ich erinnere mich gerne an meine Kindheit in Kasachstan. Noch heute gibt es Momente, die mich direkt in diese Zeit zurückversetzen. Meistens sind es Gerüche, die meine Kindheit in mir wachrufen. Der Duft einer Mandarine wird mich wohl immer an meine Tante aus der Großstadt erinnern, die uns an Weihnachten Mandarinen mitbrachte. Frische Tomaten, die ich so oft bei uns geerntet und genascht habe, bringen mich zurück in unseren schönen Garten. Und der Geruch reifer Äpfel erinnert mich daran, wie wir als Kinder heimlich Äpfel vom Baum der Nachbarin stibitzten.

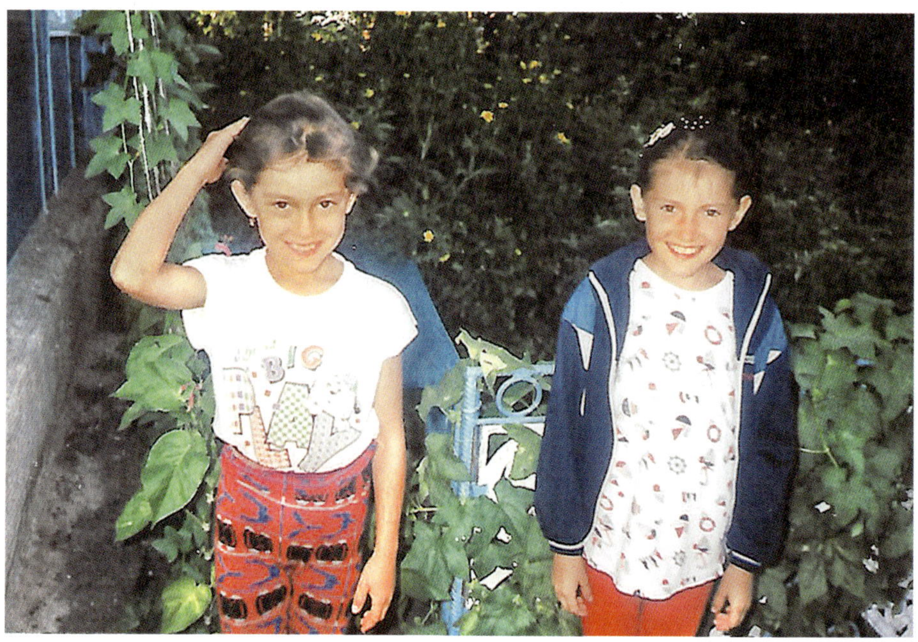

MEINE KINDHEIT IN KASACHSTAN

Meine Kindheit war unbeschwert, frei, in der Natur und vor allem gesegnet mit ganz vielen Naturprodukten. Für mich eine prägende Zeit.

Aber von vorn: Wir lebten in einem kleinen Dorf im Norden von Kasachstan. Wir, das waren meine Eltern, meine Schwester und ich. Unser Haus war groß, blau angestrichen und besaß zwei anliegende Gärten. In unserem Dorf hatte jede Familie ihren eigenen Garten. Selbstversorgung war etwas Selbstverständliches. Warum im Supermarkt teuer kaufen, was man kostengünstig selbst anbauen konnte? Wir hatten zwei Kühe, Schweine, Enten, Hühner und einen Hund mit Namen Jimmy, der durchaus Ähnlichkeit mit einem Wolf hatte.

Von der Straße aus konnte man nicht viel von unserem Haus sehen. Ein Zaun und zwei prachtvolle Gärten verdeckten es. Der Gemüsegarten nahm die größte Fläche ein. Unser eigener kleiner Supermarkt. Wir bauten wirklich alles an: Kartoffeln, Gurken, Tomaten Salat, Radieschen, Karotten, Rhabarber, Auberginen, Zucchini, Kräuter. Im kleineren Garten hatten wir Himbeeren, Erdbeeren, Stachelbeeren, Hagebutten und sogar Melonen. Alles, was das Herz begehrt. Bekamen wir Hunger, mussten wir uns nur bedienen. Wir lebten wahrlich in einem kleinen Paradies. Unser Garten war wie eine kleine Vorratskammer. Diese verlagerte sich im Winter nach drinnen, in unseren kleinen Kellerraum unter dem Wohnzimmerteppich. Wenn ich die Luke öffnete, fand ich hier all die Köstlichkeiten aus unserem Garten wieder. Mein Vater leitete eine Druckerei. Meine Mutter kümmerte sich um uns und um den Haushalt. Natürlich bedeutete das für uns Kinder auch, dass wir anpacken mussten.

Säen, bewässern, Unkraut jäten, ernten. Wir halfen unserer Mutter, wo wir konnten.

Auch bei der Weiterverarbeitung. Gemüse und Obst wurde teilweise fermentiert, damit wir im Winter ebenfalls versorgt waren. Beeren wurden eigekocht, um Marmeladen herzustellen.

Auch unsere Tiere waren ein großer Teil der Versorgungskette. Unsere beiden Kühe mussten morgens zur Dorfwiese gebracht werden. Hier kamen alle Kühe aus dem Dorf zusammen. Am Nachmittag wurden sie wieder nach Hause geholt. Wir Kinder übernahmen diese Aufgabe mit acht Jahren. Ich weiß noch, dass ich mich das erste Mal schrecklich verlaufen habe, als ich die Kuh von der

Wiese holen sollte. Ich fand erst Stunden später nach Hause zurück. Aus der Milch, die wir täglich molken, machte unsere Mutter Sahne, Butter und Käse und ließ uns an den einzelnen Prozessen teilhaben. Ich war fasziniert, was aus unserem Garten und dank unserer Tiere alles entstehen konnte.

Wahrscheinlich habe ich deshalb heute einen so intensiven Bezug zur Natur, zu unseren Nahrungsmitteln und ihrer Herkunft. Beim Selbstanbau setzt man sich mit der Nahrungsquelle auseinander, pflegt sie vom Keimling bis zur ausgewachsenen Pflanze. Das beeinflusst mich in meiner Ernährungsphilosophie bis heute. Auch wenn ich diesen Pfad eine Zeit lang verloren habe, bin ich dankbar, wieder dort angekommen zu sein, wo ich als kleines Kind begann.

Mit Bioprodukten, die heutzutage teilweise sündhaft teuer sind, bin ich groß geworden. Welches Privileg das war, war mir nicht immer bewusst. Bevor ich mit neun Jahren nach Deutschland kam, haben wir selten Bonbons bekommen, geschweige denn andere Süßigkeiten. Für uns war es immer ein großes Ereignis, wenn uns unsere Großeltern ein Paket aus Deutschland schickten. Das Paket war gefüllt mit allem, was ein Kinderherz begehrt: Schokoriegel und Bonbons. Wie haben wir diese Päckchen geliebt!

DER UMZUG NACH BERLIN

Meine Großeltern waren einige Jahre vor uns nach Berlin gezogen. Als ich das erste Mal in Berlin ankam und unsere neue Wohnung betrat, fand ich es sehr modern. Ich fühlte mich wohl in Berlin. Natürlich war alles anders und für manch einen wäre es vermutlich auch ein kleiner Kulturschock gewesen.

Meine Schwester und ich fanden unser neues Leben spannend, obwohl wir anfangs eine kleine Sprachhürde überwinden mussten. Wir hatten zwar keinen Garten, kein Haus und kein großes Grundstück, aber einen schönen Balkon, überall Parks vor der Haustür und Spielplätze, die wir aus Kasachstan nicht kannten. Kulinarisch war es in der Stadt um einiges interessanter als bei uns auf dem Land. Egal, was man brauchte, im Supermarkt um die Ecke konnte man es kaufen. Die vielen Restaurants waren unser neues kleines Paradies.

Die Jahre vergingen, ich beendete die Schule, studierte Architektur und merkte schleichend, dass ich mich nicht gut in meiner Haut fühlte. Ständige Müdigkeit, fehlende Konzentration: Ich hatte keine Energie und konnte mir selbst nicht erklären, woran es lag. Ich war mit dem Studium weder überfordert noch war ich krank. Ich hatte gute Freunde, eine tolle Familie. Augenscheinlich fehlte es mir an nichts. Was war also los mit mir?

Eines Tages traf ich nach langer Zeit eine alte Freundin wieder. Sie sah großartig aus, strahlte von innen. Ich erinnere mich noch gut an unser Gespräch. Sie erzählte mir von ihrer Ernährungsumstellung und wie gut es ihr damit ging. Pflanzliche Ernährung – das interessierte mich. Zu Hause angekommen, recherchierte ich mehr dazu. Ich wollte erfahren, ob ich meine körperlichen Beschwerden durch eine Ernährungsumstellung in den Griff bekommen konnte.

Wenn ich ehrlich zu mir selbst war, musste ich zugeben, dass ich alles andere als gesund lebte. Mit unserem Umzug nach Deutschland veränderten sich auch unsere Essgewohnheiten. Es gab kaum noch Bioprodukte auf unseren Tellern, wir ernährten uns alle zunehmend ungesünder, ohne zu wissen, wie schlecht dies eigentlich für unseren Körper war. Aus den Selbstversorgern mit frischem Gemüse und Früchten vor der Haustür wurden Supermarkteinkäufer, die hin und wieder auch zu Fast Food griffen. Zugegeben, meine Mutter mochte Fast Food noch nie. Sie erkannte auch als Einzige sofort, wann eine Tomate, nicht nach Tomate schmeckte. Meine Schwester und ich mussten darüber immer lachen. Jetzt, Jahre später, begann ich allmählich zu verstehen, dass unsere Gesundheit unmittelbar mit unserer Ernährung zusammenhängt.

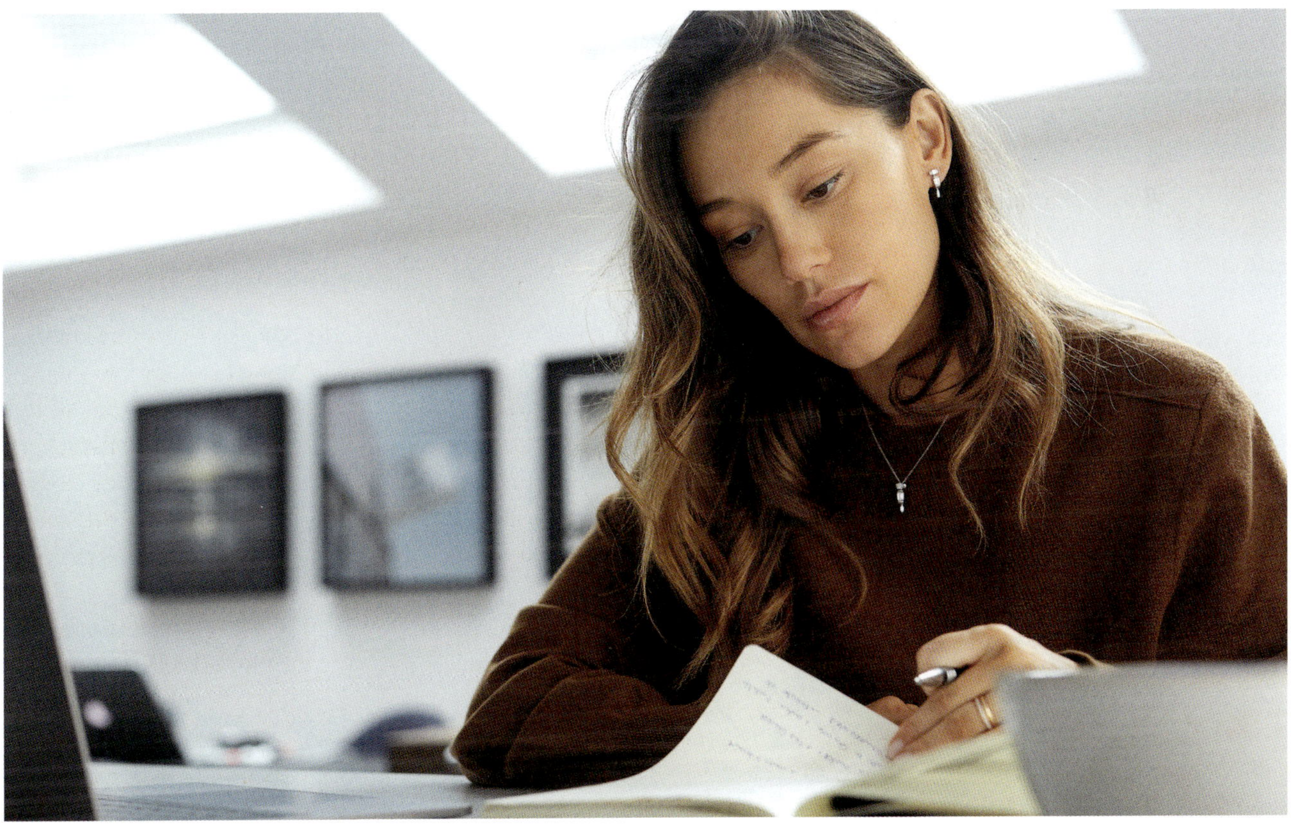

ICH ÄNDERTE MEINE ESSGEWOHNHEITEN

Und so fing ich an, meine Essgewohnheiten zu verändern. Von heute auf morgen ließ ich zunächst das Fleisch weg, was mir nicht besonders schwerfiel. In Kasachstan gab es immer wieder Schlachttage, an denen mein Vater mit einem Freund ein Schwein oder ein anderes unserer Tiere schlachtete. Für uns Kinder war das schwer mit anzusehen. Wir verstanden zwar den Kreislauf, aber trotzdem waren es unsere Tiere.

Nach einigen Wochen war ich bereit, auch auf Zucker zu verzichten. Damit bin ich bis heute mal mehr, mal weniger erfolgreich. Danach folgte die Umstellung auf eine hauptsächlich pflanzliche Ernährung. Jeder Einzelne sollte auf seinen eigenen Körper hören und schauen, was ihm guttut und wofür er sich entscheiden möchte. Meine heutige Ernährungsphilosophie entstand in einem jahrelangen Prozess. Ich bin froh über jeden einzelnen Schritt, den ich gegangen bin und durch den ich Neues dazulernen konnte.

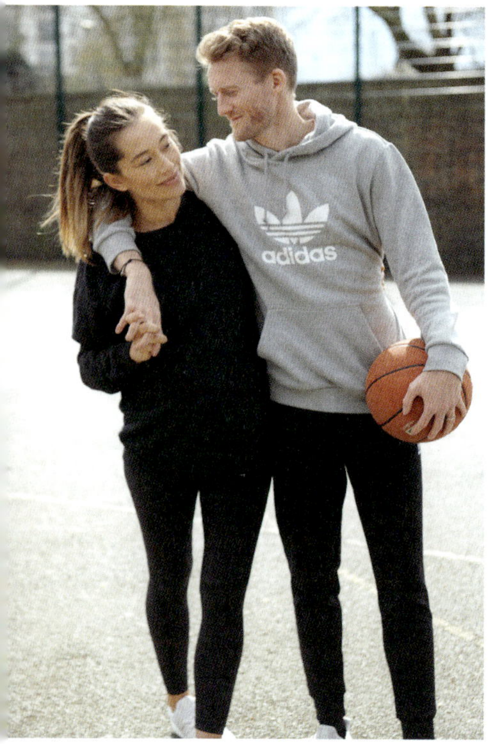

Anfangs habe ich mich viel zu einseitig ernährt. Neben meinem ständigen Begleiter, der Avocado, aß ich hauptsächlich Maiswaffeln und Bulgur. Auch Reis und Salat waren ganz weit oben auf meinem Speiseplan – direkt neben Pommes frites. Man kann sich denken, dass mir meine Ernährungsumstellung gesundheitlich nur bedingt etwas brachte. Zwar wurde durch den Fleischverzicht meine Haut wesentlich besser und mein Gemütszustand deutlich

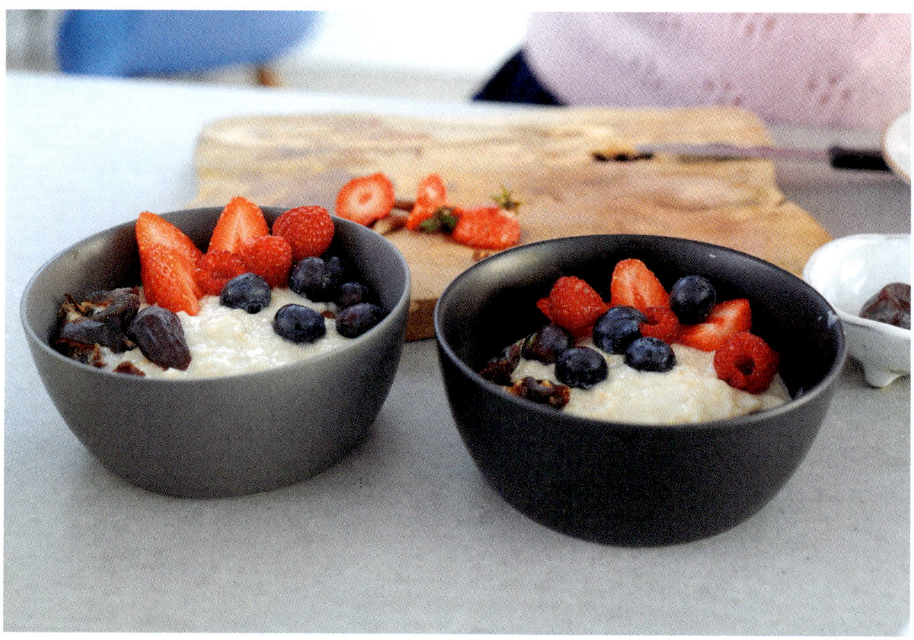

ausgeglichener als vorher. Aber Mangelerscheinungen aufgrund der einseitigen Ernährung ließen nicht auf sich warten.

Verunsichert dachte ich darüber nach, wieder tierische Produkte zu mir zu nehmen. Ich entschied mich dagegen und versuchte es stattdessen mit mehr Vielfalt, nachdem ich mich mit den verschiedenen Nährstoffen befasst hatte. Inspiriert durch die Früchte und das Gemüse anderer Länder, beschloss ich, meine Teller zu Hause bunter zu gestalten. Ich achtete also darauf, dass ich farbenfroher aß. Eines meiner Mottos ist bis heute: Eat the rainbow. Ich ging mit mehr Engagement an das Thema heran und erinnerte mich an meine Wurzeln. Meine Mutter hatte immer darauf geachtet, dass wir vielfältig essen und somit täglich mit den Nährstoffen versorgt wurden, die wir brauchten.

Fortan setzte ich mich mehr mit der Herkunft der Produkte, die ich konsumierte, auseinander und achtete beim Kauf von Gemüse und Früchten auf das Biosiegel. Ich informierte mich über die einzelnen Nährstoffe in jedem Produkt und schaute mir meine Mangelerscheinungen genauer an. Die Warnsignale, die mir mein Körper sandte, waren durch gezielte Ernährung ganz einfach zu beheben. Man muss seinen Körper und seiner Seele nur ganz genau zuhören und sie mit verschiedenen Nährstoffen füttern. Das kann wahre Wunder vollbringen.

Als ich meinen Mann André kennenlernte, intensivierte sich mein Schwerpunkt zusätzlich in zwei andere Richtungen. Anfangs wollte ich nicht nur mich, sondern auch den Profisportler an meiner Seite ausreichend versorgen. Ich habe das große Glück, dass mein Mann genau so interessiert an Gesundheit und Ernährung ist wie ich und das gleiche Bewusstsein dafür mitbringt. Und seit ich schwanger bin, bin ich zusätzlich dafür verantwortlich, dass es auch unserem Kind an nichts fehlt.

»Meine Ernährungsphilosophie hat mir geholfen, insbesondere auch in der Schwangerschaft. Natürlich hoffe ich, dass viele werdende Mütter dieses Buch für sich als Bereicherung entdecken.«

Ich begebe mich nun mit euch zusammen auf die Reise bis hin zur Geburt. Ich möchte mit diesem Buch meine persönlichen Erfahrungen teilen und hoffe, dass diese für viele als Inspiration dienen können.

MEINE 8 STEPS ZU EINEM GESUNDEN ICH

... AUCH IN DER SCHWANGERSCHAFT

Die Art und Weise, wie ich mich ernähre, ist für mich mittlerweile nicht nur eine Frage der Gesundheit. Schon als kleines Mädchen fühlte ich mich eng mit der Natur und unserer Umwelt verbunden. Folglich ist eine überwiegend pflanzliche Ernährung für mich ein Weg, etwas von dem zurückzugeben, was wir der Natur und unserer Umwelt täglich nehmen.

Auch das ist ein Teil meiner Philosophie, die nach all den Jahren entstanden ist und an die ich mich während der Schwangerschaft immer gehalten habe. Ich lerne bis heute jeden Tag dazu und damit ist auch meine Reise noch lange nicht zu Ende. Meine Prinzipien mögen für manche nichts Neues sein, dennoch ist es mir wichtig, euch zusammenzufassen, wodurch ich mich mit einfachen Regeln nicht nur geistig, sondern auch körperlich fitter, ausgeglichener und gesünder fühle. Ich ernähre mich zu 90 Prozent pflanzlich. Hin und wieder esse ich beispielsweise ein Ei und achte auch bei meiner

---

Ernährungsmythen in der Schwangerschaft

In der Schwangerschaft wurde ich oft mit Aussagen konfrontiert, die ich bis heute nicht nachvollziehen kann. Einige davon sind:

- Du musst für zwei essen!
- Das Kind bekommt durch eine pflanzliche Ernährung nicht die Nährstoffe, die es braucht!
- In der Schwangerschaft braucht jede Frau Fleisch. Es ist unter anderem wichtig für eine ausreichende Versorgung mit Eisen.

Mama nicht darauf, ob der Kuchen vegan zubereitet wurde. Das alles entscheide ich selbst und je nachdem, wie sich mein Körper gerade anfühlt. Ich möchte mich beim Thema Ernährung nicht unter Druck setzen, und das sollte auch von euch keine tun. Ich bin weder Veganerin, noch Ernährungsexpertin. Aber ich bin der Meinung, dass jeder lernen kann, auf seinen eigenen Körper zu hören und sich so für seine eigene Philosophie zu entscheiden. Und damit wären wir direkt bei der ersten wichtigen Lektion:

1. HÖR AUF DEINEN KÖRPER

Es gibt viele Formen, wie unser Körper mit uns kommuniziert und sich ausdrückt, besonders wenn es ihm nicht gut geht. Wir müssen lernen, diese Signale zu verstehen und ernst zu nehmen. Anfangs mag das nicht leicht sein. Auch bei mir war diese Reise ein langer Prozess und nicht jedes Problem lässt sich sofort mit Hausmittelchen und einer bestimmten Ernährung lösen. Aber tatsächlich kann man viele Mängel mit einer einfachen Umstellung beheben. Insbesondere in der Schwangerschaft sind Frauen von Symptomen und körperlichen Beschwerden betroffen, die sie vorher nicht kannten. Ein Beispiel: Wassereinlagerungen. Einige nehmen diese zwar wahr, es scheint für sie aber einfach dazuzugehören. Die Wahrnehmung ist in dem Fall natürlich positiv, aber daraus gewonnen wurde nichts. Das geht auch anders. Doch wie baut man eine Beziehung zwischen Körper und Bewusstsein auf?

Was mein eigenes Körperempfinden gestärkt hat, war auf der einen Seite die Meditation, auf der anderen Seite ist Yoga sehr empfehlenswert. Beides habe ich für mich erst in meinen Zwanzigern entdeckt. Außer Fahrradfahren habe ich in den Jahren zuvor recht wenig Sport getrieben.

»Yoga und Meditation halfen mir sehr, zu mir zu finden und mich und meinen Körper besser zu verstehen.«

Nach und nach entwickelte ich Vertrauen in mich und meine Fähigkeiten. Diese Verbindung half mir selbstverständlich auch in der Schwangerschaft. Mein gutes Körperempfinden half mir dabei, all die Veränderungen, die die Schwangerschaft mit sich brachte, zu meistern. Es schadet nicht, Vertrauen in unsere Instinkte und in unser Bauchgefühl zu legen – weder uns noch unserem Baby. Schließlich sind wir von Anfang an miteinander verbunden.

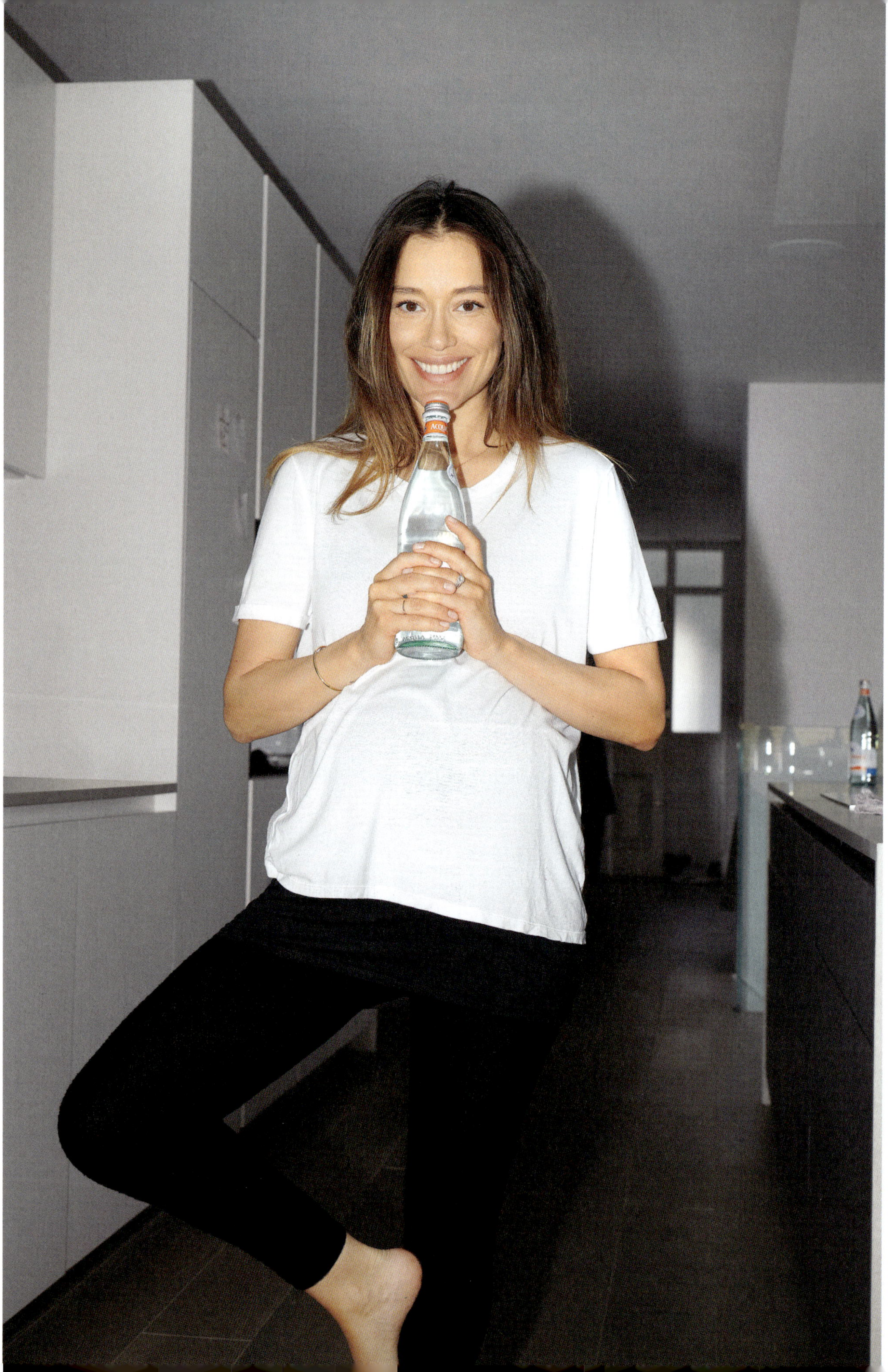

2. TRINKE TÄGLICH AUSREICHEND WASSER

Unser Körper besteht zu 50 bis 70 Prozent aus Wasser. Bei der Geburt erhöht sich dieser Wert auf bis zu 95 Prozent. Es ist unsere Aufgabe, diesen Wasservorrat immer wieder aufzufüllen. Warum das so wichtig ist? Unsere Gesundheit und damit auch die unseres Babys leidet darunter, wenn wir dies nicht tun. Wichtige Funktionen unserer Organe stehen in unmittelbarer Abhängigkeit zu unserem Wasserhaushalt. Trinken wir zu wenig, funktionieren die einzelnen Prozesse nicht mehr so gut. Zwei bis drei Liter werden täglich empfohlen. Ich kann nicht abstreiten, dass es auch mir anfangs schwergefallen ist, jeden Tag auf eine ausreichende Wasserzufuhr zu achten.

---

4 Tricks für eine ausreichende Flüssigkeitszufuhr

- Nimm immer eine Flasche stilles Wasser mit, wenn du das Haus verlässt.
- Trinke morgens direkt nach dem Aufstehen ein großes Glas Wasser.
- Stelle dir anfangs an allen Orten in deinem Zuhause, an denen du verweilst, ein großes Glas Wasser auf. Es soll dich ans Trinken erinnern. So bekommst du eine gewisse Routine.
- Wem Wasser auf Dauer zu eintönig wird, der kann mit Gemüse und Obst für Abwechslung sorgen. Wasser schmeckt beispielsweise sehr erfrischend mit einem Spritzer Zitrone oder einer Scheibe Gurke. Beides kann man mit Minze aufpeppen.

Du wirst sehen, dass es dir nach wenigen Wochen längst nicht mehr so schwerfällt, auf zwei bis drei Liter Wasser täglich zu kommen.

3. AUF NATÜRLICHE PRODUKTE ZURÜCKGREIFEN

Seit einigen Jahren kaufe ich meine Lebensmittel auf Wochenmärkten oder in Biomärkten ein. Ich versuche, darauf zu achten, dass möglichst viele regionale Produkte in meinem Einkaufskorb landen. Zu wissen, wo das Essen herkommt, mit dem ich täglich meinen Körper und somit auch mein Baby ernähre, gibt mir ein gutes Gefühl. Mich stimmt es nachdenklich, dass biologisch angebaute Produkte heutzutage teilweise immer noch teurer sind als chemisch behandelte Produkte. Schließlich sollte jeder die Möglichkeit haben, sich gesund zu ernähren. Gemüse und Obst kaufe ich überwiegend saisonal ein und kann damit durchaus Geld sparen. Ganz nebenbei helfe ich damit der Umwelt.

Es gibt aber auch Lebensmittel, die man mit bestem Gewissen im ganz normalen Supermarkt kaufen kann. Hier schaue ich mir die Zutatenliste genau an. Je mehr Inhaltsstoffe drin sind, desto uninteressanter wird dieses Produkt für

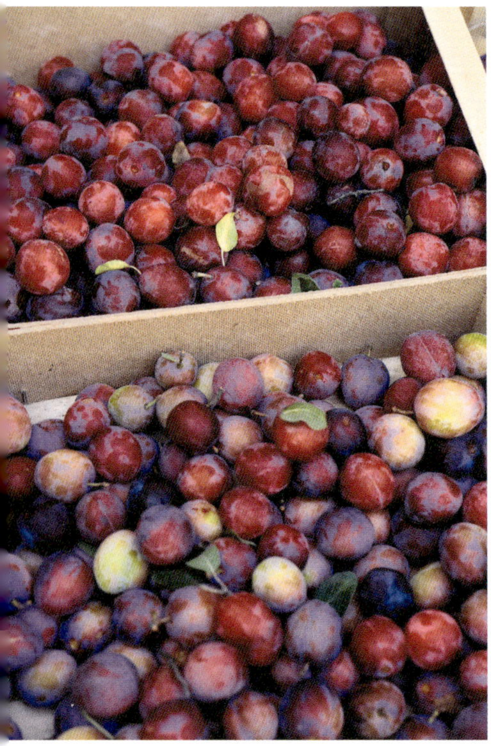

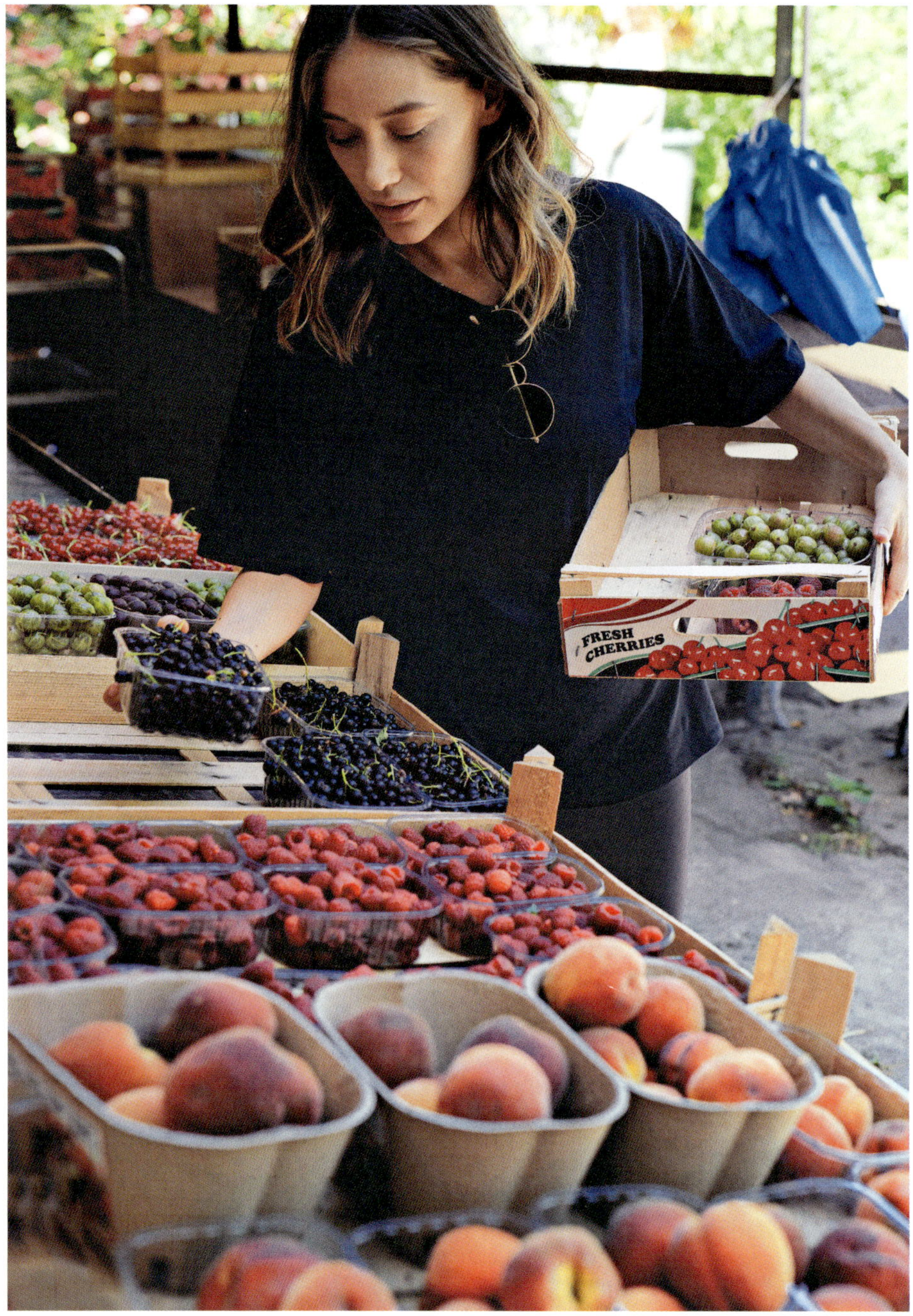

mich. Emulgatoren sind für mich tabu, genauso wie raffinierter weißer Zucker. Alle Nährstoffe, die unser Körper benötigt, finden wir in der Natur. Mit diesem Satz im Kopf durch einen Supermarkt zu gehen, kann bereits für einen Wandel im Einkaufskorb sorgen.

Wenn man nun noch einen Schritt weitergeht, die Leidenschaft verspürt und selbstverständlich auch die nötige Zeit dafür aufbringen kann, könnte man darüber nachdenken, selbst anzubauen oder auch selbst herzustellen. Das kann zunächst Schnittlauch auf dem Balkon sein oder Kartoffeln, wenn man einen eigenen Garten hat. Sollte man weder einen Balkon noch einen Garten besitzen, gibt es tatsächlich auch Gemüse, das ohne Probleme in der Wohnung wachsen kann.

Gemüse für Balkon und Fensterbrett

- Zwiebeln
- Knoblauch
- Ingwer
- Feldsalat
- Kohlrabi
- Rankgemüse wie Bohnen oder Erbsen
- Tomaten
- Radieschen
- Gurken
- Zucchini

4. PFLANZLICHE PRODUKTE ALS GRUNDNAHRUNG

Wie bereits erwähnt, bin ich keine reine Veganerin. Ich sehe pflanzliche Kost als die Basis meiner Ernährung an. Auch wenn ich tierische Produkte sehr selten zu mir nehme, würde ich diese niemals leugnen. Mein Fokus liegt aber auf pflanzlichen, natürlichen Lebensmitteln.

Mit den Lebensmitteln aus meinem persönlichen Baukasten (rechts) kann man den täglichen Nährstoffbedarf problemlos abdecken und sich zudem ausgewogen, vielseitig und gesund ernähren. Das gilt auch für die Zeit in der Schwangerschaft. Meiner Meinung nach kann man sehr wohl selbst gesund bleiben und ein gesundes Baby zur Welt bringen, das mit allen wichtigen Nährstoffen versorgt wurde, auch wenn man sich rein pflanzlich ernährt hat. Mir ist bewusst, dass es in diesem Bereich viele anderslautende Meinungen gibt, aber jeder und jede sollte sich selbst ein Bild machen, seinen Weg erkennen und die richtige Balance finden dürfen.

Mein persönlicher Baukasten

Mittlerweile verfüge ich über meine persönlichen Grundbausteine für die tägliche Ernährung:
- Pflanzen, Kräuter
- Gemüse
- Obst
- Hülsenfrüchte
- Samen
- Nüsse
- Getreide

5. NÄHRSTOFFE ZÄHLEN, NICHT DIE KALORIEN

Die größte und wichtigste Entdeckung auf meiner Reise zu einem gesunden, ausgewogenen Lebensgefühl war es zu erkennen, dass pflanzliche Nahrung nicht automatisch zu einem gesunden Körper führt. Auch mit einer veganen Lebensweise kann man sich einseitig und unausgewogen ernähren. Nur wenn man die verschiedenen Lebensmittel richtig einsetzt, auf eine möglichst große Vielfalt achtet und ein paar einfache Regeln beherzigt, ist die Wirkung groß und ein Gleichgewicht entsteht.

Eines sollten wir in der Schwangerschaft auf gar keinen Fall tun: Kalorien zählen. Viel wichtiger als die Höhe der Energiezufuhr ist es, auf eine möglichst hohe Nährstoffdichte, vor allem bei Eisen, Eiweiß, Kalzium, Vitaminen, Anti,oxidantien und Omega-Fettsäurenzu achten.

Alles, was man wissen muss, ist:
Welche Nährstoffe sind wichtig für Mama und Baby?
Wo finde ich diese?
Wie viel benötigen wir täglich davon?

Also lasst uns den Fokus unbedingt auf eine gute Versorgung mit wichtigen Nährstoffen lenken. Wenn dein Körper mit Mängeln kämpft, zeigt er es dir anhand von Symptomen. Deshalb wurde es für mich immer wichtiger, mein Essen gezielt nach den benötigten Nährstoffen zusammenzustellen. Keine Sorge, das ist nicht so kompliziert und eintönig, wie es im ersten Moment scheint. Wir schauen uns das später noch genauer an.

Bedenkt bitte, dass man auch dann unter Mangelerscheinungen leiden kann, wenn man die eigenen Nährstoffzufuhr kritisch im Auge behält.Ich versuche hier, zunächst einen Ausgleich auf natürliche Weise zu finden, ohne auf chemisch hergestellte Nahrungsergänzungsmittel zurückzugreifen, von denen einige einen Beipackzettel mit bemerkenswerten Nebenwirkungen beinhalten. Achtet mal darauf. Es gibt auch natürliche Nahrungsergänzungsmittel, die ebenfalls Abhilfe schaffen können, ohne den Körper unnötig zu belasten.

WICHTIG

Ich empfehle einen gründlichen Check-up deiner Werte. Dies kann zwischendurch bei der Hebamme oder dem Arzt deiner Wahl erfolgen oder bei der nächsten anstehenden Vorsorgeuntersuchung. Das Vertrauen auf die eigenen Instinkte und den eigenen Körper ist sehr wichtig, aber während der Schwangerschaft sollte man nicht auf Kontrollen verzichten. Man kann immer mal etwas übersehen und sich untersuchen zu lassen bedeutet nicht, dass man Schwäche oder Unsicherheit zeigt.

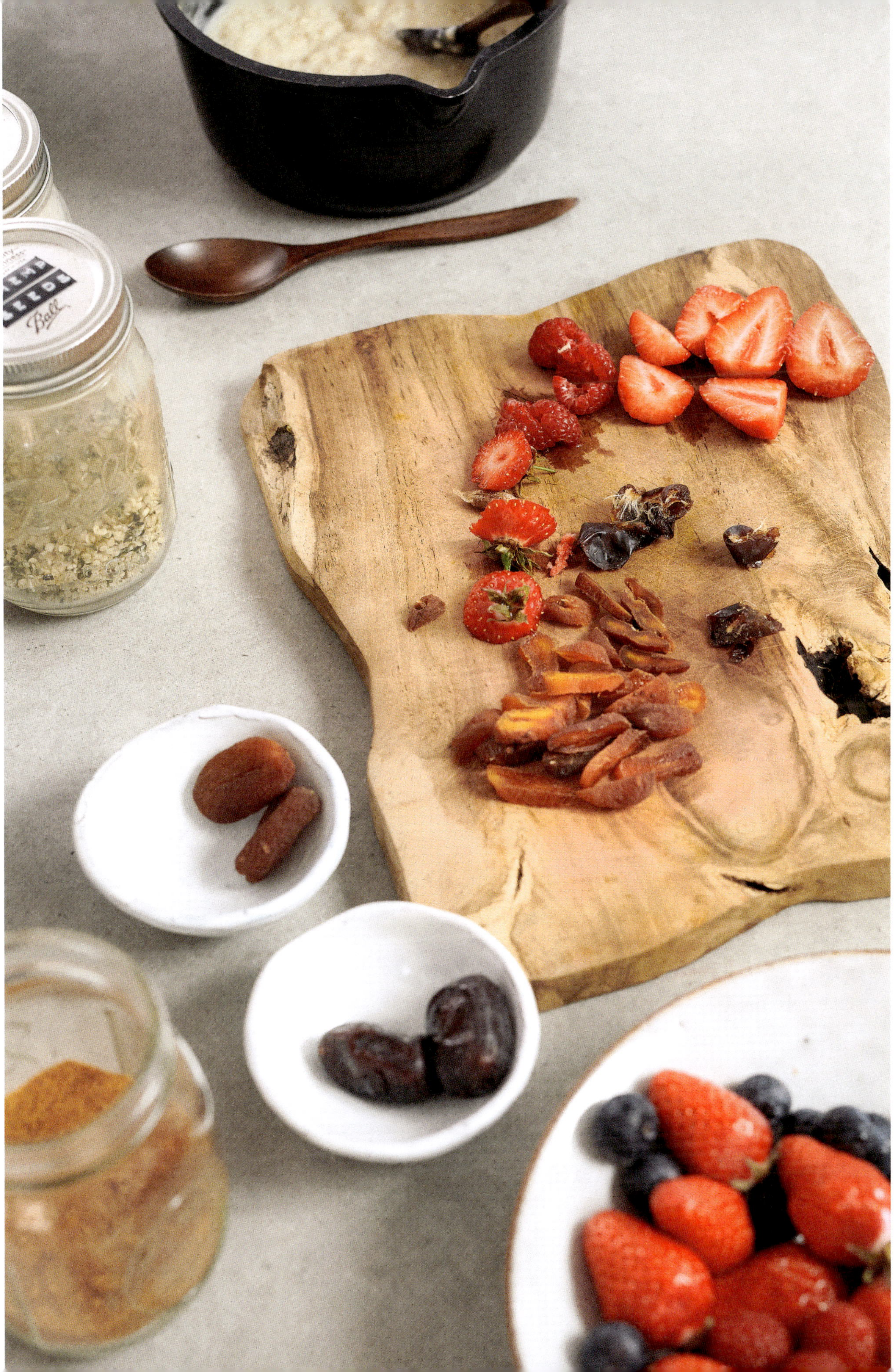
Ball

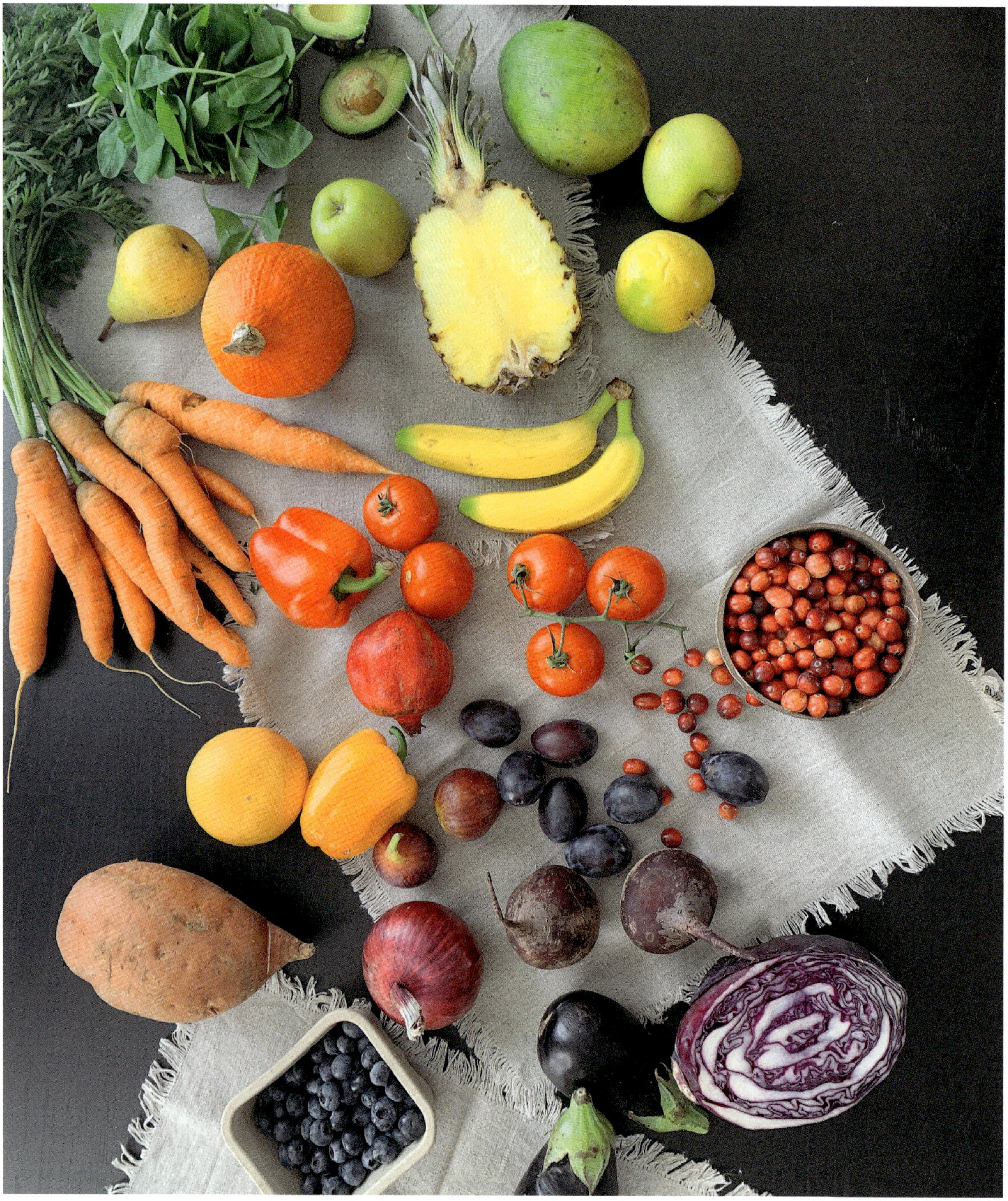

6. EAT THE RAINBOW

Eat the rainbow heißt so viel wie: Gestalte deinen Teller so bunt wie möglich. Achte darauf, beim Kochen oder Zubereiten viele Farben unterzubringen, denn das ist der Schlüssel zu den vielen verschiedenen Nährstoffen.

Rote Lebensmittel

sind bekannt für ihre **antioxidative Wirkung** und
schützen den Körper vor freien Radikalen:
rote Beeren, wie Erdbeeren, Goji-Beeren und Himbeeren
Hagebutten
Tomaten
Chili

Grüne Lebensmittel

wirken **entgiftend** und unterstützen den Körper
beim Aufbau neuer Zellen:
Avocado
Zucchini
Grünkohl
Spinat

Gelbe und orange Lebensmittel

verlangsamen die **Hautalterung,**
stärken das **Immunsystem** und unterstützen die **Verdauung:**
Mangos
Orangen
Karotten
Zitronen

Blaue und violette Lebensmittel

wirken **entzündungshemmend** und schützen die Gefäße:
Heidelbeeren
Auberginen
Pflaumen
Rotkohl

7. BLEIB IN DER BALANCE

Gleichgewicht ist in der Ernährung ein entscheidender Faktor. Wie oft habt ihr schon den Satz »Man darf alles essen, aber in Maßen« gehört? Da ist schon etwas Wahres dran. Egal, wie man sich ernährt. Wenn der Mix aus den einzelnen Lebensmitteln und den darin enthaltenen Nährstoffen nicht stimmt, nützt das unserem Körper rein gar nichts und macht uns vielleicht sogar krank. Daher solltet ihr bei der Zusammenstellung eures Essens unbedingt auf die richtige Nährstoffbalance achten.

Auch unser Essverhalten spielt für die Verdauung eine wichtige Rolle und sollte im Einklang mit der Ernährung stehen. Im Folgenden schreibe ich euch meine drei wichtigsten Erfahrungen nieder, die ich in meine Routine aufgenommen habe.

1. Eine kleine Veränderung hat sich in meinem Essverhalten als besonders wertvoll herausgestellt: Gib dem Körper zwischen den Mahlzeiten immer genügend Zeit zum Verdauen. Zwölf bis 16 Stunden sind für mich als Pause ideal, gemessen von der letzten Mahlzeit am Abend bis hin zur ersten Mahlzeit am nächsten Tag. Auf diese Weise lässt man dem Verdauungssystem die nötige Ruhe und ausreichend Zeit, die aufgenommene Nahrung zu verdauen. Gleichzeitg bekommt der Körper so die Möglichkeit, Giftstoffe abzutransportieren. Mit diesem Verfahren wird übrigens auch die Regeneration beschädigter oder alter Zellen angeregt, was gut gegen die Hautalterung wirkt. Ein netter Nebeneffekt also.

2. Verdauung fängt bereits im Mund an. Kaut eure Nahrung daher möglichst gründlich und behaltet sie möglichst lang im Mund. So hat der Körper genügend Zeit, die richtigen Verdauungssäfte zu bilden. Diesen Trick wende ich übrigens auch bei Smoothies oder frisch gepressten Säften an, damit diese leicht verdaulich bleiben. Andernfalls hat man sonst öfter mit Blähungen zu kämpfen.

3. Im letzten Trimester hat sich mein Essverhalten noch zusätzlich verändert: Das Baby wächst jeden Tag und entwickelt sich insbesondere in den letzten Monaten rasant. Es nimmt mehr und mehr Platz von deinem Körper ein und natürlich kannst du nicht mehr die Mengen essen wie gewohnt. Um das Gleichgewicht wiederherzustellen, habe ich auf große Portionen und drei Mahlzeiten am Tag verzichtet und bin umgestiegen auf viele kleinere. Auf diese Weise konnte ich weiterhin genügend Nährstoffe zu mir nehmen und nebenbei noch aufkommendes Sodbrennen, Übelkeit oder Völlegefühl eindämmen.

8. ES GIBT IMMER EINE GESUNDE ALTERNATIVE

Ich habe mich mit meiner pflanzlichen Ernährung nie benachteiligt gefühlt. Vermisse ich etwas, das ich früher gerne gegessen habe, es aber aufgrund meiner Prinzipien nicht mehr für mich infrage kommt, versuche ich, eine gesündere Alternative zu finden. Natürlich bedarf dies einiger Zeit in der Küche, bis man mit dem Ergebnis wirklich zufrieden ist, aber das erfüllt mich eher, als dass es mich belastet oder mir Zeit raubt. Das Ergebnis wird nicht zu 100 Prozent das ersetzen können, was du zu ersetzen versuchst, aber in den meisten Fällen kommt man doch sehr nahe ran oder ist mit der neuen Kreation sogar noch viel glücklicher.

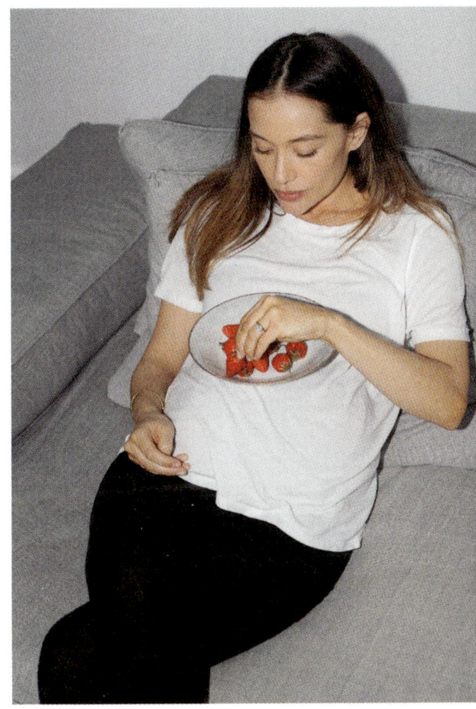

Wichtig ist, dass man sich hier nicht unter Druck setzt und sich vor allem bei Misserfolgen nicht entmutigen lässt. Wenn du allergisch auf einige Produkte reagierst oder dir das eine oder andere Gemüse einfach nicht schmeckt, gibt es sicherlich weitere Alternativen, die du finden und verwenden kannst. Der Prozess, in dem du und dein Körper im Mittelpunkt stehen, kann sich hinziehen, aber er lohnt sich.

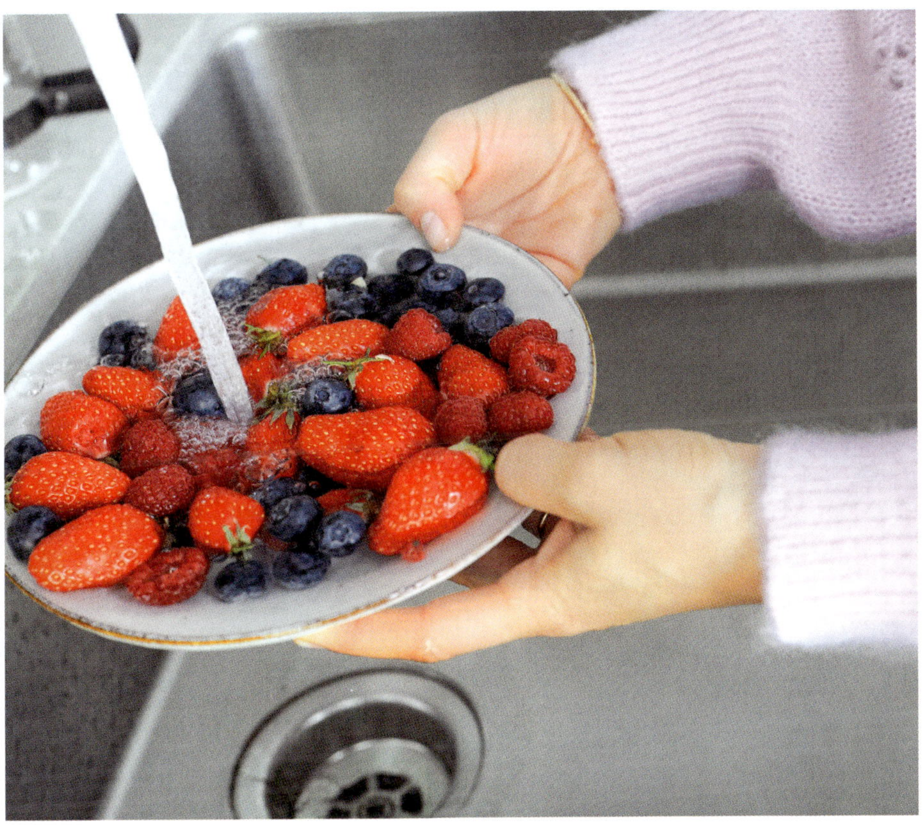

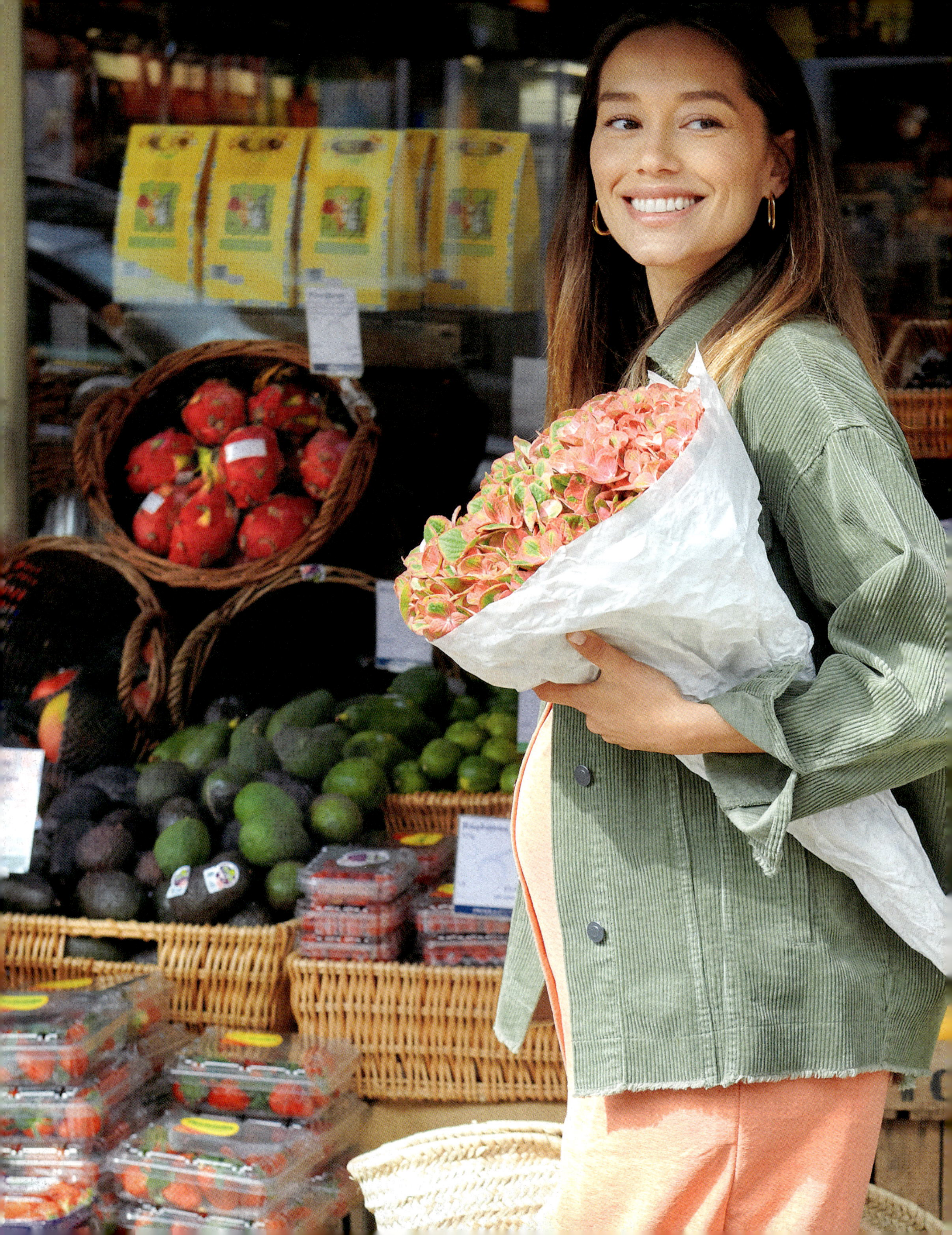

MEINE *SCHWANGERSCHAFT*

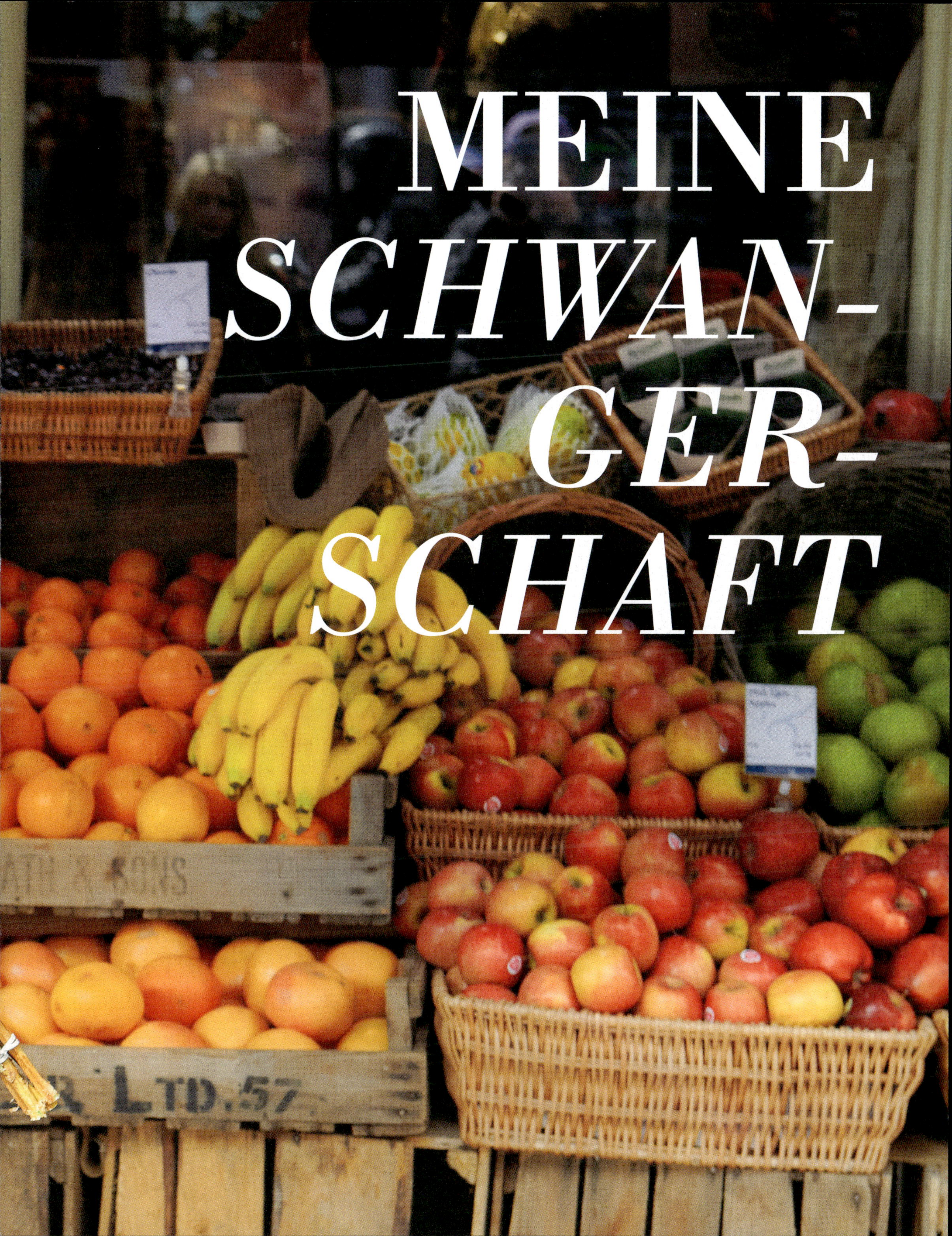

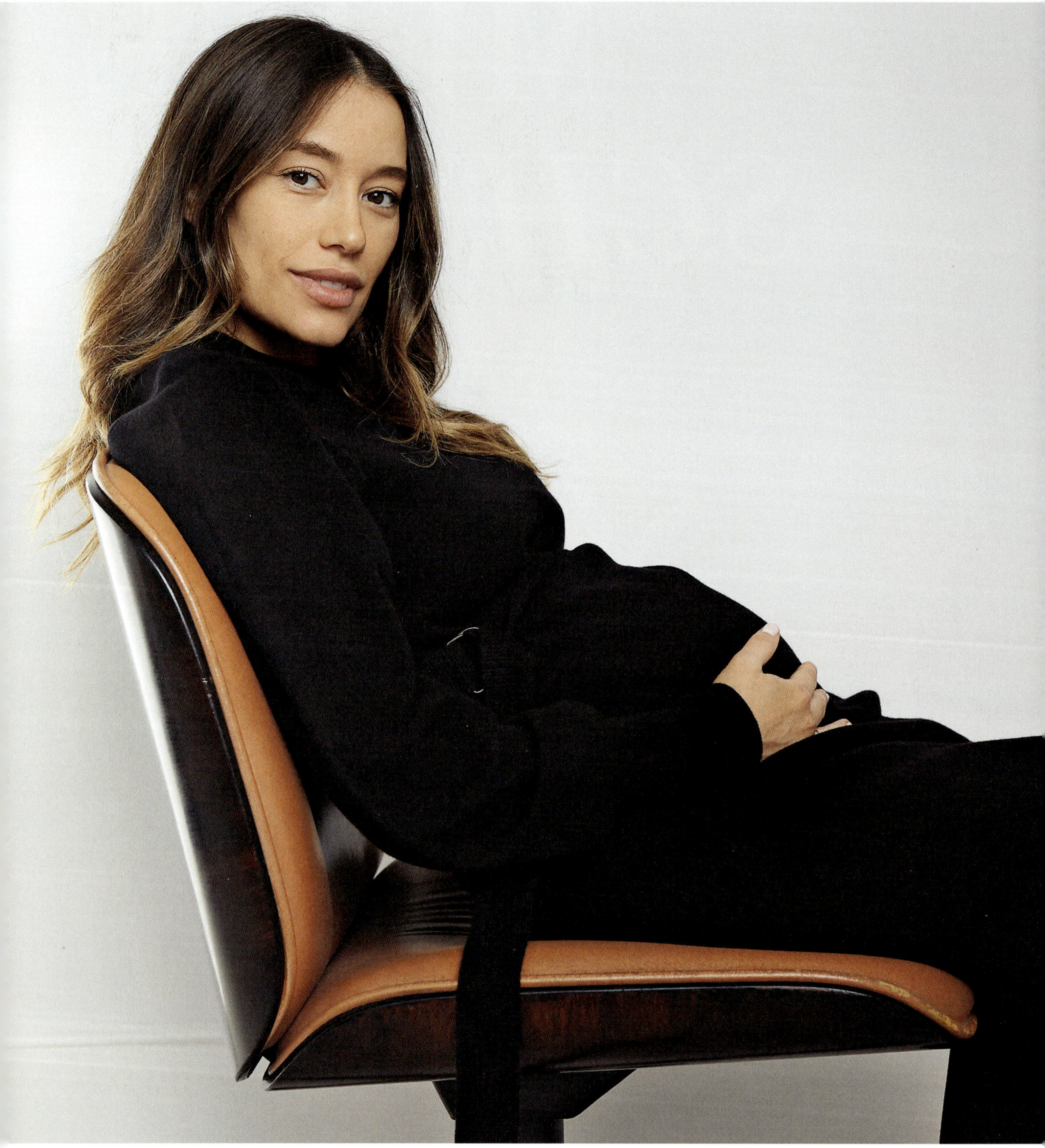

DAS PROJEKT *PLUS EINS*

Wenn man sich für Nachwuchs entscheidet, gibt es einige Dinge, die man für sich und das Baby beachten sollte. Im Idealfall beginnt die Vorsorge bereits vor der Schwangerschaft. Jeder Einstieg, egal, wann man damit startet, ist ein wichtiger Schritt für den eigenen Körper und für das Baby.

ERNÄHRUNG IN DER SCHWANGERSCHAFT

ALLES, WAS WICHTIG IST

Die Natur gibt uns neun Monate Zeit, um uns auf die Geburt unseres Kindes vorzubereiten. Neun Monate, in denen sich nicht nur unser Körper verändert, sondern auch wir selbst. Und damit meine ich nicht nur den Alltag. Manche entdecken ihren Sinn des Lebens.

Die Schwangerschaft gibt uns die Möglichkeit, mehr über uns zu erfahren, über unseren Körper, den Partner und über das Leben, das wir führen und wie wir unsere Kinder auf diese Welt vorbereiten wollen. Ich habe diesen Abschnitt in meinem Leben als spannende Reise empfunden, die für mich sehr kostbar und unbedingt notwendig war. Verantwortung übernehmen wir nicht erst mit der Geburt unseres Babys, sondern sie beginnt mit der Schwangerschaft. Unser Kind ist denselben Umwelteinflüssen ausgesetzt, denen auch wir uns gegenübersehen. Egal, ob uns Anspannung, Freude, Traurigkeit oder andere Gemütszustände begleiten,

---

Bloß kein Stress!

Interessant ist folgende Aussage von Dr. Ludwig Janus (Lehranalytiker und Dozent):
»Das entstehende Gehirn des Ungeborenen schaltet sich so, wie das Milieu es vorgibt. Wenn dieses Milieu sehr beängstigend ist, dann werden eher die Synapsen (Nervenverbindungen) für Angst, Unruhe und Stress ausgebildet – und weniger diejenigen für Glück und Zufriedenheit. Wenn aber die Mutter in einem guten Verhältnis zu der Schwangerschaft steht, ist es umgekehrt.«

unser Kind nimmt unmittelbar daran teil. Mit unseren Gefühlen prägen wir unser ungeborenes Kind. Unser Ziel ist damit eigentlich schon festgelegt: eine möglichst unbeschwerte, bewusste und glückliche Schwangerschaft zu erleben. Der Faktor Gesundheit ist dabei der wichtigste. Wie sehr unsere Gesundheit mit unserem Gemütszustand zusammenhängt, ist jedem klar. Haben wir Kopfschmerzen oder kämpfen wir gegen Müdigkeit, fühlen wir uns angeschlagen und antriebslos. Kombinieren wir weiter: Unsere Gesundheit lässt sich durch die Ernährung beeinflussen. Wir können unseren Körper, unsere Gesundheit und unser Wohlbefinden mit dem Einsatz wichtiger Nährstoffe in Form von gesunden Lebensmitteln fit halten und in Balance bringen. Achten wir auf das, was wir zu uns nehmen, sorgen wir gleichzeitig auch für eine gesunde Ernährung unseres Babys.

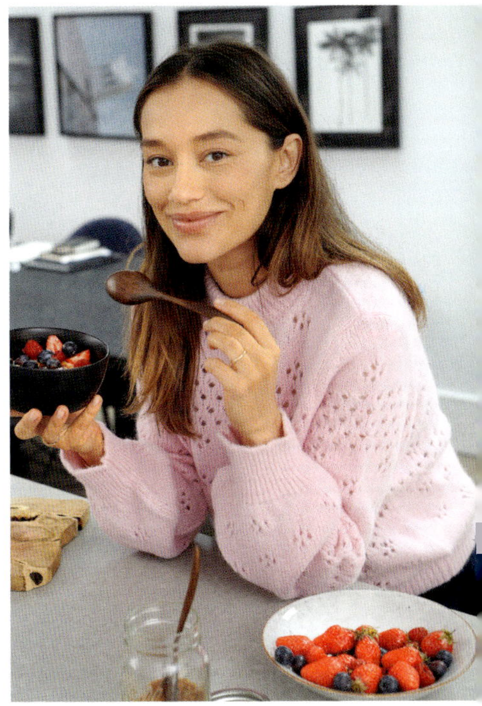

Ich hatte Glück und erlebte eine sehr entspannte Schwangerschaft. Natürlich gab es Tage, an denen es mir nicht so gut ging, ich müde war oder meine Hormone mich in einen emotionalen Ausnahmezustand versetzten. Mein kasachisches Feuer loderte ganze acht Wochen in mir – im letzten Trimester meiner Schwangerschaft. Im Großen und Ganzen hatte ich aber wenige Beschwerden. Ich fühlte mich wohl in meiner Haut. Meine Ernährungsphilosophie hatte daran einen wichtigen Anteil. Für mich war von Anfang an klar, dass ich mir und meinem Kind nur Gutes geben und Gutes tun möchte.

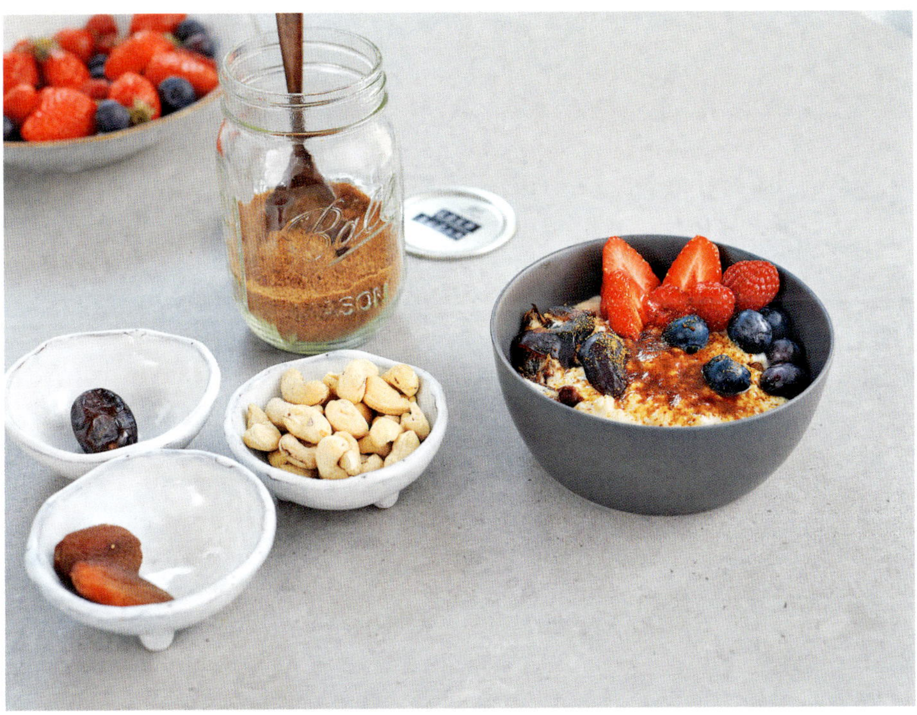

MEINE DOS FÜR EINE GESUNDE SCHWANGERSCHAFT

Meine Ernährungsphilosophie

Ich bin davon überzeugt, dass dieser Teil eine große Auswirkung auf meine unkomplizierte Schwangerschaft hatte.

Sport

Auf alle Sportarten, die du auch vor der Schwangerschaft ausgeübt hast, musst du während der Schwangerschaft nicht grundsätzlich verzichten. Wichtig ist, dass ihr – du und dein Baby – gesund seid und du dich mit deinem Sport nicht verausgabst oder in Gefahr bringst. In den ersten drei Monaten sollte man vorsichtshalber auf eher ruhige Sportarten wie Yoga oder Schwimmen umsteigen, da das Risiko einer Fehlgeburt im ersten Trimester höher ist. Ich persönlich zähle auch ausgedehnte Spaziergänge zu meinem Bewegungsprogramm. Die frische Luft, das kontrollierte Ein- und Ausatmen, die Verbindung zur Natur haben schon fast etwas Meditatives und mich neben Yoga und gezielten Kraftübungen fit gehalten.

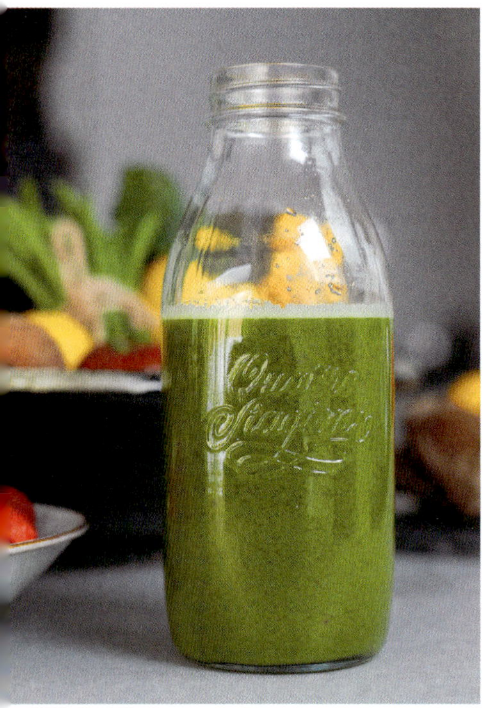

Me-time

Jeden Tag ein paar Augenblicke nur für mich zu genießen, ist für mich ein großes DO. Höre auf deine innere Stimme. Wobei entspannst du dich am besten? Aktiveren Frauen empfehle ich einen ausgedehnten Spaziergang, um sich eine Auszeit zu nehmen, egal, ob allein oder in Gesellschaft, verbunden mit Sightseeing, Shopping oder in der Natur. Spazierengehen hilft, den Ausgleich wiederzufinden, Ruhe zu sammeln und dabei aktiv zu sein. Wenn dir eher danach ist, die Beine hochzulegen, gönn dir einen kleinen Spa-Tag. Den kann man sich auch ganz bequem zu Hause genehmigen. Ich habe mir in solchen Momenten im Bad Kerzen angezündet, eine Gesichtsmaske einziehen lassen, ein Lavendelölbad genommen (nicht zu heiß!), mein Lieblingsdessert gegessen und ganz bewusst nichts getan, außer meine Gedanken schweifen und meinen Körper zur Ruhe kommen zu lassen.

Medizinische chinesische Massagen

Was mir auch schon vor der Schwangerschaft gutgetan hat und sich als mein Retter gegen aufkommende Verspannungen im dritten Trimester herausstellte, waren die medizinischen chinesischen Massagen. Ich habe mich nach jedem Besuch beim Therapeuten körperlich freier, entspannter, erlöster und ausgeglichener gefühlt. Die Punkte, die während einer Behandlung stimuliert

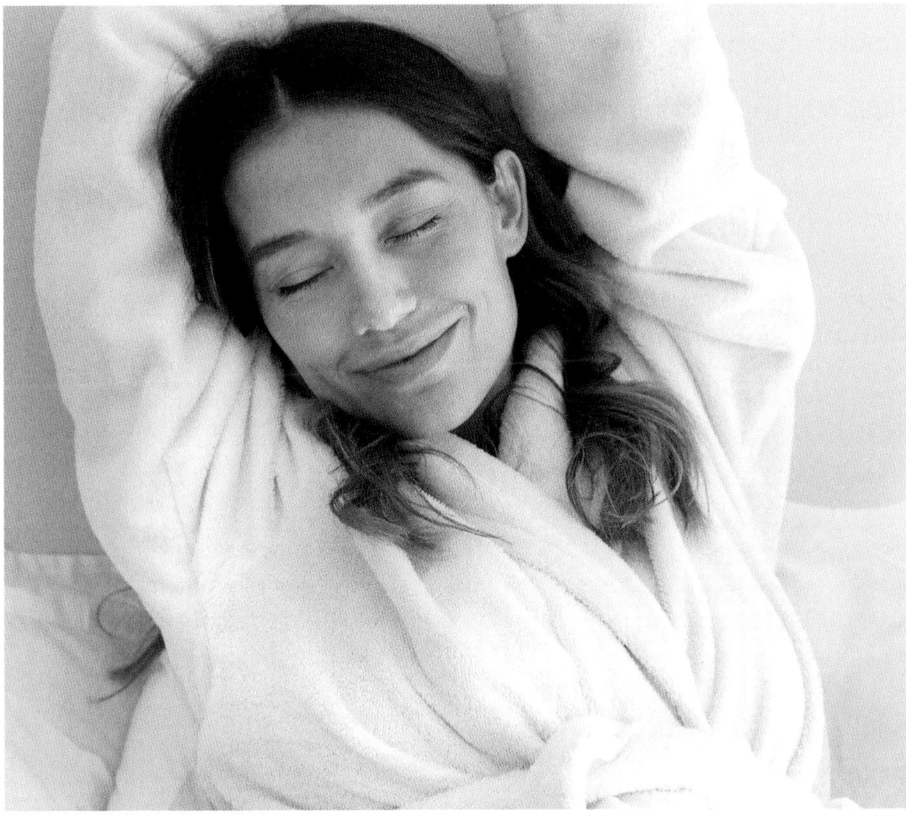

werden, lösen Energien im Körper aus. Diese regen die Sauerstoffversorgung einzelner Organe an. Die Lehre besagt, dass die Massagen auch helfen können, wenn man lang anhaltende Probleme damit hat, schwanger zu werden. Beispielsweise kann dies bei Frauen der Fall sein, die grundsätzlich ein niedrigeres Energielevel haben. Regelmäßig angewandt, können die Massagen hier sehr unterstützend wirken.

MEINE SCHWANGERSCHAFTS-DON'TS

Alkohol, Rauchen, Drogen

Bei allen Genussgiften, egal, ob es sich um Zigaretten, Alkohol oder illegale Drogen handelt, kommt es selbst bei Erwachsenen zu Zellschädigungen. Die Auswirkungen auf das ungeborene Baby sind ungleich schwerwiegender und oft irreparabel. Ich habe während meiner Schwangerschaft problemlos auf Alkohol und Nikotin (auf Drogen sowieso, das versteht sich ja von selbst) verzichtet und kann das nur jeder Mama-to-be ans Herz legen.

Rohe Lebensmittel

Rohmilch oder Rohmilchkäse, rohes Fleisch oder roher Fisch: All diese Lebensmittel sollte man wegen der Gefahr einer Infektion mit Listerien meiden, die das ungeborene Baby schwer schädigen könnte. Auch abgepackte Fertigsalate können belastet sein. Salat daher lieber frisch kaufen und vor der Zubereitung gründlich waschen.

Rohe Eier

Auch bei rohen Eiern ist besondere Vorsicht geboten, weil sich durch ihren Genuss die Gefahr einer Salmonellenvergiftung erhöht.

Thunfisch oder andere größere Fischsorten

Ich habe während der Schwangerschaft keinen Fisch gegessen und meinen Bedarf an Omega-3-Fettsäuren über hochwertige Pflanzenöle, Nüsse und Saaten

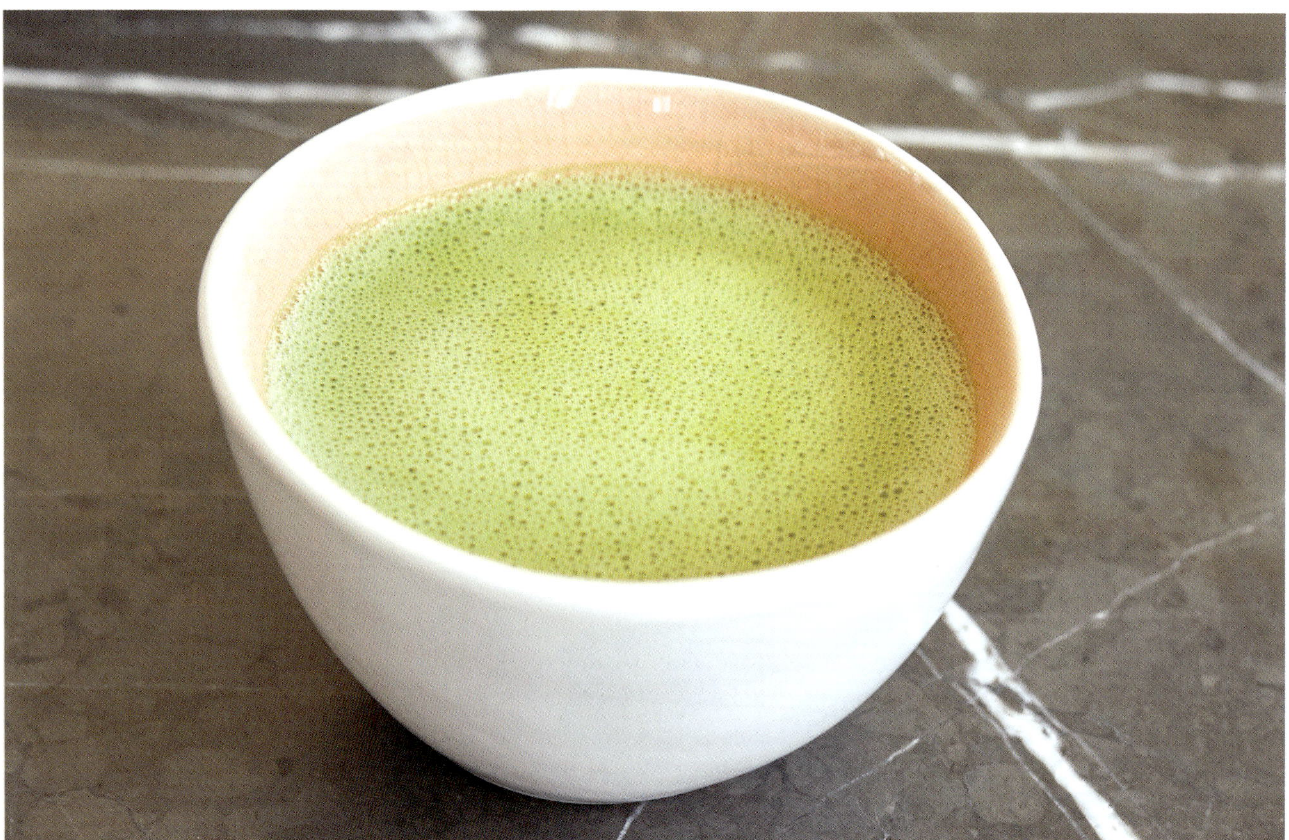

gedeckt. Auch generell ist der Konsum von Fisch wenig empfehlenswert, da besonders Seefische oft mit Schwermetallen belastet sind, deren Abbau eine unnötige Anstrengung für die Leber darstellt. Eine gesunde Alternative bietet mein falscher Lachs (siehe Seite 133). Dieses Rezept ist aus der Not heraus entstanden, weil mich oftmals Heißhungerattacken überkamen.

Koffein

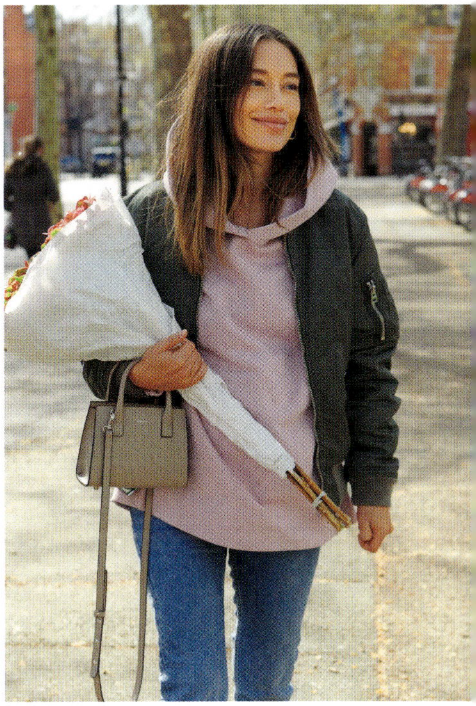

Der Konsum von Koffein, egal in welcher Form, sollte minimiert werden. Allgemein war ich noch nie ein großer Kaffee- oder Colatrinker. Meine Alternative heißt Matcha-Latte. In den ersten Monaten der Schwangerschaft konnte ich Kaffee nicht riechen, was sich aber zum letzten Schwangerschaftsdrittel änderte. Aus der Abneigung entwickelten sich plötzlich Gelüste. Ich hab mir darüber hinweggeholfen, indem ich mir einen sehr dünnen Kaffee gekocht und mit viel Hafermilch aufgegossen habe. Meine Schwester nannte das immer »braunes Milchgetränk«.

Vitamin A

Zu viel Vitamin A ist schädlich fürs Baby, wenn dieses hauptsächlich in Form von Fleisch oder Fisch aufgenommen wird. Stelle sicher, dass dein Vitamin-A-Vorrat hauptsächlich aus Gemüse stammt.

Stress

Vermeide unbedingt zu viel Stress in der Schwangerschaft. Das ist ebenso schlecht für das Baby wie für dich selbst. Manchmal gibt es Situationen, in denen sich aufkommender Stress nicht vermeiden lässt. Mein Tipp in solchen Situationen ist:

- Nicht sofort reagieren.
- Tief durchatmen und erst mal eine Weile meditieren.
- Im besten Fall an die frische Luft gehen.
- Nachdenken: Was ist das eigentliche Problem?
- Reden: mit Freunden, dem Partner oder der Familie.

Ich habe früher oft den Fehler gemacht, in Stress- oder Drucksituationen sofort reflexartig zu reagieren. Mit den Jahren habe ich gelernt, dass man gerade dann oftmals völlig falsch reagiert und nur noch mehr Stress für sich und vielleicht auch für andere verursacht. Wenn man bewusst den Fokus darauf legt, baut man mit der Zeit Ruhe und Gelassenheit b auf und entspannt nach und nach ganz tief von innen heraus.

WELCHE NÄHRSTOFFE SIND WICHTIG?

Die gute Nachricht lautet: Die Natur hat den weiblichen Körper hervorragend auf eine Schwangerschaft vorbereitet. Tatsächlich erhöht sich der Nährstoffbedarf in der Schwangerschaft deutlich mehr als der Kalorienbedarf. Wichtig ist es daher, beim Essen auf die Nährstoffdichte und weniger auf die Menge zu achten. Denn in dieser Hinsicht ist der Mehrbedarf schnell gedeckt: Täglich ein bis zwei zusätzliche Scheiben Vollkornbrot mit Dip reichen völlig aus. Eine Extraportion Folsäure, Jod, Eisen und einige mehr sind im Gegensatz dazu hochwillkommen. Euer Körper braucht sie, um das Baby und euch selbst gut zu versorgen. Gerade am Beginn der Schwangerschaft, wenn Organe und Nervenbahnen des Babys angelegt werden, ist eine gute Versorgung wichtig.

Speiseplan für die Schwangerschaft

Wenn ihr euren täglichen Speiseplan gemäß dieser Aufzählung zusammenstellt, bekommt euer Baby in der Schwangerschaft alles, was es zum Wachsen braucht. Und auch ihr selbst seid gut versorgt.

- 2 l Wasser oder andere ungesüßte Getränke (kein Alkohol!)
- mindestens 400 g unterschiedliches Gemüse
- mindestens 300 g unterschiedliches Obst
- 200 g Kartoffeln
- 200–300 g Getreide und Vollkornprodukte
- mindestens 30 g Hülsenfrüchte
- 30–60 g Nüsse und Samen
- 200–400 g Sojaprodukte und/oder andere Proteinquellen
- 2–4 EL pflanzliche Öle und Fette

Nahrungsergänzungsmittel

Die meisten Nährstoffe lassen sich auch in der Schwangerschaft über eine ausgewogene Ernährung in ausreichenden Mengen aufnehmen. Am besten besprecht ihr mit eurem Arzt, ob eine Substitution in eurem Fall ratsam ist. Meiner Meinung nach ist es auch dann sinnvoll zu versuchen, den Mehrbedarf über die Ernährung auszugleichen.

Wichtig: Aufmerksames und langsameres Kauen lässt die Nährstoffe noch schneller ins Blut gelangen.

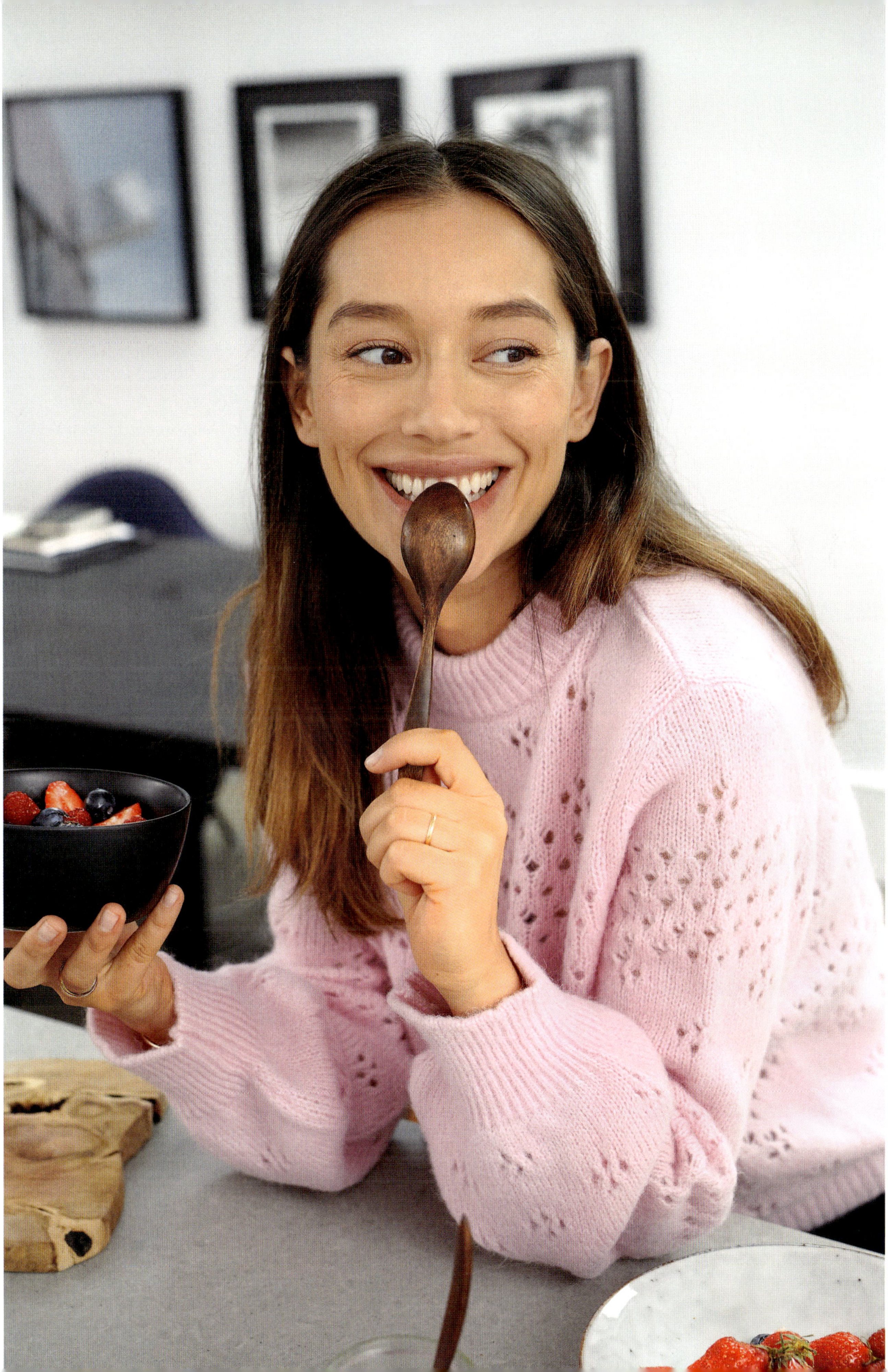

FOLSÄURE

Wichtig für die Zellteilung und für das Wachstum im Körper

Gute Quellen:

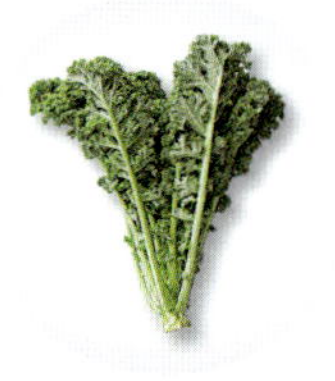

Grünkohl

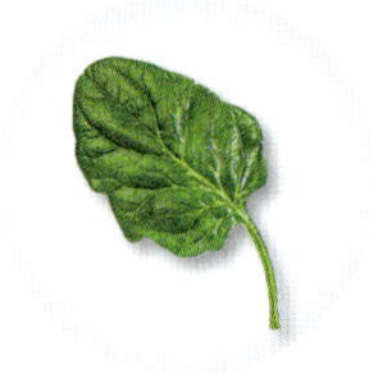

Spinat

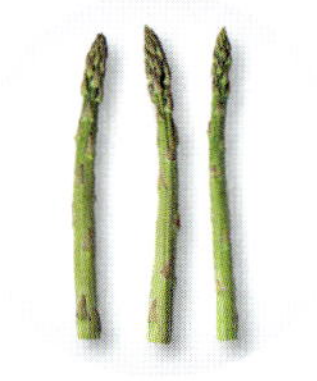

Spargel

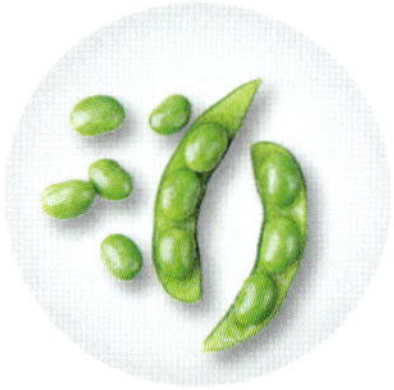

Sojabohnen

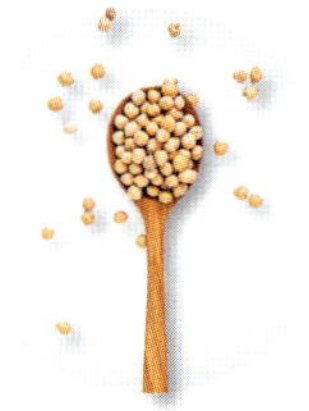

Kichererbsen

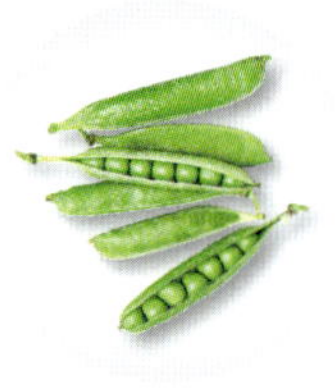

Erbsen

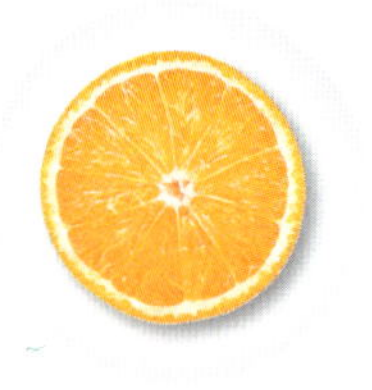

Orangen

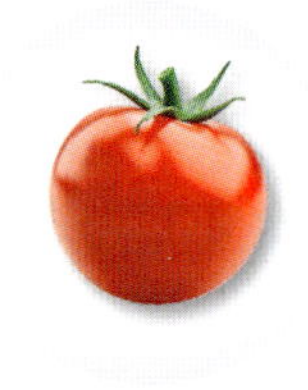

Tomaten

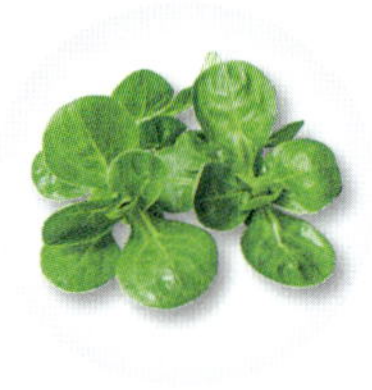

Feldsalat

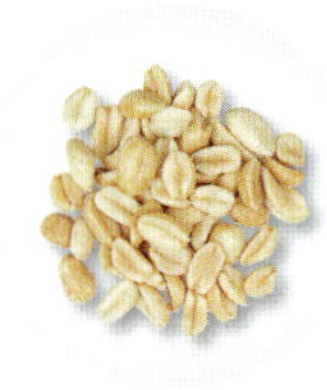

Erdnüsse

Mangelzeichen:

Brennen oder Kribbeln auf der Zunge • Blässe • Atembeschwerden • Entzündungen der Schleimhäute (besonders der Darmschleimhaut) • Durchfall • Appetitlosigkeit und Gewichtsverlust • Erkrankungen des Herz-Kreislauf-Systems • erhöhte Blutungsneigung • Müdigkeit • Depression und Reizbarkeit

Wichtig:

Die Aufnahme über die Ernährung reicht oft nicht aus, daher habe ich in den ersten vier Monaten zusätzlich ein Folsäurepräparat eingenommen. Die empfohlene Tagesdosis liegt bei 550 µg.

ZINK

Wichtig für den Stoffwechsel und das Immunsystem

Gute Quellen:

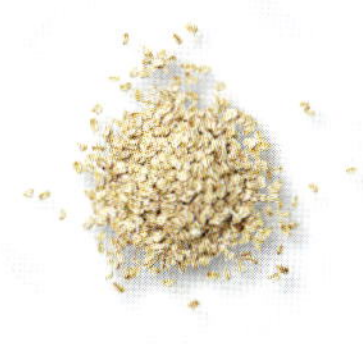

Haferflocken

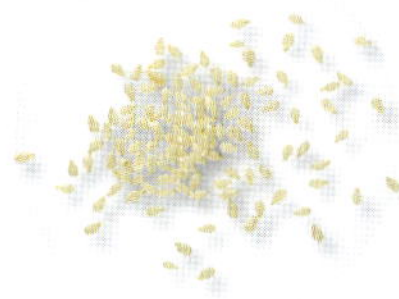

Sesam

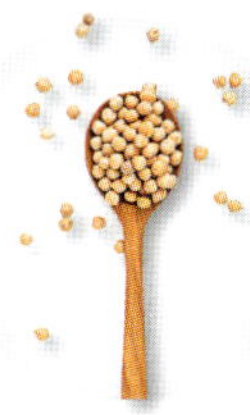

Kichererbsen

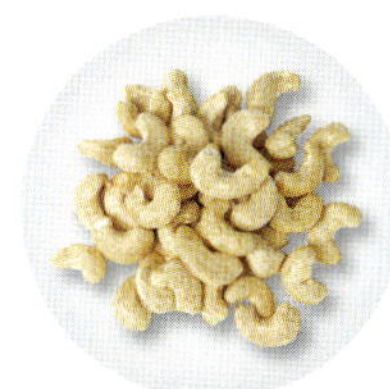

Cashewkerne

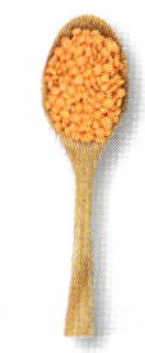

Linsen

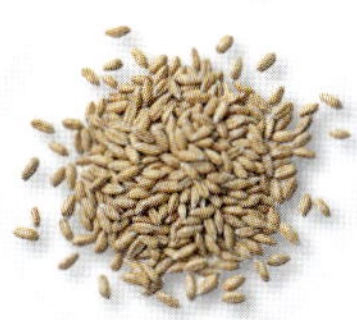

Vollkorndinkel

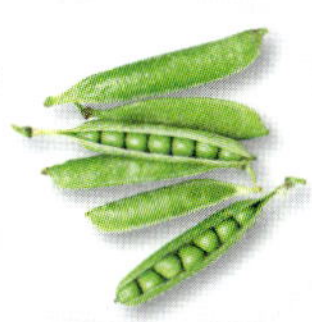

Erbsen

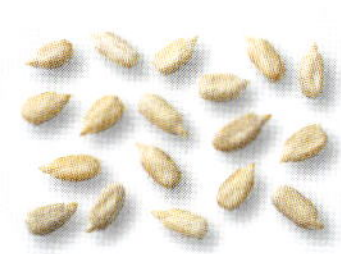

Sonnenblumenkerne

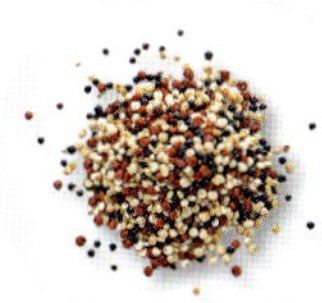

Quinoa

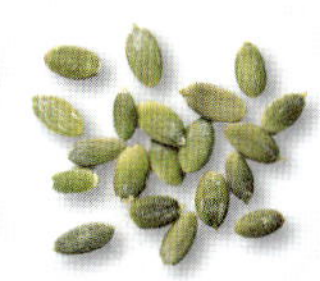

Kürbiskerne

Mangelzeichen:

Veränderungen der Haut, zum Beispiel nässende Hautausschläge, trockene Haut • brüchige Nägel, Haarausfall • Appetitlosigkeit • hohe Infektanfälligkeit

Wichtig:

Die empfohlene Tagesdosis für Schwangere liegt in den ersten drei Monaten bei 9 mg und danach bei 11 mg.

EISEN

Wichtig für die Blutbildung

Gute Quellen:

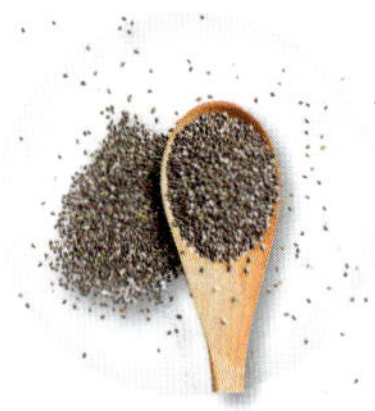
Amarant

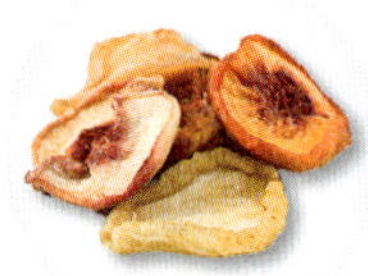
Trockenpfirsiche

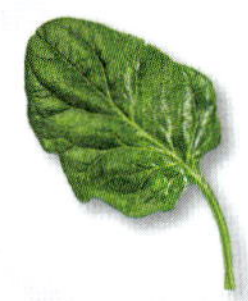
Spinat

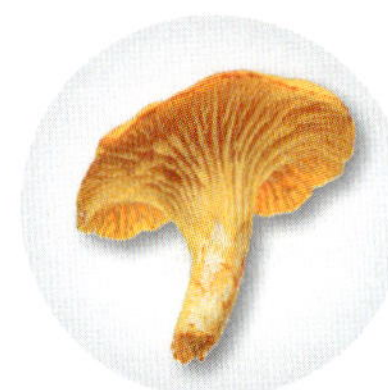
Pfifferlinge

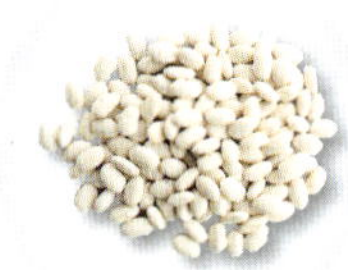
weiße Bohnen

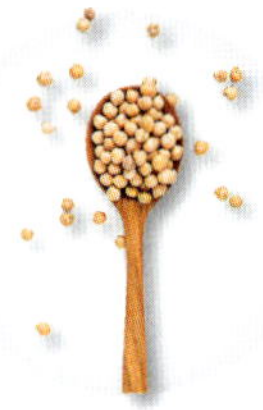
Kichererbsen

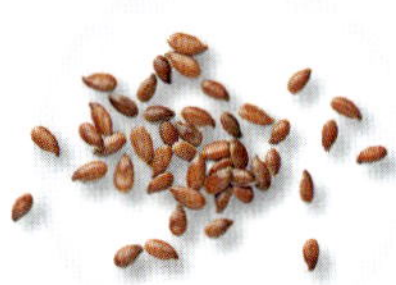
Leinsamen

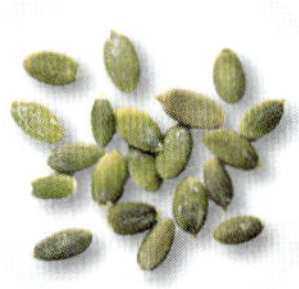
Kürbiskerne

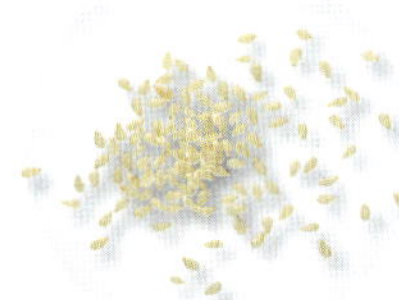
Sesam

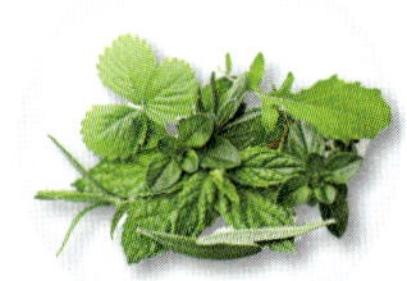
Kräuter

Mangelzeichen:
Blasse Haut und Schleimhaut • Kurzatmigkeit • Müdigkeit • Schwindel • Kopfschmerzen • Leistungsabfall • Vergesslichkeit • Konzentrationsstörungen

Wichtig:
Die Eisenaufnahme verbessert sich in Begleitung von Vitamin C. Koffein hemmt die Eisenaufnahme. Die empfohlene Tagesdosis liegt für Schwangere bei 30 mg.

JOD

Wichtig für die Schilddrüse von Mama und Baby

Gute Quellen:

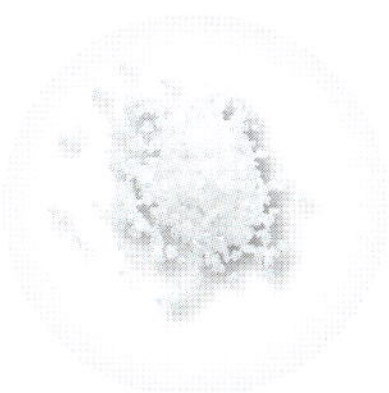
Meer- oder Steinsalz

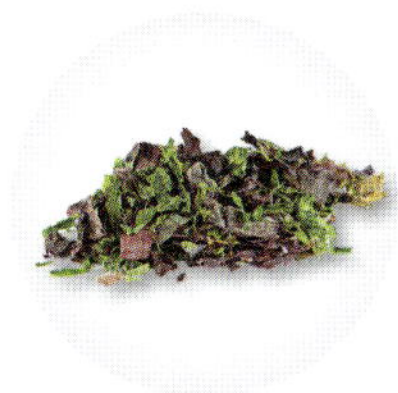
Algen

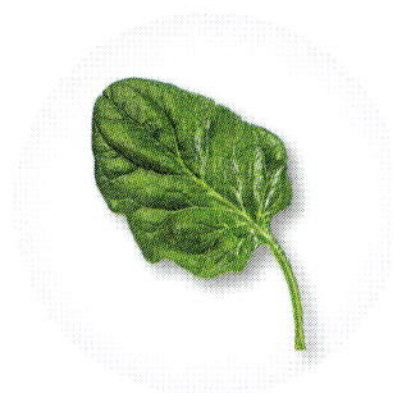
Spinat

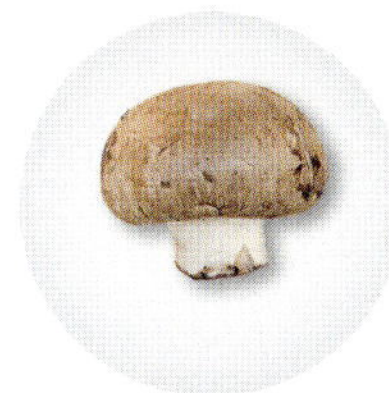
Champignons

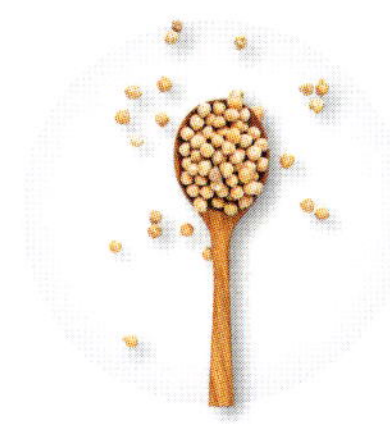
Kichererbsen

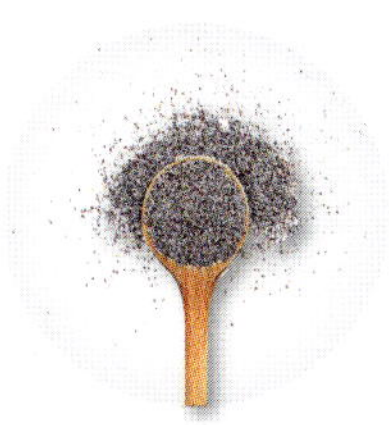
Mohn

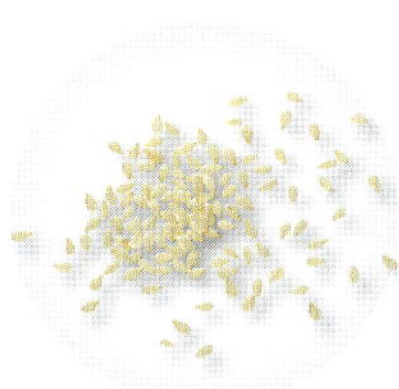
Sesam

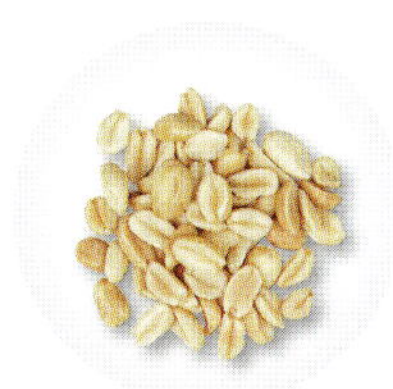
Erdnüsse

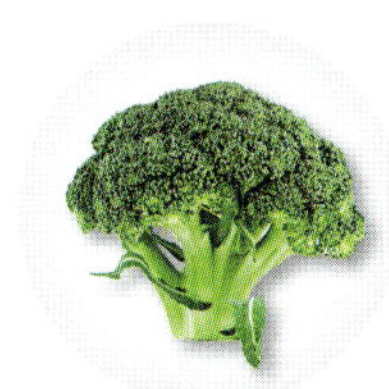
Brokkoli

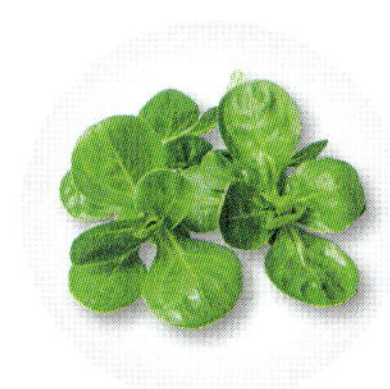
Feldsalat

Mangelzeichen:
Gewichtszunahme • Müdigkeit und Kraftlosigkeit • Schwellungen am Hals • Schuppige und trockene Haut • Lern- und Merkschwierigkeiten • Haarausfall

Info:
Schwangere haben einen erhöhten Jodbedarf. Daher wird empfohlen, Jod in Form von Ergänzungsmitteln zu sich zu nehmen. Diese sind oftmals auch mit Folsäure angereichert, weil auch sie wichtig für die Entwicklung des Kindes ist. Die empfohlene Tagesdosis liegt bei 230 µg.

KALZIUM

Wichtig für das Skelett und die Knochen des Babys

Gute Quellen:

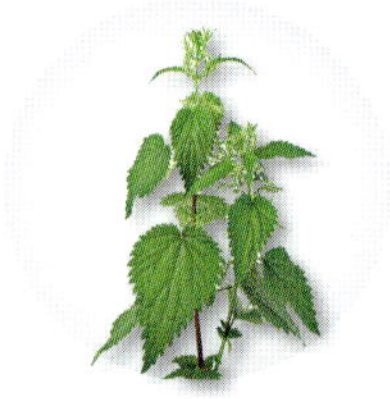

Brennnessel

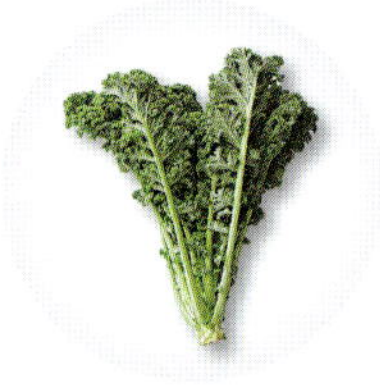

Grünkohl

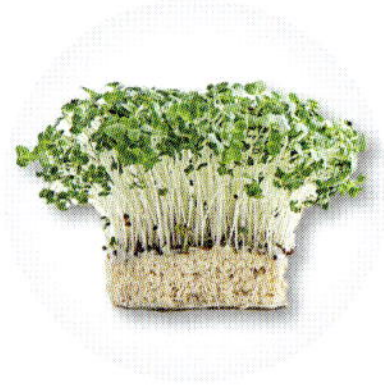

Gartenkresse

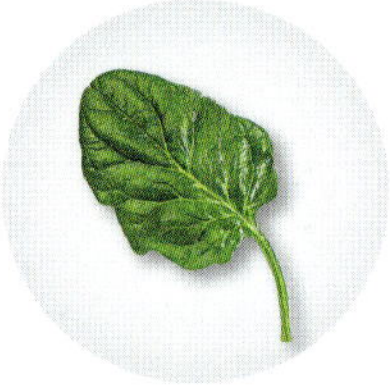

Spinat

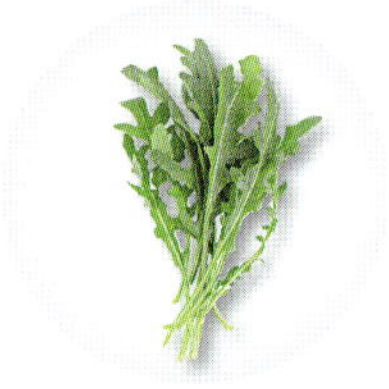

Rucola

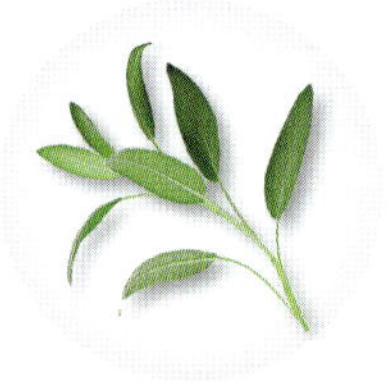

Salbei

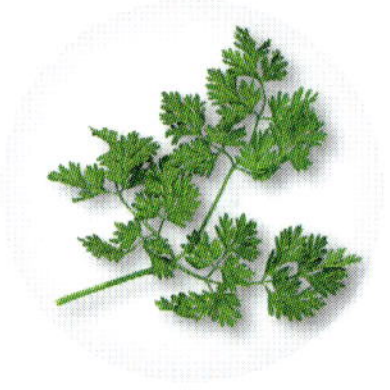

Petersilie

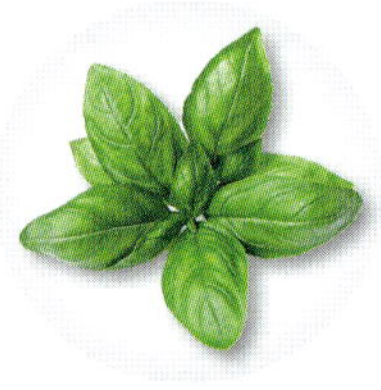

Basilikum

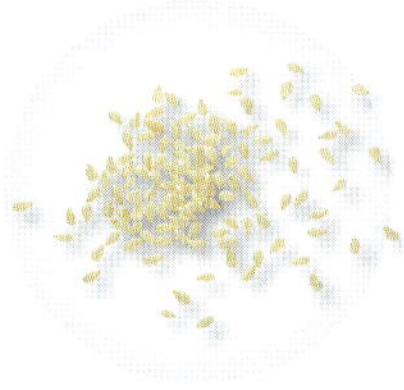

Sesam

Mangelzeichen:

Kribbeln auf der Haut und Pelzigkeitsgefühl • Muskelkrämpfe • Hautveränderungen wie trockene Haut und Ekzeme • Störungen der Hornbildung, erkennbar an Haarausfall und brüchigen Nägeln

Info:

Alkohol, Rauchen, Kaffee, Salz und Säure sind Kalziumräuber. Auch ein Mangel an Eiweiß und Vitamin D verschlechtert die Aufnahme. Tipp: Mineralwasser mit hohem Kalziumgehalt trinken! Die empfohlene Tagesdosis für Schwangere liegt bei 1000 mg, bei unter 19-Jährigen sogar bei 1200 mg.

MAGNESIUM

Wichtig für den Knochenaufbau und das Wachstum

Gute Quellen:

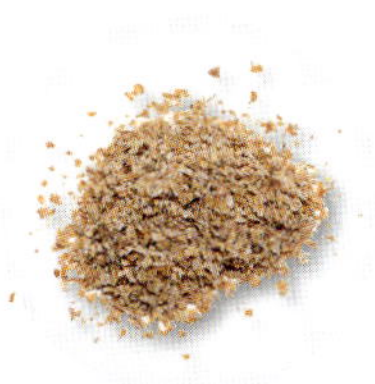

Weizenkleie

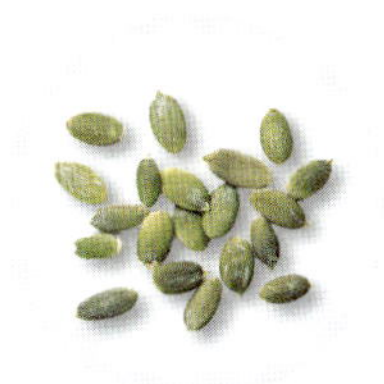

Kürbiskerne

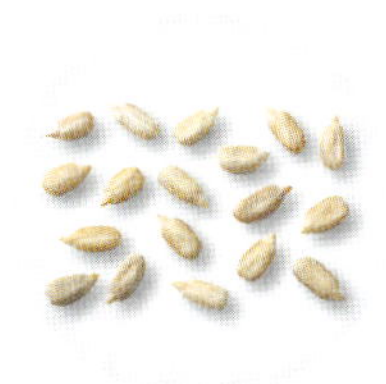

Sonnenblumenkerne

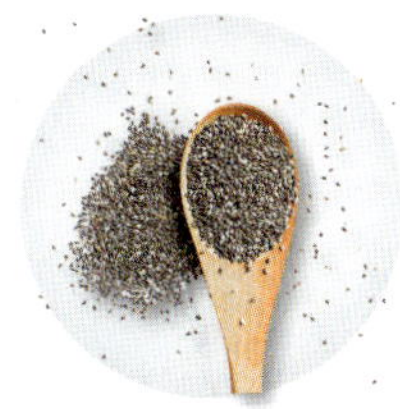

Amarant

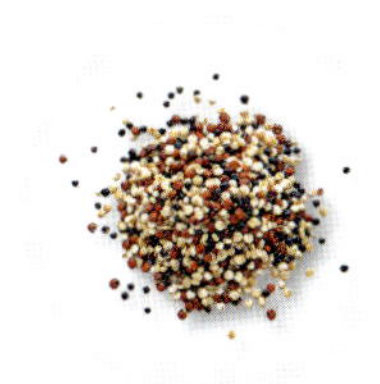

Quinoa

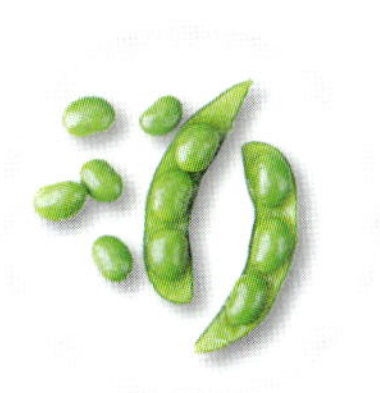

Sojabohnen

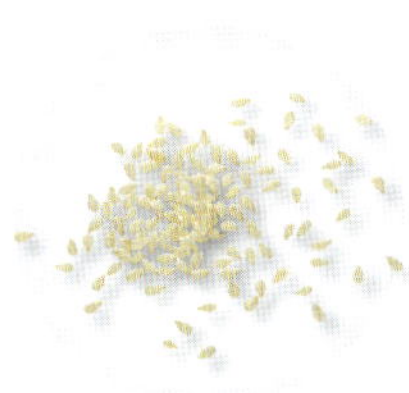

Sesam

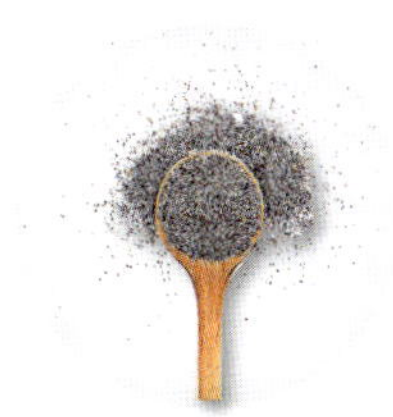

Mohn

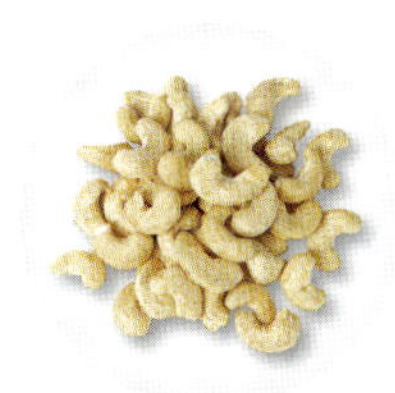

Cashewnüsse

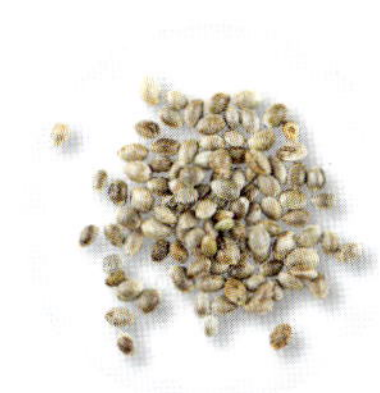

Hanfsamen

Mangelzeichen:

Muskelzuckungen • Schwindel • Verdauungsbeschwerden (Durchfall, Verstopfung oder beides im Wechsel) • Reizbarkeit • Müdigkeit • Herzklopfen und Herzrasen • innere Unruhe • Kopfschmerzen

Info:

Magnesium wird manchmal auch bei Komplikationen wie vorzeitigen Wehen eingesetzt, um die Gebärmuttermuskulatur zu entspannen. Die empfohlene Tagesdosis für Schwangere liegt bei 300 mg.

OMEGA-3-FETTSÄUREN

Wichtig für die Entwicklung des kindlichen Gehirns und des Sehvermögens

Gute Quellen:

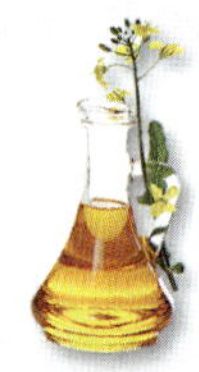

Rapsöl

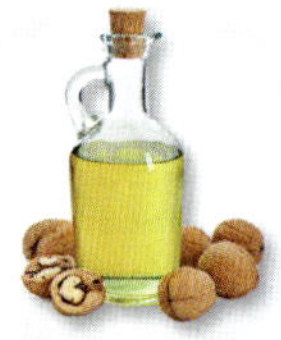

Walnussöl

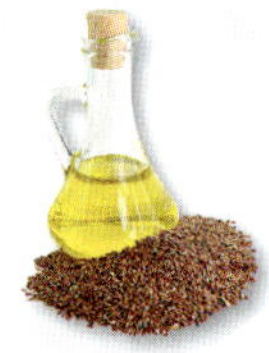

Leinöl

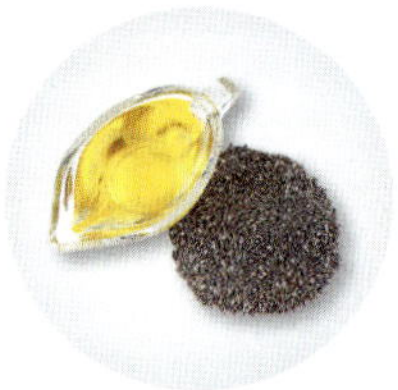

Chia-Öl

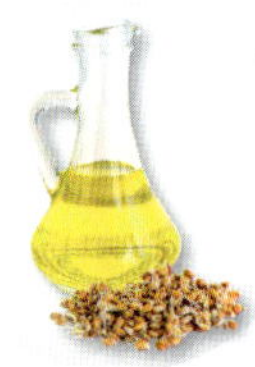

Weizenkeimöl

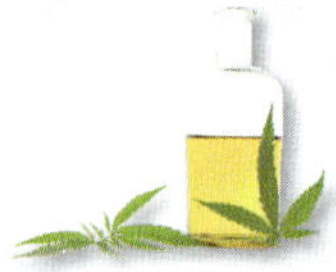

Hanföl

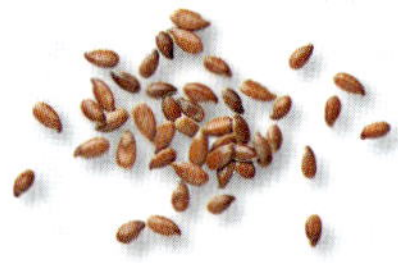

Leinsamen

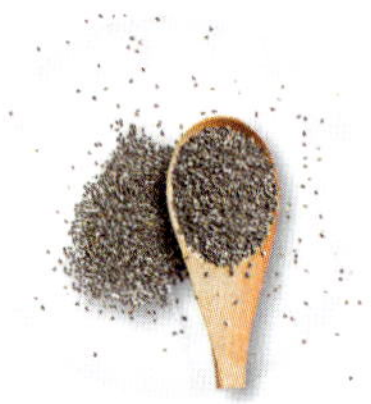

Chia-Samen

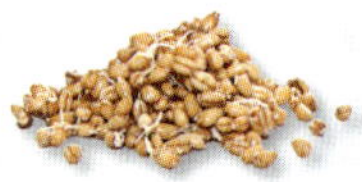

Weizenkeime

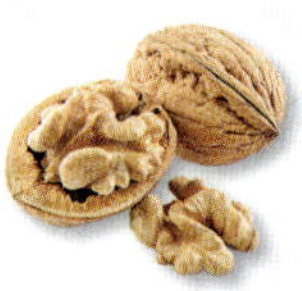

Walnüsse

Mangelzeichen:

geschwächtes Immunsystem • Lichtempfindlichkeit, verminderte Sehkraft • Zittern • verminderte Durchblutung • Schwierigkeiten mit der Konzentration • Muskelschwäche • Schlafprobleme • Bildung von trockener und schuppiger Haut

Info:

In Algenöl befinden sich die wertvollen Omega-3-Fettsäuren EPA und DHA, die man sonst nur in Kaltwasserfischen findet. Die empfohlene Tagesdosis für Schwangere liegt bei 200 mg.

VITAMIN B_6

Wichtig für die Nerven und Abwehrkräfte

Gute Quellen:

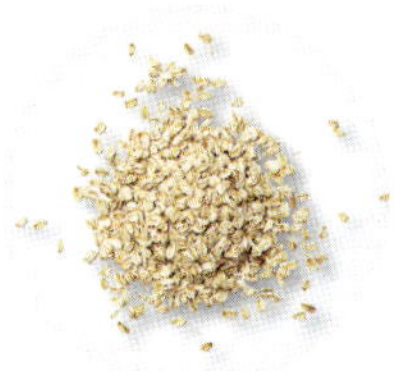

Haferflocken

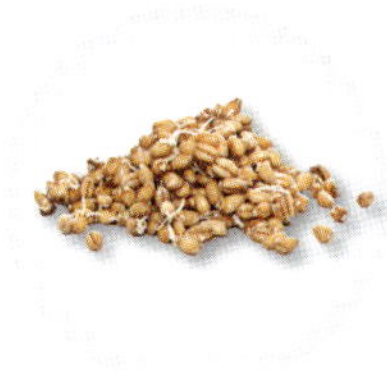

Weizenkeime

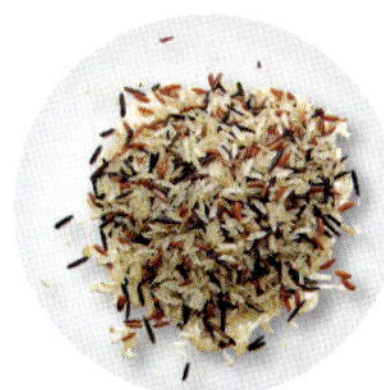

Wildreis

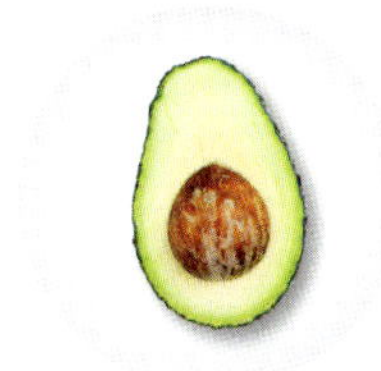

Avocado

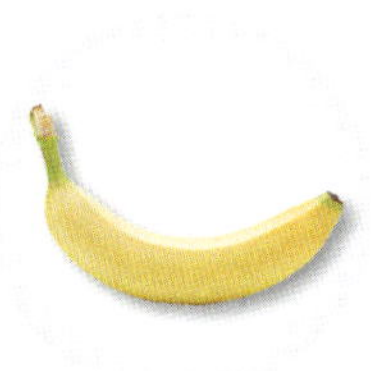

Banane

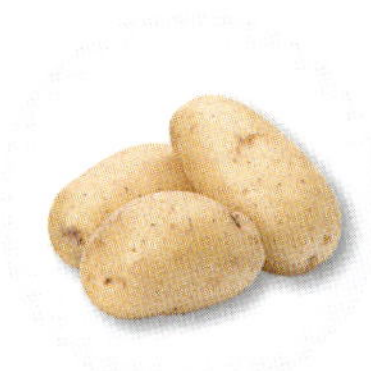

Kartoffeln

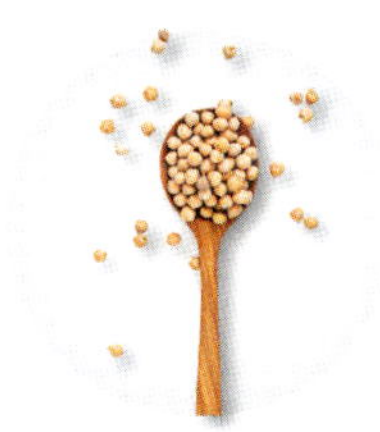

Kichererbsen

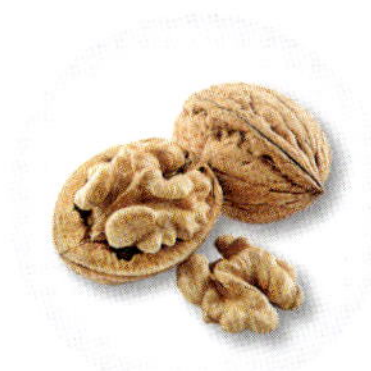

Walnüsse

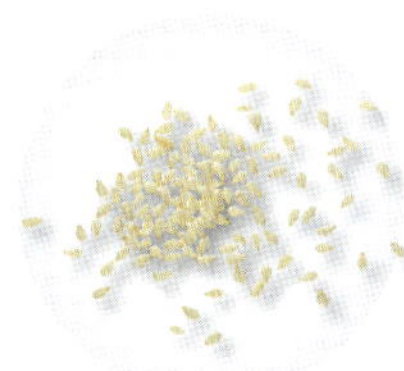

Sesam

Mangelzeichen:

Akne • Lichtempfindlichkeit • Verdauungsbeschwerden (Durchfall, Erbrechen) • eingerissene Mundwinkel • Müdigkeit • Infektanfälligkeit

Info:

Die empfohlene Tagesdosis für Schwangere liegt bei 1,9 mg.

VITAMIN D

Wichtig für Knochenbildung und Stoffwechsel

Gute Quellen:

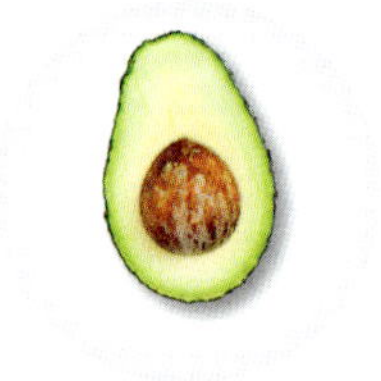

Avocado

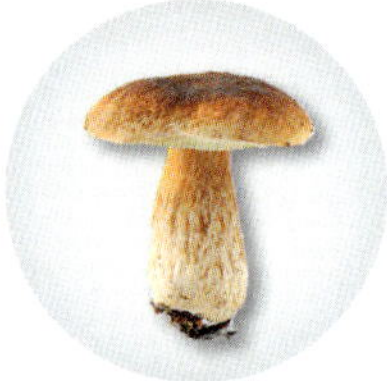

Steinpilz

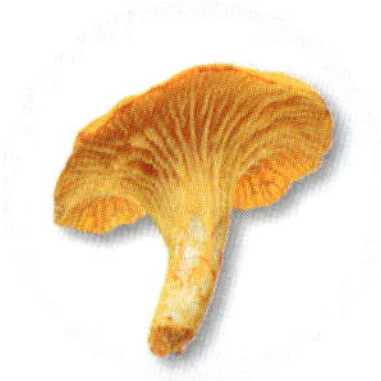

Pfifferling

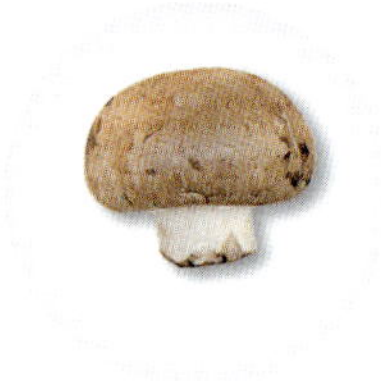

Champignon

Mangelzeichen:

Konzentrationsprobleme • Müdigkeit • Haarausfall • Wachstumsstörungen • Schlafstörungen • Nervosität • Kopfschmerzen • Rückzug und schlechte Stimmung • reduzierte Muskelspannung • epileptische Anfälle

Info:

Vitamin D bildet sich bei Sonnenlicht in der Haut des Menschen. Die empfohlene Tagesdosis für Schwangere liegt bei 20 µg.

VITAMIN A

Wichtig für die Lungenentwicklung

Gute Quellen:

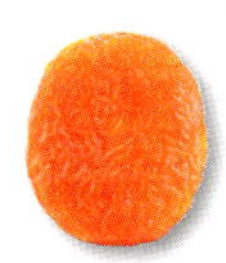

getrocknete Aprikosen

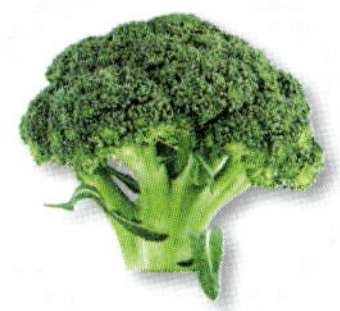

Brokkoli

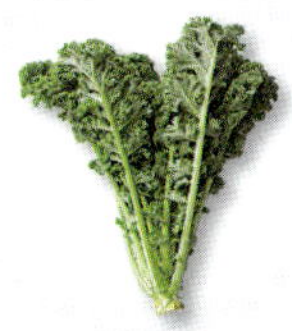

Grünkohl

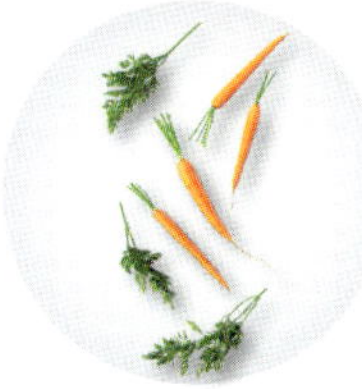

Möhren

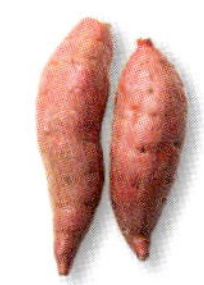

Süßkartoffeln

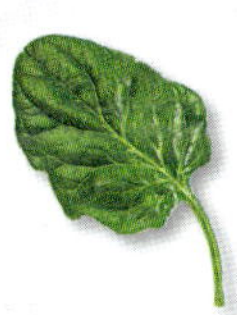

Spinat

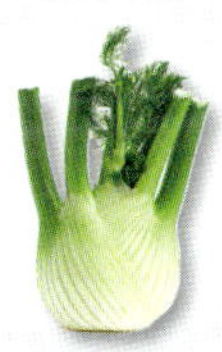

Fenchel

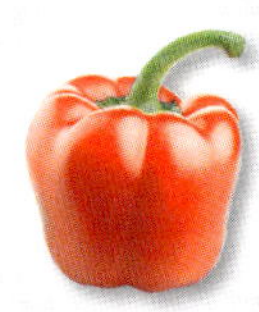

Paprika

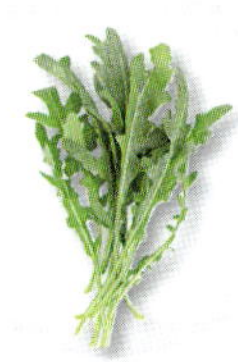

Rucola

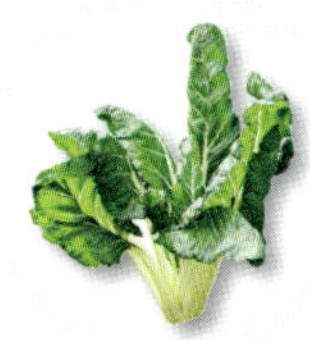

Mangold

Mangelzeichen:

trockene Augen • Tagblindheit mit Lichtempfindlichkeit und Lidkrämpfen • Schäden an Haut und Schleimhäuten • Durchfall • Hörstörungen

Info:

Eine Überdosierung von Vitamin A kann im schlimmsten Fall zu Fehlbildungen bei dem ungeborenen Kind führen. Dies gilt nicht für Betacarotin, das man in gelbem und orangem Gemüse findet. Die empfohlene Tagesdosis für Schwangere liegt bei 1,1 mg.

VITAMIN C

Wichtig für den Aufbau des Bindegewebes und für das Immunsystem

Gute Quellen:

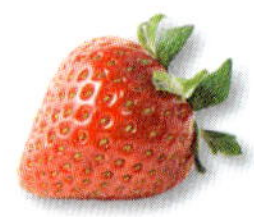

Erdbeeren

Zitrone

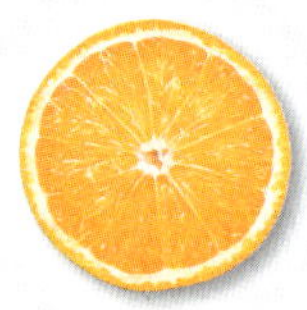

Orange

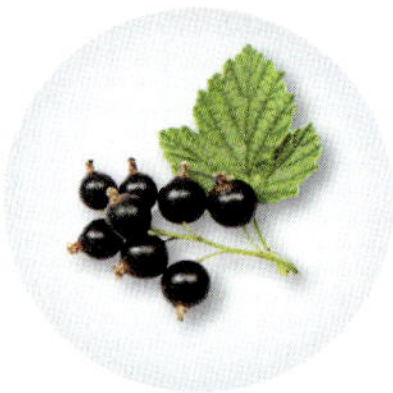

Schwarze Johannisbeeren

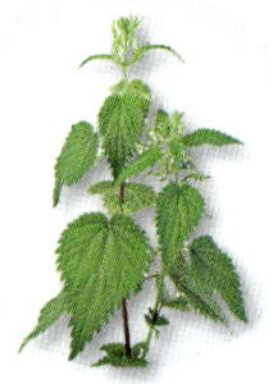

Brennnessel

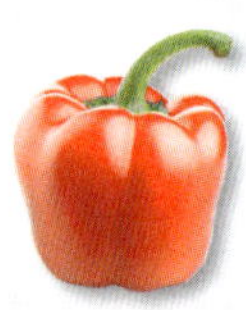

Paprika

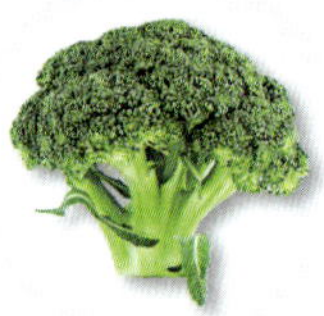

Brokkoli

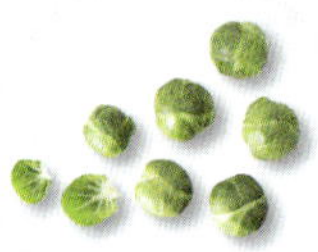

Rosenkohl

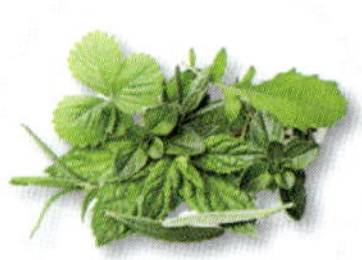

Kräuter

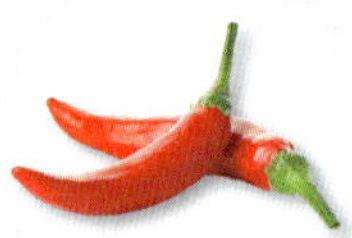

Chili

Mangelzeichen:

Blutungen von Haut und Schleimhäuten • raue, braune, schuppige und trockene Haut • schlechte Wundheilung • lockere Zähne • Gelenk- und Gliederschmerzen • Schwäche und Müdigkeit • erhöhte Infektanfälligkeit • Depression

Info:

Die empfohlene Tagesdosis für Schwangere liegt bei 105 mg.

VITAMIN B_{12}

Wichtig für die Blutbildung, den Eiweiß- und Nervenstoffwechsel

Gute Quellen:

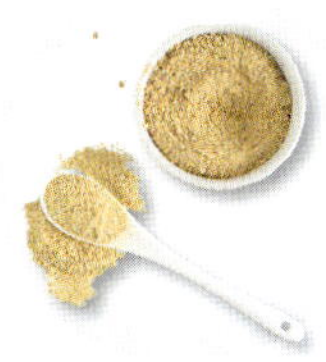

Hefeflocken

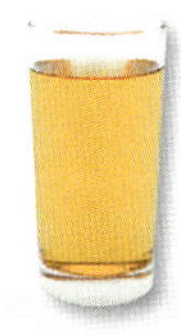

Brottrunk

Mangelzeichen:

Sensibilitätsstörungen bis hin zu Lähmungen • Kribbeln in Armen und Beinen • Gangunsicherheit, eventuelle Sturzneigung • Muskelschwäche • Müdigkeit, Konzentrationsschwäche • Kopfschmerzen • Depression • Haarausfall • Blutarmut

Info:

Vegetariern und Veganer wird empfohlen, ein zusätzliches Präparat einzunehmen. Ich selbst habe Vitamin B_{12}-Tropfen eingenommen. Durch eine rein pflanzliche Ernährung kann man das Vitamin kaum aufnehmen. Die empfohlene Tagesdosis für Schwangere liegt bei 3,5 µg.

DAS 1. TRIMESTER – *ICH BIN SCHWANGER*

1. – 13. SCHWANGERSCHAFTSWOCHE

Ich erinnere mich noch wie heute an diesen Tag. Ich stand morgens auf und fühlte mich hundeelend, als ob eine Grippe im Anmarsch wäre. Mir war schlecht und ich fühlte wieder diese Müdigkeit, die mich schon seit einigen Tagen begleitete. Ich wusste nicht, was mit mir los war. Mein Körper war wie ausgewechselt.

Nachdem ich André zum Training verabschiedet hatte, legte ich mich wieder hin. Nach einigen Stunden Schlaf fühlte ich mich nicht wirklich besser. Langsam dämmerte mir, was eigentlich bereits offensichtlich war. Der Gedanke an eine Schwangerschaft war in diesem Moment völlig absurd für mich. Da André und ich uns ein Kind wünschten, war ich aber bestens vorbereitet. Mit einem raschen Griff in die Nachttischschublade holte ich einen Schwangerschaftstest hervor. Zehn Sekunden, später hatte ich bereits das Ergebnis: SCHWANGER stand in großen Buchstaben auf meinem Test.

Schwangerschaftszeichen

Das erste Drittel begann bei mir mit drei Anzeichen:
- Ausbleiben der Periode
- Veränderung der Brüste
- Müdigkeit
- Viele Frauen berichten von weiteren Symptomen:
- Übelkeit, insbesondere am Morgen
- Stimmungsschwankungen
- Heißhunger oder plötzliche Abneigung gegen bestimmte Lebensmittel
- Geruchsempfindlichkeit
- Ziehen im Unterbauch
- Erhöhter Harndrang

Was ich in dem Moment fühlte, lässt sich eigentlich nur schwer in Worte fassen. Es dominierte unendlich viel Glück und gleichzeitig überkam mich auch so etwas wie Angst. Angst vor der Veränderung, vor dieser großen Verantwortung und ob es mir gelingen würde, möglichst die beste Version meiner selbst zu bleiben. Von nun an war ich nicht mehr für mich allein verantwortlich, sondern auch für unser Baby in meinem Bauch.

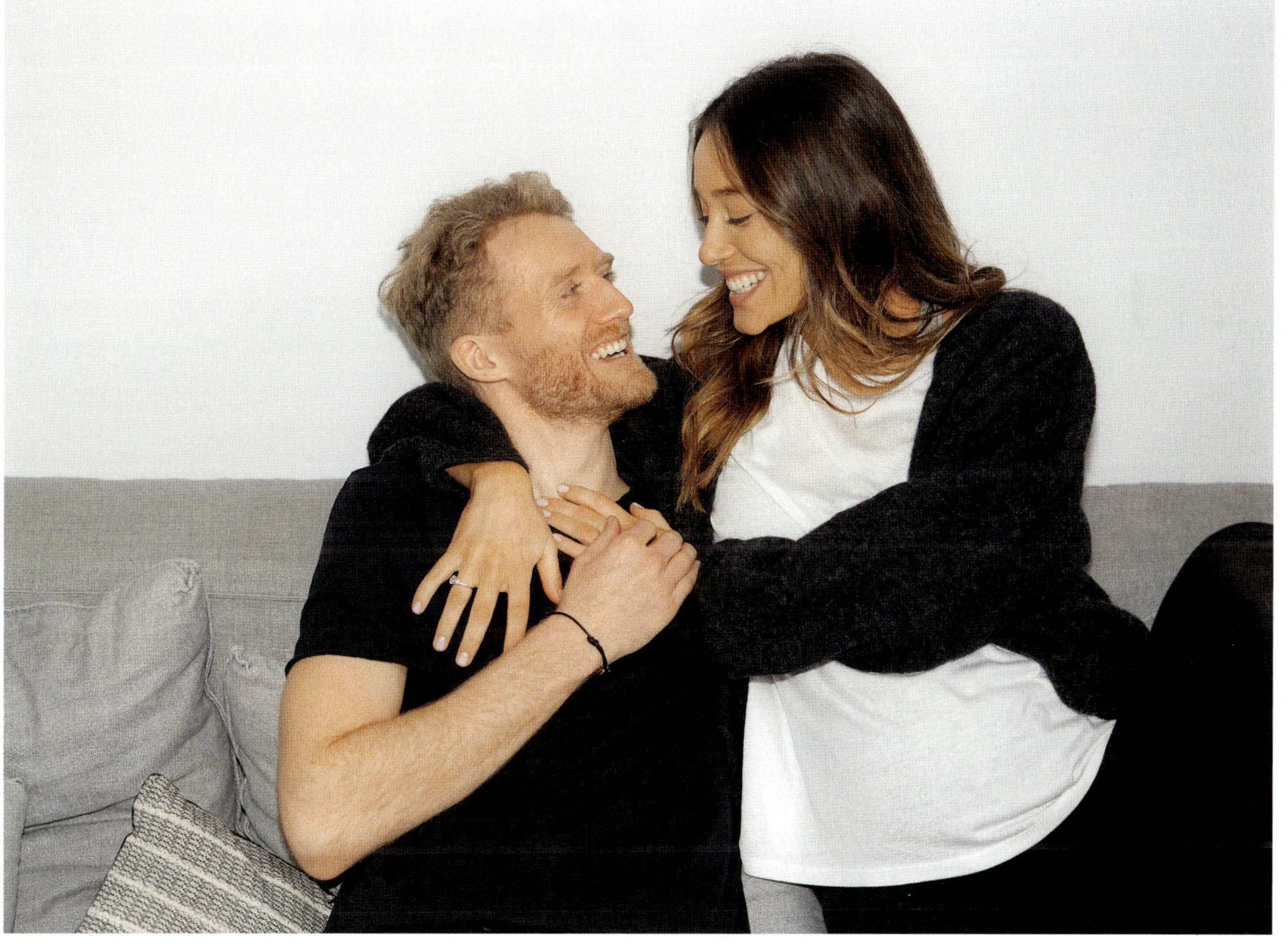

Mein erster Impuls war, meine Schwester anzurufen. Sie weiß immer, was zu tun ist, wenn ich gerade nicht klar denken kann. Schnell meldete sich mein Verstand. Natürlich musste es André sein, mit dem ich die Neuigkeit als Erstes teilte. Und was für eine Neuigkeit das war ... André bekam ungeduldige Nachrichten von mir, in denen ich fragte, wann er zu Hause ankommen würde. Wahrscheinlich ahnte er schon, dass ich ihn überraschen wollte. Aber mit dieser Sensation hatte er sicherlich nicht gerechnet.

Ich erwartete ihn mit dem Test in der Hand. Wir sahen einander an und sofort war klar: Nicht nur ich war völlig überwältigt, André erging es mindestens ebenso. Es war einer der glücklichsten Momente im Leben von uns beiden. An Andrés erste Worte nach der gelungenen Überraschung erinnere ich noch wie heute: »Wow, jetzt muss ich ganz schnell erwachsen werden!« ... Und dasselbe galt auch für mich! Wir konnten es nicht abwarten, uns dieser Herausforderung zu stellen. Dem Projekt »Mummy- und Daddy-to-be«.

Der erste Frauenarztbesuch ein paar Tage später machte die Schwangerschaft für uns offiziell. Meine Werte und mein Blutdruck waren im Normalbereich. Ich erfuhr bei der Bestimmung der Blutgruppe, dass unser Baby einen anderen Rhesusfaktor hatte als ich. Eine wichtige Information, von der ich zuvor auch noch nie gehört hatte: In solchen Fällen ist es möglich, dass der eigene Körper im Laufe der Schwangerschaft Antikörper gegen das Blut beziehungsweise den Rhesusfaktor des Kindes entwickelt. Zwar ist das bei einer ersten Schwangerschaft noch relativ unwahrscheinlich, Risiken in Form von Komplikationen bei der Geburt können dennoch auftreten. Um das zu vermeiden, habe ich mich für eine Anti-D-Prophylaxe entschieden und diese im letzten Trimester durchführen lassen.

Mit dem Mutterpass in der Hand verließen wir die Praxis. Ich war in der achten Woche schwanger und unser Baby würde voraussichtlich im späten Frühling zur Welt kommen. Von nun an musste ich meine Gewohnheiten etwas umstellen. Was mir morgens sehr half, war ein guter Start in den Tag. Also entwickelte ich meine persönliche Morgenroutine. Warum das so wichtig für mich war?

MEIN ANKER: DIE TÄGLICHE MORGENROUTINE

Wir Menschen sind Gewohnheitstiere und auch ich kann mich nicht davon freisprechen. Wenn also unser Baby meine kleine Welt ein wenig auf den Kopf stellen wollte, brauchte ich dringend einen Anker, der meinem Leben einen Rahmen und mir selbst mehr Sicherheit gab. Die täglich gleich ablaufende Routine half mir, mit den Veränderungen in meinem Leben klarzukommen und mir und meinem Körper genug Zeit zu geben, uns auf die kommenden aufregenden Monate einzustellen.

Insbesondere nach dem Aufstehen kann man bereits einiges für seinen Körper und seinen Geist tun. Der Morgen ebnet für mich den Rest des Tages und daher versuche ich, möglichst viele meiner täglichen Bedürfnisse bereits in den frühen Morgenstunden zu stillen.

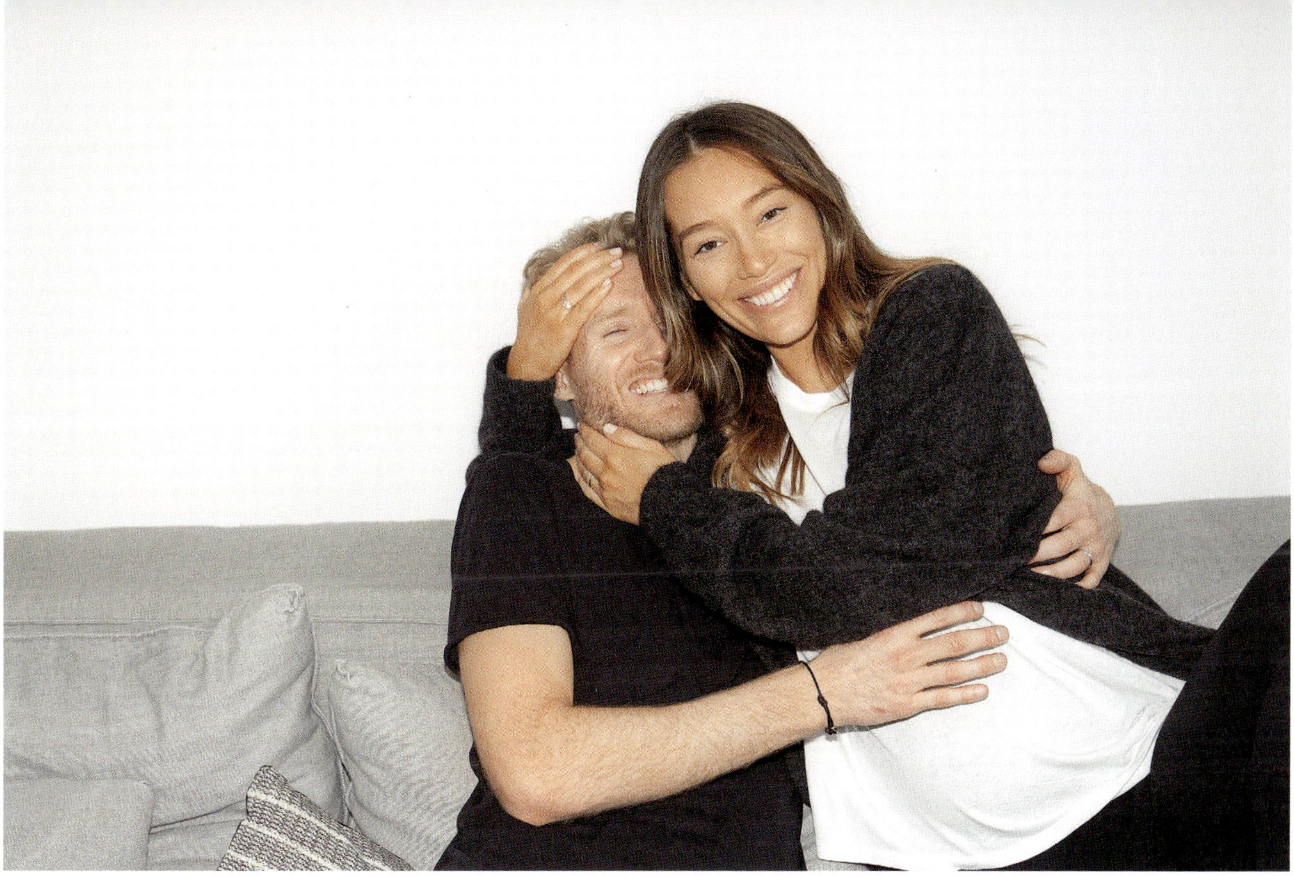

»Wow, jetzt müssen wir ganz schnell erwachsen werden!«

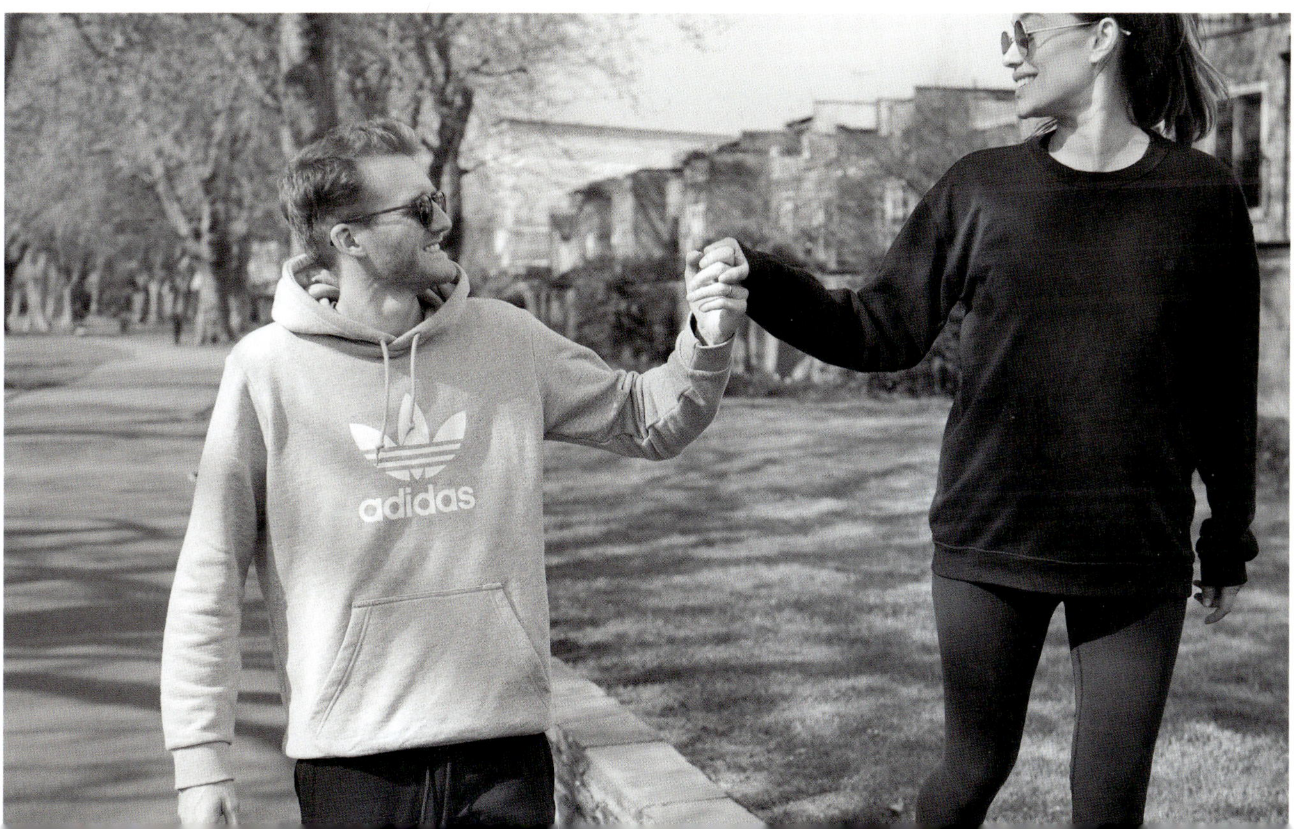

MY IDEAL

MORNING ROUTINE

7:00 UHR **Wake up call**

7:05 UHR 1 EL **Kokosöl** 15–20 Minuten im Mund hin und her bewegen – vorher nichts trinken!

Parallel dazu: Waschen, pflegen, kämmen, anziehen; nach dem Kokosölziehen Zähne putzen

7:25 UHR **½ l Wasser mit Melasse** mit einem Spritzer Zitronensaft zubereiten und über den Morgen verteilt trinken

7:30 UHR **Frühstück** zubereiten

7:40 UHR **Gemüse** entsaften

7:45 UHR **Meditieren** mit André

8:00 UHR gemeinsames **Frühstück** mit frisch gepresstem Saft oder Smoothie

8:30 UHR ready to go

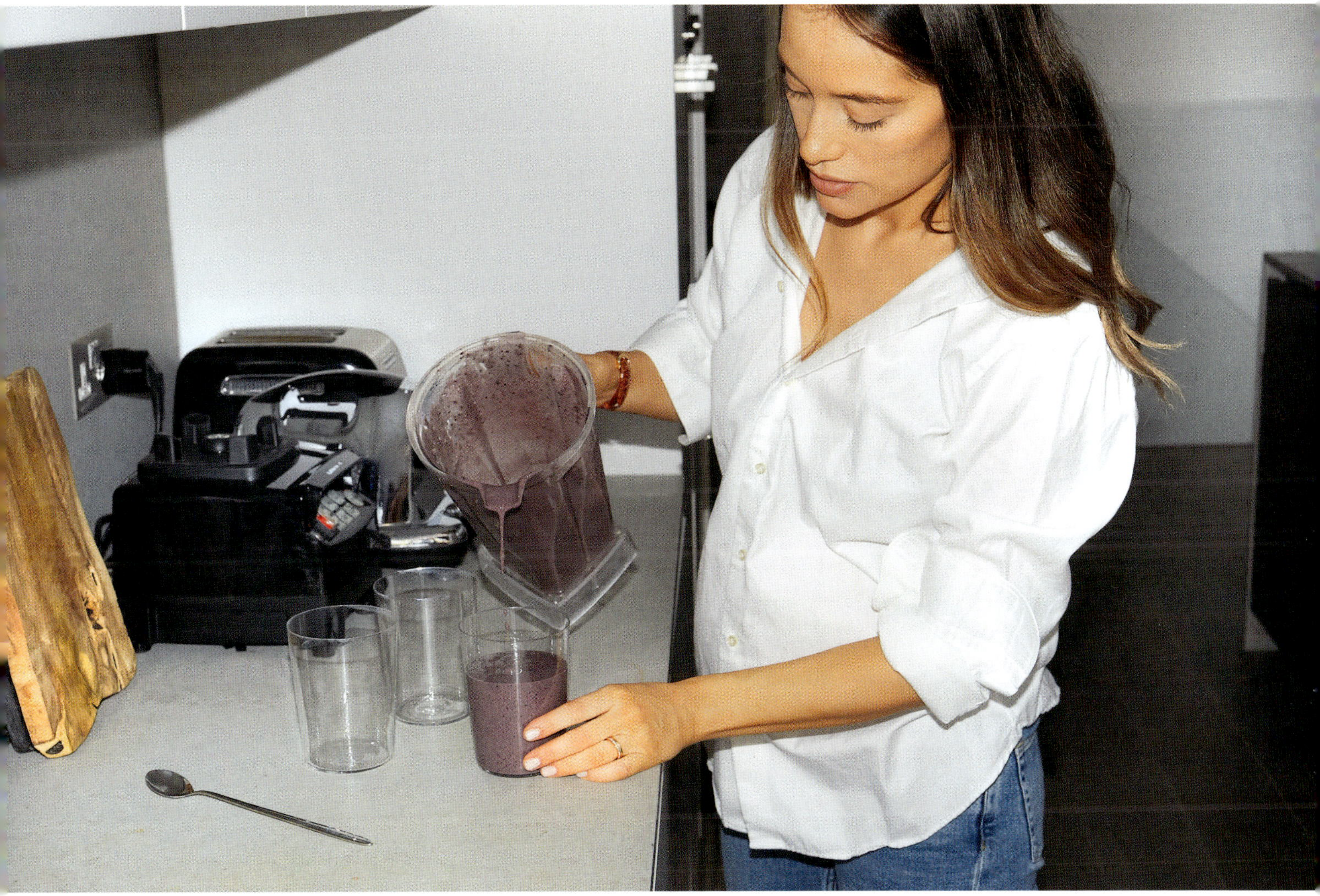

»Auf nüchternen Magen nimmt der Körper am meisten Nährstoffe auf, daher darf tägliches Entsaften und das Zubereiten von Smoothies in meiner Morgenroutine nicht fehlen.«

SYMPTOME LINDERN

Obwohl ich selbst kaum Schwangerschaftsbeschwerden hatte, möchte ich euch hier einige Tipps geben, wie man auf natürliche Weise viele Wehwehchen lindern kann. Vergesst nicht: Symptome wahrnehmen ist wichtig und der erste Schritt zur Besserung. Unser Organismus sendet uns Signale, wenn etwas nicht im Gleichgewicht ist. Wenn ihr euch an meiner Ernährungsphilosophie orientiert, erfahrt ihr sehr schnell einen Zustand der Ausgeglichenheit. Innerlich wie äußerlich. Dennoch schützt uns das teilweise auch nicht vor weiteren Beschwerden. Einige können auch genetisch bedingt sein, aber diese als normal anzusehen und dementsprechend auszuhalten, ist meiner Meinung nach die völlig falsche Herangehensweise. Die Tipps, die ich weitergebe, stammen aus meinem Wissensschatz über Ernährung, einzelne Lebensmittel und Nährstoffe sowie den persölichen Erfahrungen, die ich damit gemacht habe.

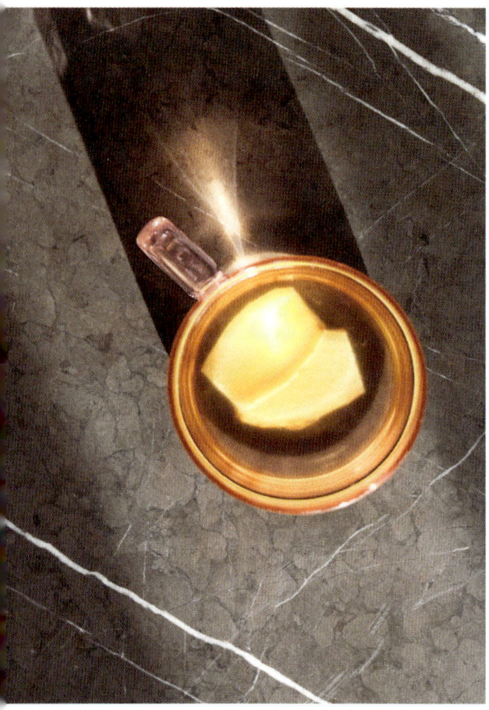

Übelkeit

Übelkeit begleitete mich hauptsächlich im ersten Trimester. Bei mir trat diese insbesondere beim Autofahren auf. Es gibt aber auch viele Schwangere, die unter Morgenübelkeit leiden. Man vermutet, dass das Schwangerschaftshormon hCG dafür verantwortlich ist. Dieses Hormon sorgt unter anderem für die Bildung der Plazenta und erreicht den höchsten Wert am Ende des ersten Trimesters. In diesem Zeitraum erreicht demnach auch die Anfälligkeit für Erbrechen und Übelkeit seinen Höhepunkt. Ein Trost: Der hCG-Wert nimmt bis zur Geburt kontinuierlich ab.

Was hilft?

- Ingwertee beruhigt den Magen und reduziert Übelkeit und Unwohlsein. Er ist übrigens auch ganz einfach vorzubereiten. Ihr könnt ihn ruhig auch vorbeugend trinken. Dazu einfach zwei Scheiben frischen Bio-Ingwer in eine Tasse geben und mit kochendem Wasser übergießen, nach Belieben mit Ahornsirup süßen und kurz ziehen lassen. Ein Spritzer Zitronensaft versorgt euch zusätzlich mit Vitamin C.
- Haferflocken wie im Porridge (Rezept siehe die Seiten 117, 199) wirken sich ebenfalls beruhigend auf den Magen aus.
- Gedünstetes Gemüse (keine Hülsenfrüchte!) ist leicht bekömmlich (Rezept siehe Seite 155)
- Abends nicht zu spät zu essen, kann helfen, ebenso wie morgens direkt nach dem Aufstehen eine Kleinigkeit zu sich zu nehmen. Das können Cracker oder Nüsse sein. Dann unbedingt bewusst und langsam kauen!
- Frische Luft. Ein kleiner Spaziergang am Morgen kann ebenfalls Wunder bewirken.

Müdigkeit

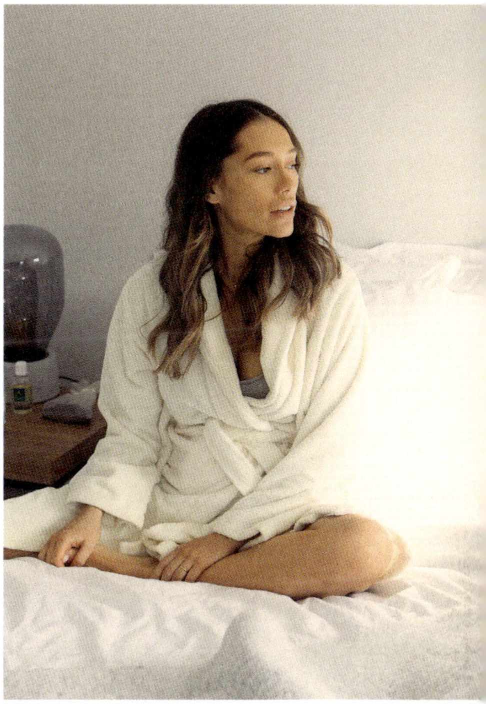

Der Körper benötigt viel Energie, um sich mental und physisch auf die Geburt vorzubereiten. Daher haben Frauen oftmals mit extremer Müdigkeit zu kämpfen. Wenn ich alle Symptome und Beschwerden zusammenzähle, war ich von der Müdigkeit in allen drei Trimestern am meisten betroffen. In den ersten drei Monaten war bei mir der Zenit erreicht. Ich hatte teilweise nur noch den einen Gedanken: schlafen! Und das, wenn möglich, 24 Stunden am Tag. Müdigkeit sorgte nicht nur dafür, dass ich lieber liegen geblieben wäre, als aufzustehen, ich litt teilweise auch unter Konzentrationsmangel oder wurde vergesslich. Die sogenannte Schwangerschaftsdemenz, unter der viele leiden, brachte mich dazu, meine Erinnerungsfunktion im Handy öfter zu nutzen. Außerdem kaufte ich mir ein neues Notizbuch, in das ich alles aufschrieb, was ich nicht vergessen durfte. Das erleichterte mir und André das Zusammenleben enorm, denn mich trieb die Demenz oftmals nahezu in den Wahnsinn.

Was hilft?

- **Schlafen.** So simpel und so effektiv. Versuche, dir so viele Ruhe- und Schlafphasen wie möglich einzuräumen. Wenn der Tag es zuließ, habe ich mir ein Mittagsschläfchen gegönnt oder zu anderen Zeitpunkten Power Napping in meinen Alltag integriert.
- **Frische Luft.** Ein kleiner Spaziergang bewirkt wahre Wunder. Es gab Tage, an denen ich mich stundenlang nicht vom Sofa bewegt hätte, wenn André nicht gewesen wäre. Er war ein toller Motivator, wenn mir dazu die Kraft oder Lust fehlte. Informiert unbedingt eure Partner, Familie oder Freunde, dass ihr gern animiert und motiviert werden möchtet, wenn es um Spaziergänge geht. Frische Luft und Ablenkung helfen bei vielen Beschwerden.
- **Eisenwerte kontrollieren.** Müdigkeit kann auch ein Symptom von Eisenmangel sein. Lasst euren Eisenwert regelmäßig kontrollieren. Es gibt natürliche Nahrungsergänzungsmittel, die hier helfen können. Angereichert mit Vitamin C, kann das Eisen besser aufgenommen werden. Großer Vorteil hierbei ist, dass es bei natürlichen Nahrungsergänzungsmitteln keine Nebenwirkungen gibt, sofern man nicht überdosiert. Im Gegensatz zu herkömmlichen Präparaten sind sie auch sehr gut verträglich. Ich habe versucht, den Eisenwert über die Nahrung wieder etwas auszugleichen.
- **Eisenmangel beheben.** Viele eisenreiche Lebensmittel in den Speiseplan integrieren (siehe Seite 42). Wichtig ist es, gleichzeitig Vitamin-C-reiche Nahrungsmittel aufzunehmen. Meine Empfehlung: 30 Minuten vor der Mahlzeit ein Glas frisch gepressten Orangensaft trinken oder dem Essen direkt Zitronen- beziehungswise Limettensaft hinzufügen. Bei oder vor der Mahlzeit unbedingt auf Kaffee, Tee, Milch, Kakao oder koffeinhaltige Limonaden verzichten, da diese die Eisenaufnahme eher hemmen. Mein Rezepttipp: der grüne Smoothie von Seite 111. Das Vitamin C aus der Zitrone schafft eine perfekte Grundlage, um das Eisen aus dem grünen Gemüse aufzunehmen.

Sodbrennen

Für Sodbrennen gibt es zwei Gründe: Das Hormon Progesteron sorgt während der Schwangerschaft dafür, dass der Speiseröhrenschließmuskel erschlafft. Der Magensäure gelingt es dadurch, leichter aufzusteigen, wodurch Sodbrennen ausgelöst wird. Da das Hormon aber wichtig für das Baby und seine Durchblutung ist, sei auch diese hormonelle Umstellung verziehen. Ein zweiter Grund ist ganz simpel: Das Baby nimmt im Bauch mehr und mehr Platz ein, somit hat der Magen nicht mehr den Freiraum wie vorher. Wenn wir an unserem Essverhalten nichts ändern und uns den Gegebenheiten nicht anpassen, hat der Magen irgendwann sehr zu kämpfen.

Was hilft?

- Auf **scharfes Essen verzichten**
- Auf **viele kleine Portionen** umstellen
- **Viel trinken**
- **Apfelessig** (siehe Seite 61)

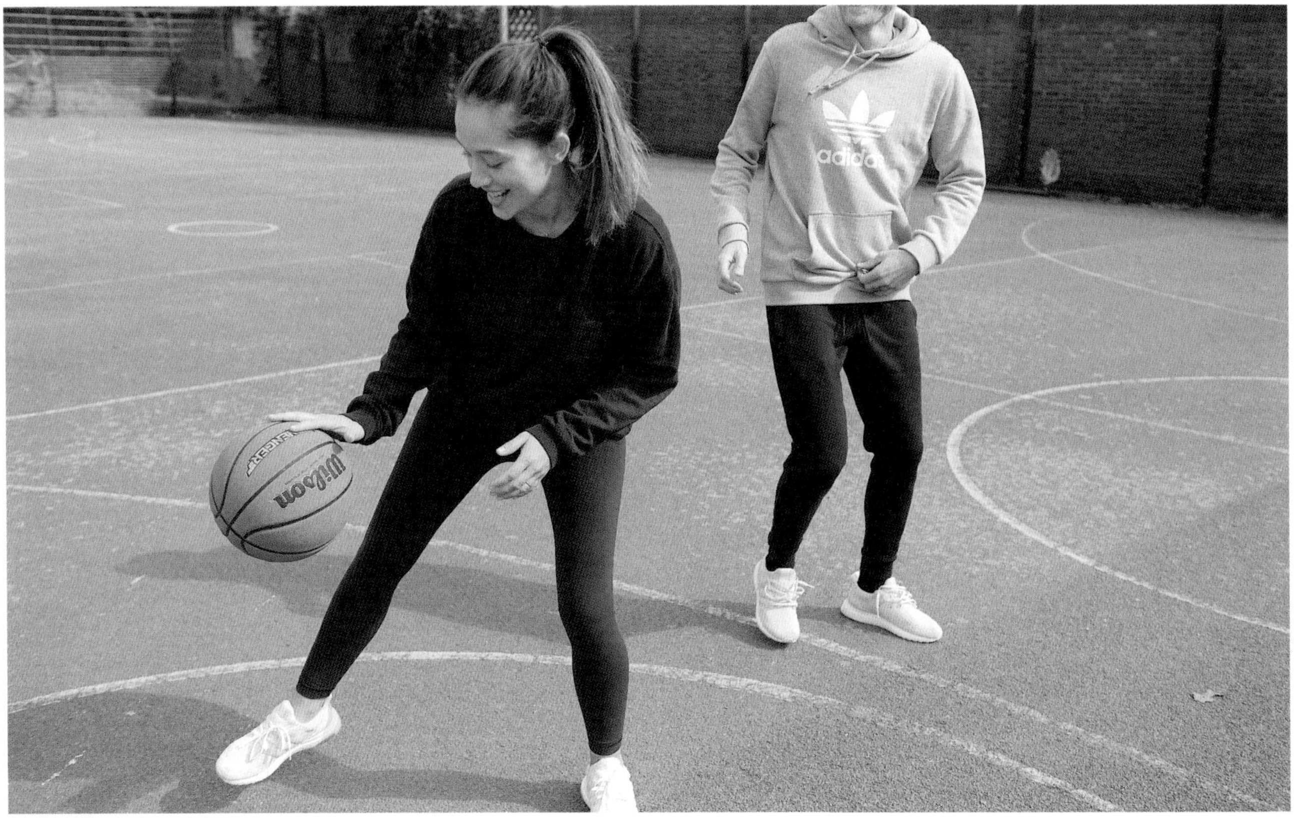

Verdauungsprobleme und Verstopfungen

Spätestens wenn die Gebärmutter anfängt, auf den Verdauungstrakt zu drücken, haben viele Schwangere mit Verdauungsproblemen zu kämpfen. Mein Darm wurde bereits im ersten Trimester träge, was mich dazu veranlasste, sofort zu reagieren, damit ich nicht fortlaufend damit beschäftigt war. Der Darm freut sich immer über einen aktiven Lebensstil und eine ballaststoffreiche Ernährung. Beides regt die Verdauung an und ist insbesondere bei Verstopfungen sehr hilfreich. Ballaststoffe finden wir unter anderem in Leinsamen und Vollkornprodukten. Ihr findet einige Anregungen auf den Rezeptseiten im zweiten Teil des Buches. Aber auch Gemüse wie Kohl und Möhren sowie Obst können Abhilfe schaffen.

Was hilft?

- Aktiv sein, auch wenn man sich nicht danach fühlt
- Eine ballaststoffreiche, gesunde und möglichst bunte und abwechslungsreiche Ernährung
- Viel Wasser trinken
- Apfelessig und Pflaumensaft

Schon vor meiner Schwangerschaft haben sich zwei alte Hausmittel unter anderem bei Verdauungsbeschwerden und Sodbrennen für mich ganz besonders bewährt:

1. Apfelessig. Durch seine probiotische Wirkung und die enthaltenen Milchsäurebakterien hat Apfelessig einen positiven Einfluss auf die Darmflora. Er sorgt für ein leicht saures Milieu und verhindert damit die Verbreitung schlechter Darmbakterien. Auch wenn Apfelessig sauer schmeckt, neutralisiert er unseren Körper. 1 EL Apfelessig in einem großen Glas Wasser verrühren und fertig. Ich habe das Getränk bevorzugt einmal täglich vor einer Mahlzeit zu mir genommen. Meistens morgens. Wer den Geschmack nicht mag, kann mit etwas Dattelsirup oder Melasse nachhelfen. Apfelessig kann ebenfalls in weitere Rezepte integriert werden (siehe die Seiten 131, 136, 137, 159, 165, 187 und 213). Übrigens: Apfelessig wirkt unter anderem auch entzündungshemmend, stärkt das Immunsystem und wird ebenso als Antiallergen sowie in der Kosmetik eingesetzt.

2. Pflaumensaft. Er enthält viele wertvolle Inhaltsstoffe und ist besonders reich an Kalium und Vitaminen. Als bewährtes Hausmittel leistet er zum Beispiel bei Verstopfungen gute Dienste. Auch bei hartnäckiger Verstopfung ist ein kleines Glas täglich ausreichend. Wer den Geschmack nicht mag, kann den Saft mit Wasser strecken.

Wassereinlagerungen

Ich selbst habe keine Wassereinlagerungen bekommen und führe das auf meine generelle Ernährungsphilosophie zurück. Denn wichtige vorbeugende Faktoren sind:

- **Viel trinken** und so für einen ausreichenden Wasserhaushalt sorgen.
- **Ausreichend Jod.** Neben einer gesunden Ernährung ist es auch wichtig, Jod zu integrieren – natürlich in Maßen. Tipp: Meersalz verwenden!
- **Aktiv bleiben.** Die Bewegung nicht vernachlässigen, besonders empfehlenswert ist es, schwimmen zu gehen. Oder Beine und Arme öfter mal kreisen zu lassen, das fördert die Durchblutung!

All das findet ihr bereits ausführlich auf den ersten Seiten dieses Buches wieder. Für mich ist diese Philosophie ein wahrer Segen und schützt mich bis heute vor vielen Beschwerden und Krankheiten. Ob schwanger oder nicht, ihr tut euch und eurem Körper wirklich immer einen Gefallen damit, auf euch zu achten und euren Körper somit besser kennenzulernen und zu versorgen.

Was hilft?

Darüber hinaus gibt es weitere lindernde Maßnahmen gegen Wassereinlagerungen, die ich euch weitergeben kann.

- **Akupunktur** hilft, die Durchblutung wieder anzuregen.
- Gönnt euch **regelmäßige Massagen,** zum Beispiel beim Osteopathen.
- **Trockenbürste.** In meine Beauty-Routine habe ich das Verwenden einer Trockenbürste während der Schwangerschaft mit aufgenommen. Diese dient nicht nur zur Vorbeugung von Dehnungsstreifen, sondern wirkt auch wohltuend bei Wassereinlagerungen. Mehr dazu auf Seite 87.
- **Kalte Fußbäder** sind sehr angenehm für geschwollene Füße und Beine! Hier kann gern auch Meersalz als Zusatz verwendet werden.

Rückenschmerzen

Dadurch, dass ich in der Schwangerschaft weiterhin Yoga gemacht habe, blieb ich von quälenden Rückenschmerzen verschont. Einige Schwangere leiden aber sehr darunter, insbesondere im letzten Schwangerschaftsdrittel, wenn das eigene Gewicht und das des Kindes zunimmt und die Rückenmuskulatur nicht genug ausgebildet ist, um dem Bauch ausgleichend entgegenzuwirken. Daher kann ich nur jedem den Tipp geben, nicht mit dem Sport aufzuhören. Als Vorbereitung auf die Geburt ist Bewegung, sanfter Muskelaufbau sowie Dehnung sehr wichtig. Anregungen findet ihr ab Seite 89.

Was hilft?

- **Wärme.** Ein Wärmekissen auf den Schmerz platzieren und die Füße hochlegen.
- **Aromabad.** Ein Lavendelbad einlassen (bitte nicht zu heiß!). Lavendel wirkt sich entspannend auf die Seele und den Körper aus.
- **Massagen**
- **Viel Kalzium.** Hilfreich ist es ebenfalls, auf den Kalziumhaushalt zu achten. Siehe Seite 44.

Schlaflosigkeit

Die Schlaflosigkeit suchte mich insbesondere in den letzten Monaten heim. Die Geburt rückte näher und natürlich kreisten meine Gedanken mehr und mehr um das Baby. Ungewissheit ist immer da. Ich hatte schon viel gehört, viel gelesen und letztendlich hatte ich doch das Gefühl, bei der Geburt auf mich allein gestellt zu sein. Das machte mir schon teilweise Angst. In dieser Phase gab es Tage und Nächte, in denen von meiner Unbekümmertheit nicht mehr viel übrig war. Mir war klar, dass ich meine Kräfte benötige, um mich auf die Geburt vorzubereiten. Und dafür brauchte ich ausreichend Schlaf. Um eine bessere Schlafqualität zu erreichen und auch schneller in den Schlaf zu finden, griff ich auf ein paar Tricks zurück.

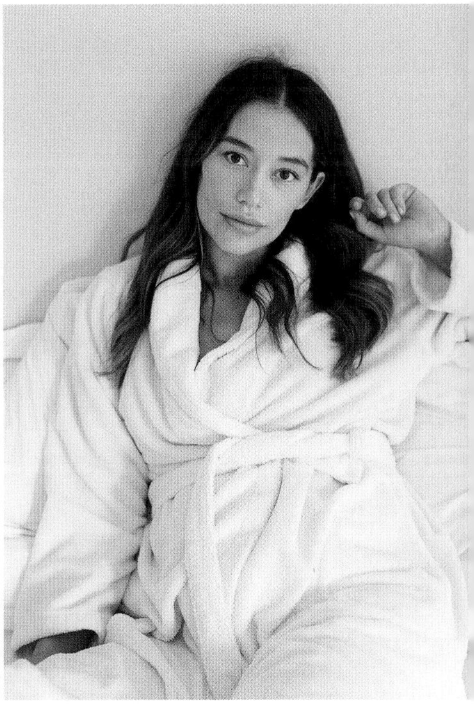

Was hilft?

- **Frühe Mahlzeiten.** Keine Mahlzeiten nach 20 Uhr. Ganz wichtig: Nicht zu fettig essen!
- **Massagen.** Kurz vor dem Einschlafen sind Handmassagen toll!
- **Gute Lagerung.** Ich habe mir ein Stillkissen besorgt, um trotz Babybauch eine bequeme Schlafposition zu finden.
- **Beruhigende Tätigkeiten.** Lesen oder Hörbücher hören beruhigt.

Mir hat insbesondere mein Abendritual beim Entspannen geholfen, das aus Meditation und Yoga bestand. Bis heute sind beide Elemente für mich eine wunderbare Gelegenheit loszulassen und runterzukommen. Gerade nach stressigen Tagen oder wenn ich mich nicht ganz im Gleichgewicht fühle, helfen die fließenden Yogaübungen mir beim Abschalten.

Zusätzlich habe ich mich von Hörbüchern zum Thema Meditation inspirieren lassen. Die Hörbücher wurden für mich immer wertvoller, je näher die Geburt rückte. Teilweise gab es Nächte, in denen ich von jetzt auf gleich Herzrasen bekam und Probleme mit meiner Atmung hatte. Das hing sicherlich damit zusammen, dass mich grundsätzlich zum Ende der Schwangerschaft ein beengendes Gefühl begleitete. Nichts in mir schien noch Platz zu haben und das nahm mir förmlich die Luft zum Atmen. Zum Glück gibt es tolle Hörbücher und Apps, die mit unterschiedlichen Meditationsübungen anleiten, wie man in einer liegenden Position seine Atmung beruhigt, Gedanken loslässt und Ruhe in Körper und Seele bringt. Ab Seite 89 stelle ich euch ein paar Yogaübungen vor, die ihr vor dem Einschlafen üben könnt.

TIPP: Geburtsvorbereitung mit Yoga und Meditation

Sowohl Yoga als auch Meditation sind Übungswege, die achtsames und kontrolliertes Atmen in die Praxis integrieren. Das bewusste tiefe Atmen ist eine tolle Geburtsvorbereitung. Es wird euch während der Geburt helfen, wenn die Wehen einsetzen.

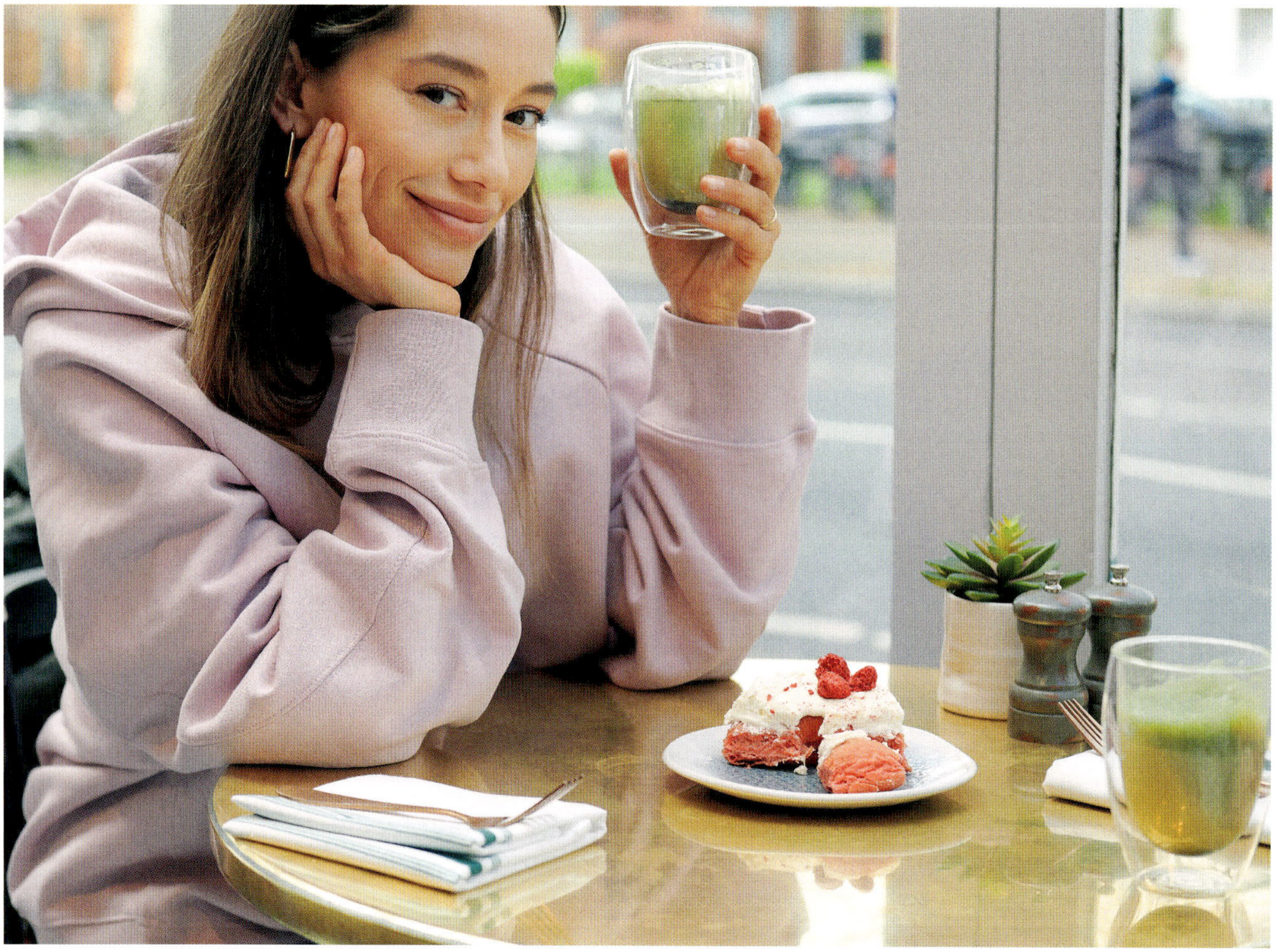

Ein weiteres Ritual, das André und ich ein paar Wochen vor der Geburt für uns entdeckten: Wir haben angefangen, uns gegenseitig vorzulesen. Abgerundet wurden diese Sessions von einer entspannenden Fußmassage, die André mir gab. Ich empfand diese Stunden als sehr angenehm und besonders. Als Paar brachten sie uns noch näher zusammen. Und auch für die Geburt hatten wir so ein schönes Ritual geschaffen, dass mir vor allem in der Anfangsphase beim Entspannen und Loslassen helfen sollte.

Gelüste

Auch ich hatte immer wieder Gelüste – wie vermutlich jede Schwangere. Ich bin der Meinung, dass man sich nichts verbieten sollte, wenn der Körper danach ruft, aber ich lebe dabei nach einer Devise: Es gibt immer eine gesunde Alternative. Wenn ihr euch mit dieser Ausrichtung euren Gelüsten stellt, ist es nur noch halb so schlimm und ihr findet sicher einen Weg, sie zufriedenzustellen. Meine eigenen Heißhungerattacken waren glücklicherweise zum größten Teil gesunder Natur. Ich zähle mal auf:

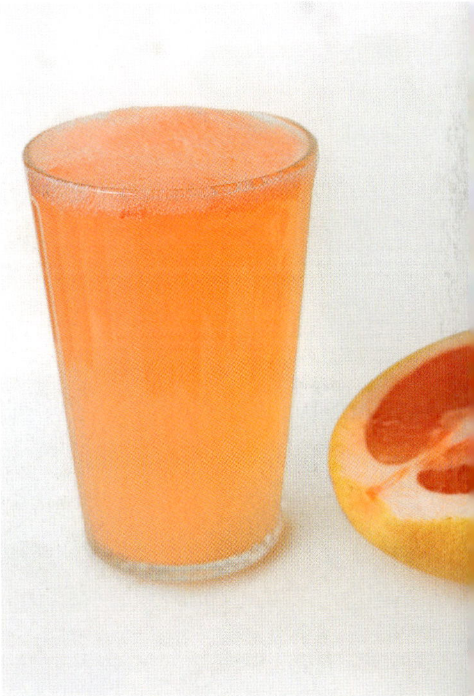

Es begann mit dem intensiven Verlangen nach Erdbeeren, frischen Tomaten und Salzgurken. Außerdem hätte ich am liebsten rund um die Uhr Grapefruitschorle getrunken. Diese ist nicht nur erfrischend und gesund, sondern auch superschnell zubereitet:

Grapefruitschorle
1 Grapefruit auspressen und in ein großes Glas füllen.
Mit Mineralwasser auffüllen und genießen.

Es folgte eine Zeit, in der ich vor allem nach dem Geschmack von Dosensardinen gierte. In diesen Wochen habe ich mir des Öfteren den falschen Lachs zubereitet. Das Rezept findet ihr auf Seite 133. Das zweite Trimester war geprägt vom Hunger auf grüne Smoothies. Vielleicht kam der Schwangerschaftsglow gar nicht von den Hormonen, sondern von den enorm vielen gesunden Drinks, die ich zu mir nahm.

Ebenso hoch im Kurs standen asiatisches Essen, Sojasauce, Misosuppe und Nori-Blätter. Ich wollte alles und am liebsten sofort.

Zuletzt flammte eine heimliche Leidenschaft wieder auf: Schokomuffins, Schokolade, Eis und weicher Käse. Zum Glück kann man aus Cashewnüssen tollen Cream Cheese zaubern (siehe Seite 131). Und mit meiner schwarzen Nice-Cream habe ich ebenfalls eine gesunde Alternative geschaffen (siehe Seite 211). Wie ihr seht, kann man sich auch dieser Zeit genüsslich hingeben, ohne sich ungesund zu ernähren.

DAS 2. TRIMESTER – *ES WIRD RUND*

14.–26. SCHWANGERSCHAFTSWOCHE

Ab dem vierten Monat begann für mich eine sehr schöne und entspannte Zeit. Mein Körper hatte sich bis zum Anfang des sechsten Monats kaum verändert. Für uns persönlich war das ein wahrer Segen, da wir die Schwangerschaft sehr lang vor der Öffentlichkeit verbergen konnten. Also genossen wir unser kleines Glück weiterhin im Stillen. Viele Mamas aus meinem Bekanntenkreis erzählten mir, dass die körperliche Veränderung erst zum Ende des zweiten Trimesters Fahrt aufnimmt und sich dann in rasanten Zügen entwickelt. Und so war es auch bei mir. Mit entsprechender Kleidung war das Mini-Bäuchlein leicht zu kaschieren.

Die Beschwerden aus dem ersten Drittel waren jetzt nahezu verflogen. Ich war topfit und strotzte vor Elan und Tatendrang. Zumindest überwiegend. Ich konnte ohne Probleme arbeiten, reisen, Events besuchen, ohne mich ansatzweise schwanger zu fühlen. Alles fühlte sich leicht und unbeschwert an. André konnte sein Glück kaum fassen, weil er sich bereits auf Stimmungsschwankungen, mitternächtliche Snacks und in diesem Zusammenhang auch auf spätabendliche Besuche im Supermarkt aufgrund von Heißhungerattacken eingestellt hatte. Auch er hatte schon viel gehört und gelesen.

Aber nichts von alledem trat ein. Stattdessen lag eine großartige Zeit vor uns und wir genossen die letzten Momente trauter Zweisamkeit in vollen Zügen. Instinktiv taten wir genau das Richtige, denn Zweisamkeit ist nach der Geburt ein rares Gut. Wenn man die Möglichkeit hat, einen Urlaub zu planen, ist das zweite Trimester meiner Meinung nach der beste Zeitpunkt.

Zum Ende der 16. Schwangerschaftswoche hatte ich meine Feindiagnostikuntersuchung beim Arzt. Ich war etwas nervös, denn ich wusste, dass wir möglicherweise das Geschlecht unseres Kindes erfahren würden. Mein Frauenarzt untersuchte mich eingehend und schaute, ob mit mir und meinen Werten alles in Ordnung war. Der Ultraschall folgte und der Arzt setzte seine Untersuchung fort. Er vermaß die Länge der Knochen unseres Babys sowie die Größe des Kopfes und des Bauches. Während der gesamten Zeit suchte ich vergeblich nach etwas, das Aufschluss über das Geschlecht gab. Ich konnte beim besten Willen nichts erkennen. Der Arzt ließ sich davon nicht aus der Ruhe brin-

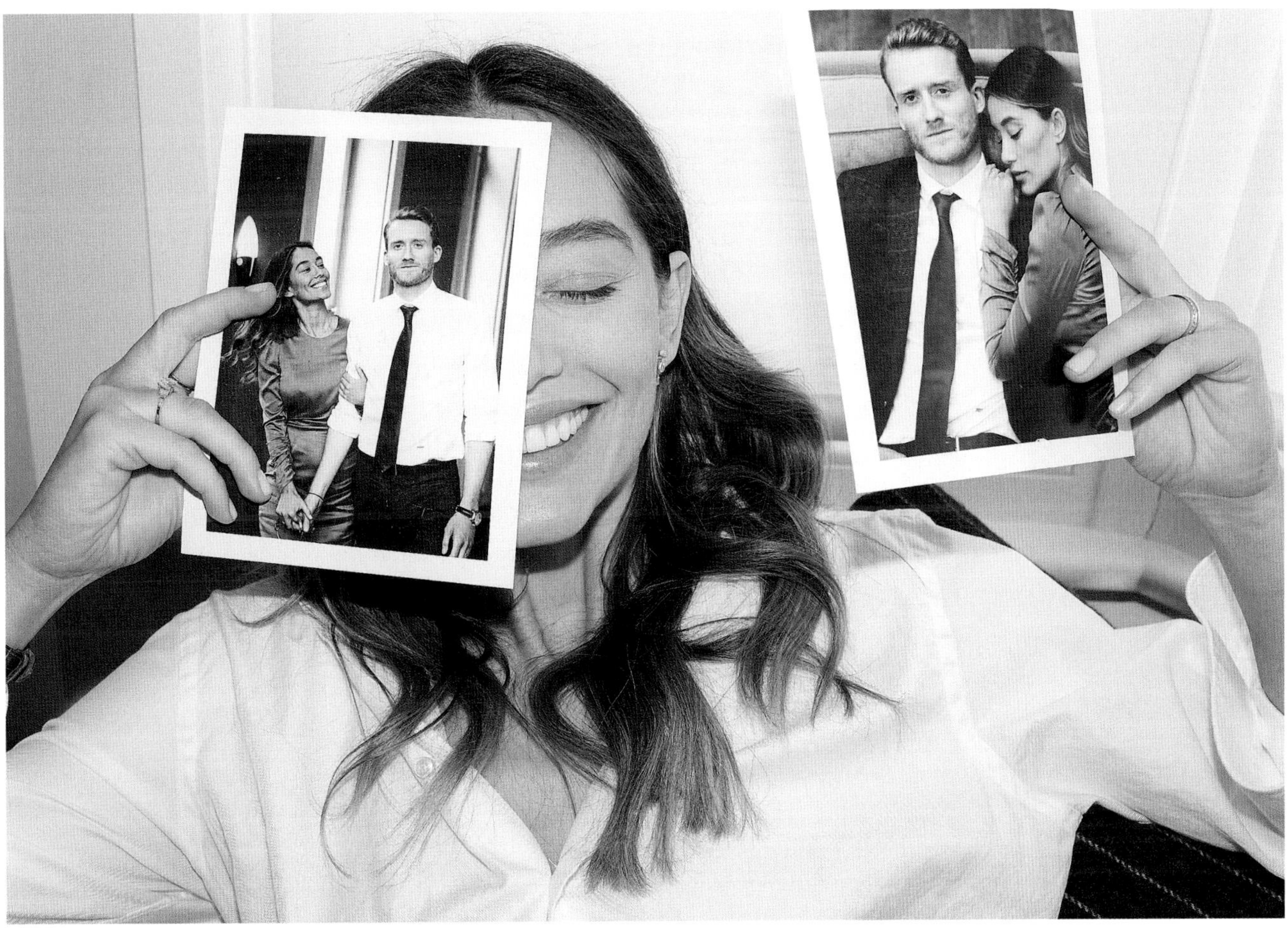

gen. Er untersuchte mittlerweile die Organe des Kindes, die Herztöne, die Herzstellung. Das war alles sehr interessant, keine Frage.

»So!«, mit einem tiefen Seufzer wurden meine Gedanken unterbrochen. Mein Arzt wollte wissen, ob ich das Geschlecht erfahren wollte. Und ob ich das wollte! Ich nickte aufgeregt. »Sie bekommen ein Mädchen!« Meine Schwester, die mich diesmal begleitete, brach direkt in Tränen aus. Die Worte hallten in meinem Kopf nach. Ein Mädchen! Ich malte mir die nächsten Jahre aus. Braunhaarig, mit braunen Augen und Andrés langen Beinen – so könnte es sein!

Am Abend traf ich mich mit Freundinnen und meiner Schwester. Ich lud zu einem verspäteten Geburtstagsdinner in mein Lieblingsrestaurant ein. Es gab einiges zu erzählen, denn ich war schwanger, ich würde ein Mädchen bekommen und verlobt war ich auch noch. Ganz richtig, ich war verlobt. André hatte mich wenige Wochen zuvor mit einem romantischen Antrag überrascht. Ein sehr intimer Moment mit emotionalen Worten, einem sehr nervösen André und ich – leicht neben mir stehend. Es war wundervoll – André würde »überragend« sagen. Statt einer großen Hochzeit und einer langen Verlobungszeit entschieden wir uns für die schnelle Variante, damit ich noch einigermaßen vernünftig in ein tolles Kleid passen würde und unsere Tochter ganz nebenbei einen Familiennamen bekam, den auch ihre Eltern trugen. Ganz unaufgeregt

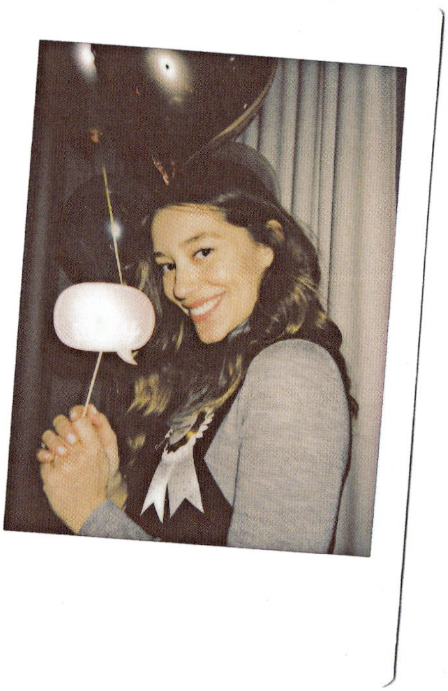

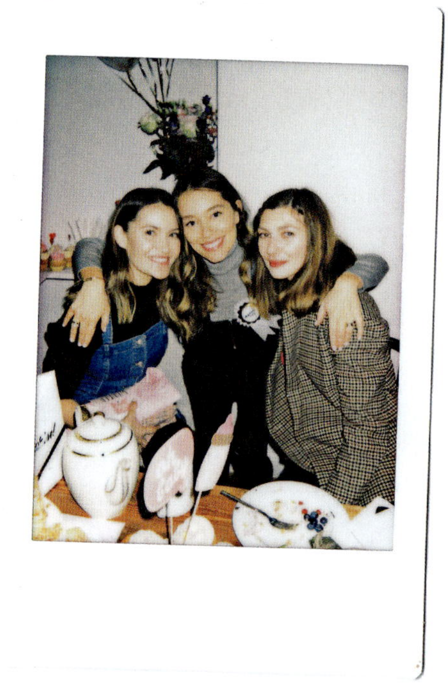

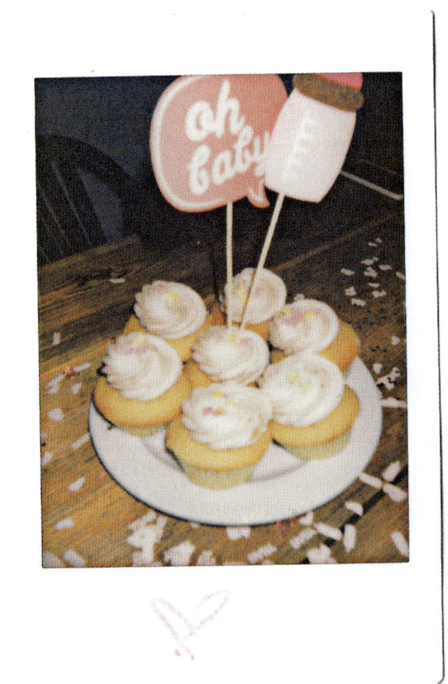

heirateten wir im Winter in Andrés Heimat. Ohne Presse, ohne Freunde, nur mit der Familie. Es war einfach perfekt.

Ein paar Wochen später folgte meine Baby-Shower-Party mit Muffins, Luftballons, Blumen und Polaroid-Bildern – um diesen Tag als wunderschöne Erinnerung festzuhalten –, mit tollen Gesprächen, persönlichen Geschenken und unvergesslichen Momenten mit meinen Liebsten in einem kleinen Apartment in Berlin-Mitte. Ich wusste von nichts. Auch dieser Tag war unvergesslich.

Zurück in London ahnte ich, dass ich Deutschland erst mit unserem Baby im Arm wiedersehen würde. Ich war nun am Ende des zweiten Trimesters angekommen und meine Schwangerschaft war für jedermann offensichtlich. An manchen Tagen stand ich morgens auf und war mir sicher, dass über Nacht der Bauchumfang um mindestens drei Zentimeter zugelegt hatte.

In der 25. Woche spürte ich zum ersten Mal eine deutliche Bewegung unserer Tochter. Ein unbeschreiblicher Moment, der uns bewusst machte, dass wir bald zu dritt sein würden. Zuvor hatte ich schon öfter das Gefühl, zarte Bewegungen wahrzunehmen. Aber sicher war ich mir nie. Es hätte genauso mein Verdauungstrakt sein können, der sich meldet. Der erste Tritt, der erste Ellenbogen, der sich Platz verschaffen möchte, war für mich wie eine Kontaktaufnahme meiner Tochter. Jemand, der mir sagen möchte: »Mama, ich bin hier!«

Auch wenn ich ihre Botschaft nicht wortwörtlich entziffern konnte, wurde mir das Wichtigste doch unwillkürlich bewusst: Sie war da und ich konnte sie zum ersten Mal richtig spüren. Ich spürte, wie sie es sich gemütlich machte oder eine andere Position suchte, wann sie friedlich schlief und wann sie Schluckauf bekam. Sie war so präsent wie nie zuvor. Ich hatte nun eine leise Ahnung von dem, was es heißt, Mutter zu sein. Da war ein kleiner Mensch, der dringend auf meine Hilfe angewiesen war und Gefühle in mir auslöste, die es in dieser Dimension noch nie gab. Wo soll das noch hinführen?

Was ich im Nachhinein anders machen würde: Die Besorgungen für unser Kind nicht erst zum Ende des letzten Trimesters erledigen. Ich wünschte heute, ich wäre an dieser Stelle nicht ganz so entspannt gewesen. Schließlich sagte mir meine Hebamme immer, Babys brauchen anfangs nur drei Dinge: Liebe, Wärme und Mamas Milch. Hört sich traumhaft einfach an, oder? Fast schon romantisch.

Ich persönlich empfehle euch, zusätzlich noch ein paar praktische Dinge zu besorgen. Richtet euch bereits im zweiten Trimester ein. In der Zeit, in der ihr noch Elan habt und eure Energie keine Grenzen kennt.

EINKAUFEN FÜR MAMA UND BABY

Ich stelle euch hier meine Tipps in einer Liste zusammen. Bei den Produkten habe ich auf natürliche, schadstofffreie Materialien geachtet – insbesondere bei der Kleidung.

Das braucht Mama

- 1 Stillkissen (bereits vor der Geburt praktisch, um eine gute Schlafposition für den Bauch zu finden)
- 1 Packung Stilleinlagen
- 1 Packung Heilwolle – wirkt pflegend, entzündungshemmend und fördert die Durchblutung etwa bei einem Milchstau oder einer Brustentzündung
- 1 Brustwarzencreme zur Pflege, wenn man stillt, alternativ hilft auch Kokos- oder Mandelöl. Ich habe ausschließlich diese beiden Öle verwendet und brauchte keine weitere Pflegecreme.
- 3–4 Still-BHs und Still-Tops
- 1 Milchpumpe, je nachdem, ob man stillen möchte oder nicht
- 1 Packung Binden (es gibt spezielle Wöchnerinnenbinden, wenn man eine natürliche Geburt hatte. Der Wochenfluss ist in den Tagen nach der Geburt sehr stark und man sollte aufgrund der Infektionsgefahr keine Tampons verwenden!)

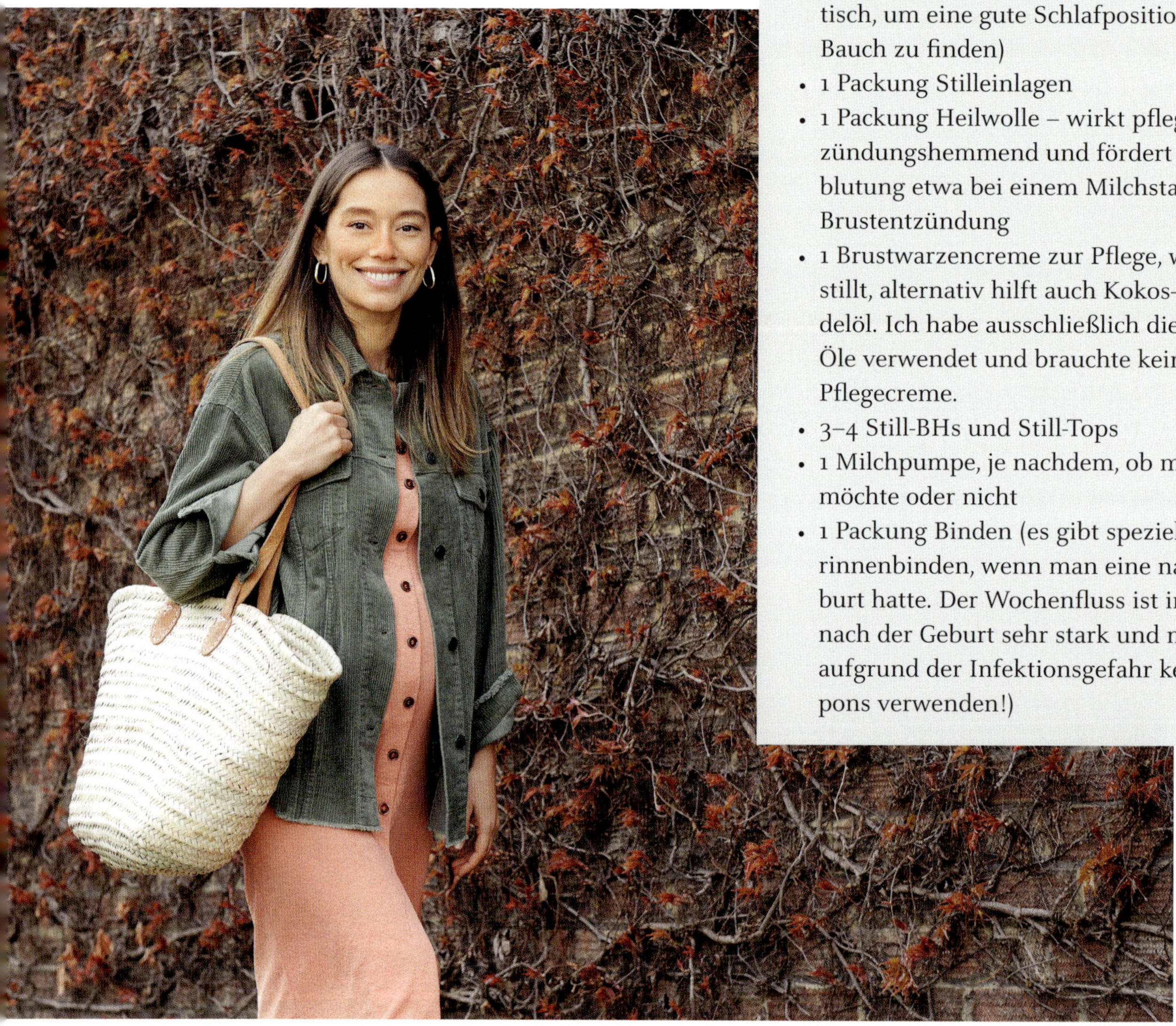

Das braucht das Baby

MÖBEL
- 1 Bett/Wiege/Beistellbett inklusive Matratze (keine Bettwäsche!)
- 1 Wickeltisch inklusive Auflage

HARDWARE
- 1 Kinderwagen
- 1 Babyschale fürs Auto inklusive Halterung (unbedingt schon vor der Geburt einbauen)
- 1 Babywanne (sehr gut für Mamas und Papas Rücken sind die mit Standbeinen)
- 1 Sterilisator
- 1 Fieberthermometer
- 1 Heizstrahler für die Wickelkommode
- 1 Milchpumpe

PFLEGE
- 1 Packung Windeln für Neugeborene
- 3 Packungen Watte und Wasser (Neugeborene sind geruchssensibel und haben empfindliche Haut. Ich habe zu Hause zum Säubern oft Kamillenwasser verwendet.)
- 1 Wickeltassche mit folgendem Inhalt:
- auf Wasser basierende Feuchttücher
- Wickelunterlage für unterwegs
- Windeln
- desinfizierende Lotion für die Mama
- Wechselkleidung für das Baby

KLEIDUNG
- 6–8 Bodys Größe 50/56
- 4–6 Strampler Größe 50/56
- 4–6 Oberteile Größe 50/56
- 4–6 Hosen (evtl. mit Füßen) Größe 50/56
- 4–6 warme Socken in Größe 16
- 1 Overall je nach Jahreszeit Größe 50/56
- 2 Schlafsäcke (gefüttert je nach Jahreszeit)
- 10 Spucktücher/Mulltücher
- 2–3 Mützen Größe 35–37
- 2 Strumpfhosen

ERNÄHRUNG
- 2–3 Babyglasflaschen für abgepumpte Milch oder Milchnahrung
- 1 Flaschenwärmer
- Pre-Nahrung wenn man nicht stillen kann oder möchte

TO THINK ABOUT
- 1 Wippe
- 1 Hochstuhl mit Newborn-Aufsatz
- 1 Babyfon
- 1 Babytrage
- 2–3 Schnuller
- 1 Windeleimer
- 1 Spieluhr
- 1 Mobile
- 1 Tube Calendula-Creme
- lose Kamillenblüten zum Baden

»Babys wachsen rasant! Als Geschenktipp gerne größere Größen angeben, damit man länger etwas davon hat.«

DAS 3. TRIMESTER – *DER ENDSPURT*

27. SCHWANGERSCHAFTSWOCHE BIS ZUR GEBURT

Das letzte Drittel meiner Schwangerschaft: Wie schnell doch die Zeit vergeht. Dass ich unsere Tochter schon bald im Arm halten würde, war nun zum Greifen nah. Mir ging es am Anfang des dritten Trimesters fantastisch, genau wie in den Monaten zuvor. Der Schwangerschaftsglow bereitete mir weiterhin eine Make-up-freie Zeit. Ohnehin reduzierte ich meine Beauty-Routine auf ein Minimum. Meine Vorliebe für Shirts und Leggings vertiefte sich. Ich hätte mich nicht wohler fühlen können.

Wahrscheinlich hätten Außenstehende kaum bemerkt, was schleichend mit mir passierte. Denn augenscheinlich hatte sich nichts verändert. Nur ich verspürte eine innere Unruhe, die sich mehr und mehr ausbreitete. Mental begann für mich eine aufwühlende Phase, die aus mir eine völlig neue Person zu machen schien. Diese Unruhe nahm schnell viele Bereiche in mir ein und setzte sich wie ein Schleier auf Gedanken und Taten. Ich erkannte mich selbst nicht wieder. Alles begann damit, dass ich zunehmend jede noch so kleine Veränderung in meinem Bauch fühlte. Grundsätzlich ist das positiv und anfangs konnte ich die Bewegungen nicht oft genug spüren, doch statt mich der intensiven Wahrnehmung einfach hinzugeben, machte ich mir Sorgen. Bei jedem Schluckauf des Babys, jeder Bewegung und jeder kleinsten Veränderung, die ich wahrnahm, wurde ich nervöser und machte mir Gedanken, ob alles in Ordnung sei. Ist zu viel Schluckauf gut für das Baby? Wieso hat es überhaupt Schluckauf? Ist das normal? Es bildeten sich immer mehr Fragen in meinem Kopf, auf die mir meine Hebamme beruhigende Antworten gab. Und trotzdem half mir das nur temporär. Diese Unsicherheit war ein völlig neues Lebensgefühl für mich. Ich vertraute immer auf meinen Körper, seine Signale und mein Bauchgefühl. Ich habe lange in meinem Leben gebraucht, um zwischen Kopf und Bauch eine intakte Verbindung herzustellen und zu verstehen. Ich war mit mir und meinem Körper im Reinen, wir führten eine mehr als entspannte Beziehung! Doch nun hatte ich diese Verbindung verloren und mir war absolut schleierhaft, wie das passieren konnte.

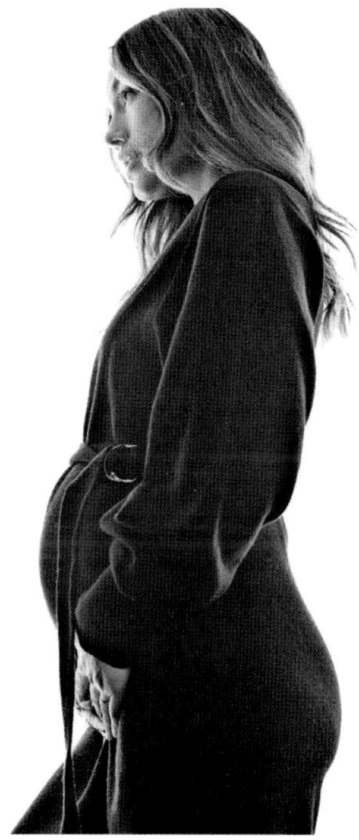

Nach einer Weile übertrug sich meine Unruhe auch auf unseren Alltag. Es gab viele Situationen, die ich nur noch schwer ertragen konnte, weil sie mich nervös machten. Angefangen bei Autofahrten. Entweder war es mir zu schnell oder zu langsam, wie André bremste, war mir viel zu ruppig. In vielen Situationen und Lokalen war es zu laut. Lieder, die ich liebte, konnte ich nicht mehr hören. Erschwerend hinzu kam, dass ich wirklich jedes Wort persönlich nahm und auf die Goldwaage legte. Armer André! Ich war in einem emotionalen Ausnahmezustand gefangen.

Die Geburt rückte immer näher. Wir hatten uns für eine Hausgeburt entschieden, aus vielerlei Gründen. Im Krankenhaus fühle ich mich schlichtweg unwohl. Die Atmosphäre lässt in mir keine Entspannung zu, sondern löst eher Stress aus. Und wie wir wissen, sorgen Stresshormone während der Geburt eher für Komplikationen. In der gewohnten und geliebten Umgebung ist man dagegen mit seinem Hormonhaushalt eher im Einklang. Ein weiterer Grund war, dass ich bei der Geburt auf Medikamente jeglicher Art verzichten wollte, um so natürlich wie möglich zu gebären. Wir waren uns unserer Sache sehr sicher. Doch nun stellte ich mir die Frage, ob wir die richtige Entscheidung getroffen hatten. Was ist, wenn Komplikationen auftreten? Kann die Hebamme sofort reagieren? Oder ist es im Krankenhaus doch sicherer?

Nervlich hing ich mittlerweile am seidenen Faden und suchte erneut Rat bei meiner Hebamme. Sie empfahl uns einen HypnoBirthing-Kurs, eine andere Art von Geburtsvorbereitung, für den ich bis heute sehr dankbar bin. Verschiedene Methoden der Selbsthypnose sollen eine sanfte Geburt ermöglichen und dabei helfen, sie intensiv zu erleben und gleichzeitig ruhig und entspannt zu bleiben. Das klang einfach gut und ich war sehr empfänglich für jeden noch so kleinen Tipp, um wieder zu mir selbst zu finden. Generell finde ich Geburtsvorbereitungskurse sehr wichtig. Insbesondere für Frauen, die noch Ängste oder Unsicherheiten vor der Geburt verspüren. Diese Kurse geben Sicherheit und wertvolle Tipps für alle werdenden Eltern. Sicherlich gab es auch im HypnoBirthing-Kurs einige Ansichten, die ich nicht teile. Trotzdem habe ich viel Positives mitgenommen. Nach dem Kurs begann ich, mit verschiedenen Ritualen intensiv an mir zu arbeiten.

Meine Vorbereitungsrituale

1. Ich visualisierte die Geburt und malte mir diese immer detaillierter, immer entspannter und schöner aus. Dafür nahm ich mir einmal am Tag zehn bis 15 Minuten Zeit.
2. Ich meditierte täglich intensiv und sooft es nur ging.
3. Das Meditieren gelang mir noch besser nach Spaziergängen, also versuchte ich, noch mehr zu Fuß zu erledigen. Die frische Luft und die Natur sorgten bei mir ohnehin für innere Ausgeglichenheit.
4. André begann, mir vorzulesen. Dieser Punkt war sehr wichtig für André und mich als Paar. Einige Male übernahm auch ich die Rolle des Vorlesers. Auch gegenseitige Fuß- oder Handmassagen halfen enorm. Ziel des Ganzen war es, ein vertrautes und ruhiges Ritual zu kreieren, das auch während des Geburtsprozesses wiederholt wird, damit eine möglichst entspannte und vertraute Atmosphäre geschaffen werden kann.

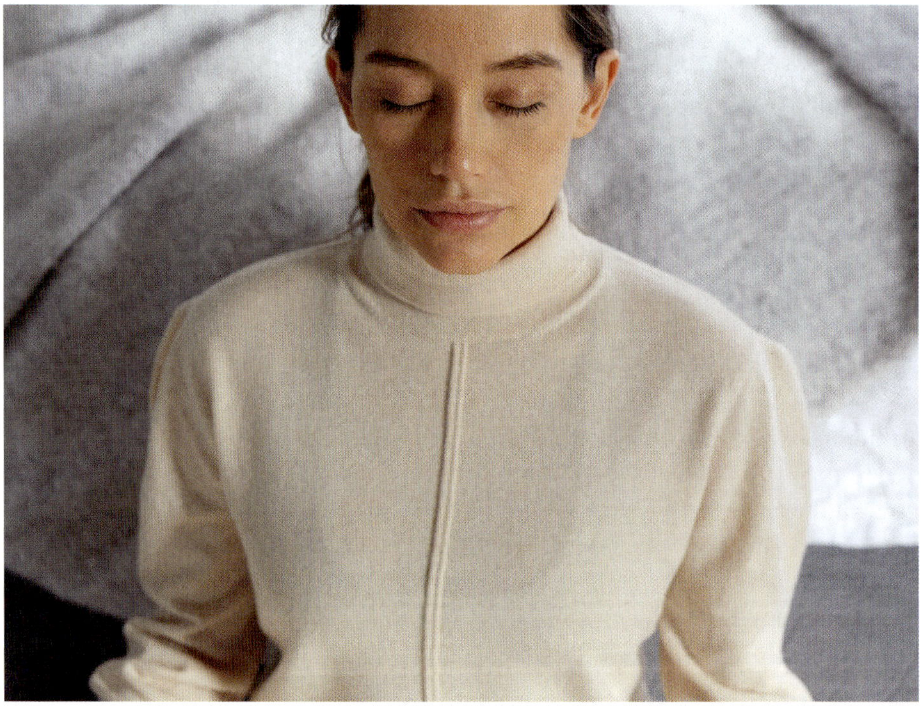

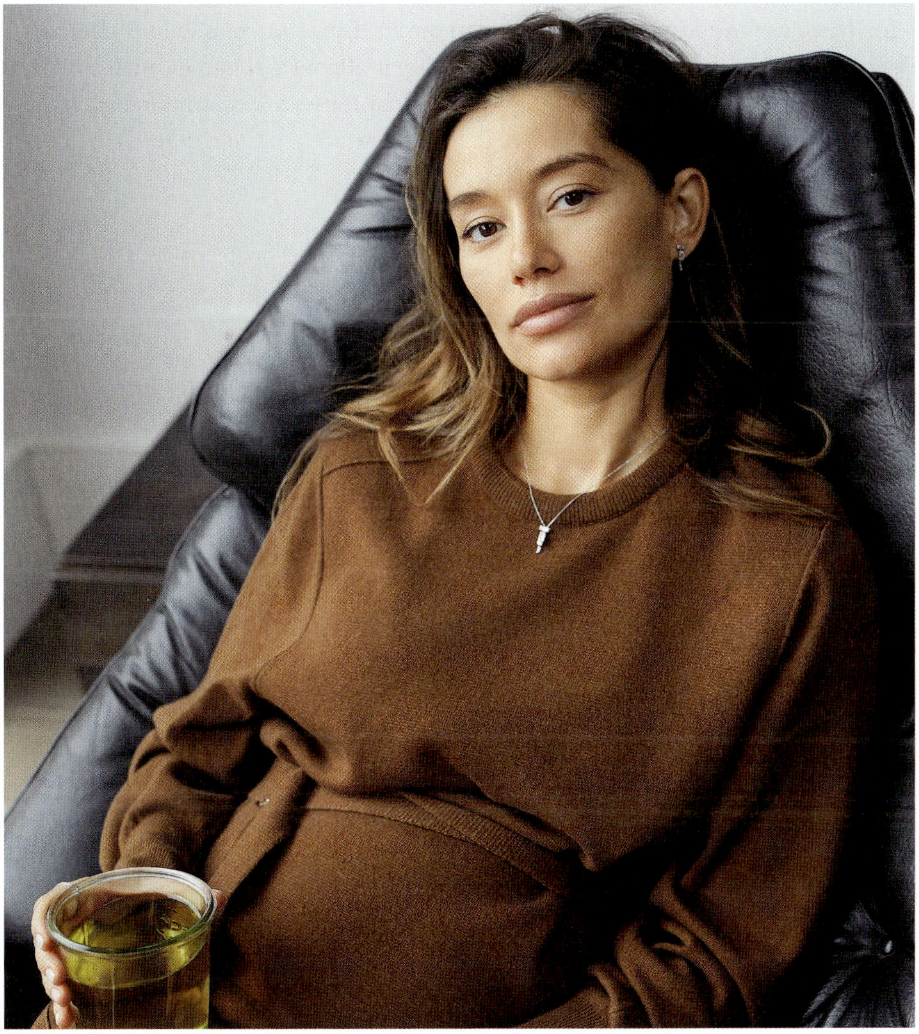

Nach einer Woche ging es mir bereits viel besser. Ich fand mehr und mehr zu mir zurück. In dieser Zeit hatte ich eine für mich wichtige Erkenntnis. Mit der Geburt beginnt ein neuer Lebensabschnitt, auf den wir uns vorbereiten müssen. Mit uns in einer völlig neuen Rolle. Mit viel Veranwortung. Es wird schießlich nichts mehr so sein, wie es zuvor war.

Waren wir wirklich gut vorbereitet, auf das, was uns erwartet? Und wie kann man gut vorbereitet sein, wenn man eigentlich gar nicht weiß, was einem genau bevorsteht? Waren wir gut ausgestattet? Gut eingerichtet? Sind unserere elterlichen Kompetenzen ausgereift? Wie fühlen wir uns mit unserem Baby? Und wie fühlt es sich mit uns? Vielleicht war ich die Monate zuvor zu entspannt gewesen und hätte die Zeit besser nutzen sollen.

Die oben beschriebenen Rituale halfen mir. Und auch die intensive Auseinandersetzung mit der Frage, welche Mutter ich sein wollte, war wichtig. Ich musste mir das Vertrauen schenken, dass ich bereit war, unser Baby willkommen zu heißen. Dass ich unserer Tochter die beste Mutter sein würde. Viele Gespräche mit André halfen mir zusätzlich, meine Ausgeglichenheit zurückzugewinnen. Wir waren bereit.

Meine Hebamme übernahm weitere Untersuchungen. In regelmäßigen Abständen wurden die Herztöne des Babys, mein Blutdruck und andere wichtige Werte kontrolliert. Der Bauch wurde sorgfältig abgetastet, um die Liegeposition des Babys zu bestimmen. Da der Eisenwert bei mir seit Wochen niedrig war, nahm ich zu meinen pflanzlichen Vitamin-B12-Tropfen noch ein pflanzliches Eisentonikum, angereichert mit Vitamin C, das für eine bessere Aufnahme des Eisens sorgt.

Ich war nun in der 34. Schwangerschaftswoche und mein Bauch war 34 Zentimeter groß (gemessen nach der Bauchmessungsmethode: und zwar senkrecht vom unteren Ende des Brustbeins bis hin zum oberen Ende des Schambeins). Weil mir meine eigene Kleidung allmählich zu eng wurde, begann ich, mich in Andrés Kleiderschrank umzuschauen. Immerhin sollte laut Auskunft meiner Hebamme der Bauchumfang nun pro Woche um einen Zentimeter zunehmen. Vor dem Schlafengehen startete ich, ab der 34. Woche mit der Dammmassage, wodurch die Haut zwischen Vagina und After vorbeugend gedehnt wird. Das ist wichtig, da diese Stelle bei der Geburt stark beansprucht wird und manchmal sogar reißen kann. Meine Schlafposition wurde immer beschwerlicher, da ich normalerweise eine Rückenschläferin bin. Abhilfe schaffte ein Stillkissen, mit dem ich fortan jede Nacht seitlich schnell in den Schlaf fand.

Ich begann mit geburtsvorbereitender Akupunktur. Ich hatte schon viel davon gehört und war neugierig. Die Behandlung war für mich eher unangenehm. Man trifft mit der Nadel einen Nerv und bleibt 30 bis 60 Minuten ruhig liegen. Der dumpfe, teilweise auch stechende Schmerz, den man wahrnimmt, lässt zwar mit der Zeit nach, das machte es trotzdem im ersten Moment für mich nicht attraktiver. Sobald die Nadeln gezogen waren, überkam mich Erleichterung. Der positive Effekt ließ nicht lang auf sich warten: Ich fühlte mich sofort energiereicher und fitter. Akupunktur sorgt für eine bessere Durchblutung des Körpers. Es gibt noch viele weitere Vorteile: Die Stimulierung einiger Punkte wirkt ausgleichend auf die Seele, was für Ruhe und Balance auch während der Geburt sorgt. Zudem verringert sich durch die Behandlung der Geburtsschmerz und die Geburtsdauer, sofern man sich regelmäßig und mindestens vier Wochen vor der Geburt akupunktieren lässt. Es gibt verschiedene Arten von Akupunktur, man sollte sich daher möglichst persönlich beraten lassen.

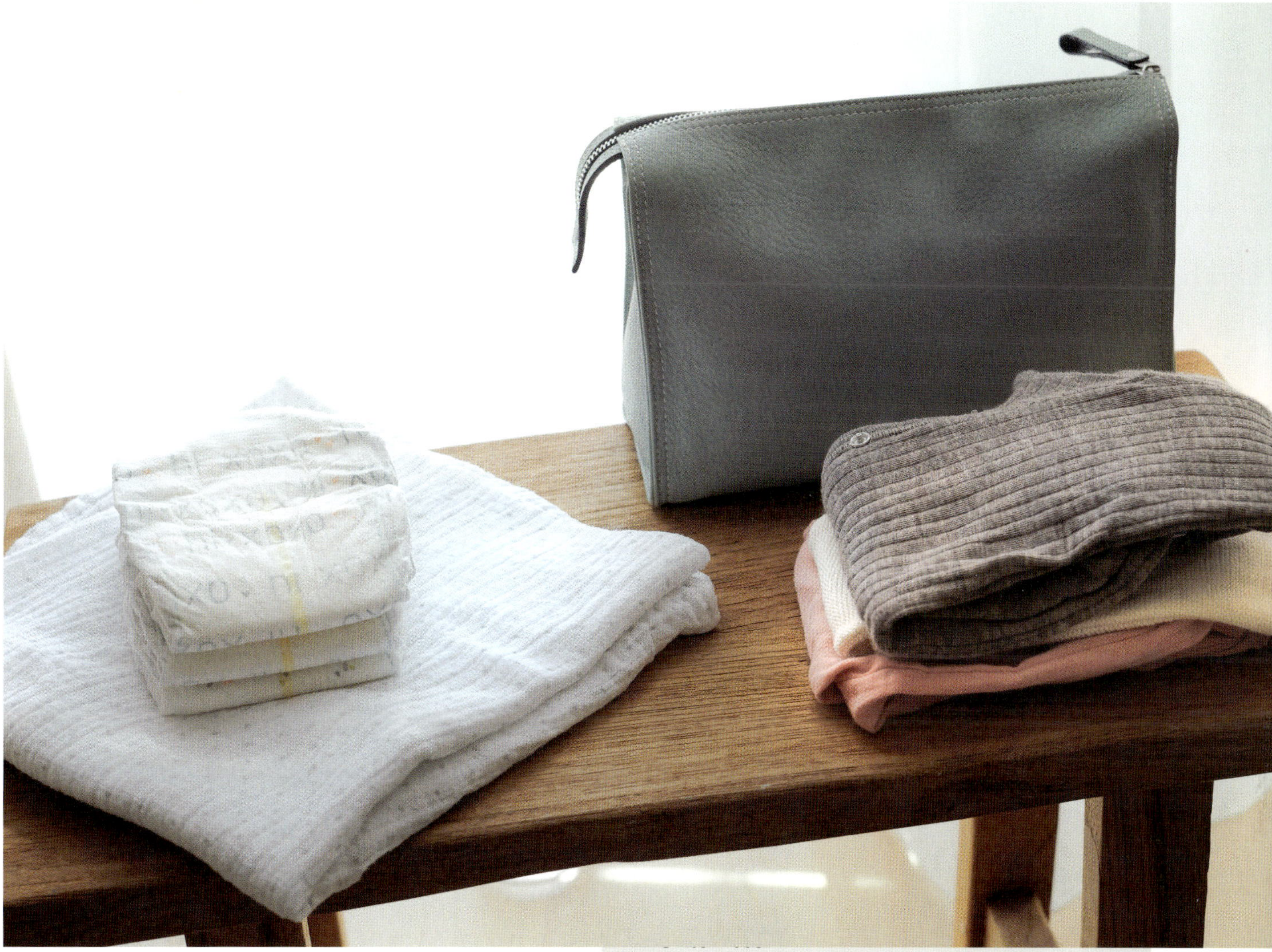

- BHs/Still-BHs
- Snacks wie Müsliriegel, Nüsse
- Ladekabel fürs Smartphone, falls es länger dauert
- 2 Handtücher
- Haargummis
- Brille
- Kulturbeutel mit Zahnbürste, Zahnpasta, Haarbürste und Kosmetik
- Kleidung fürs Baby
- Hausschuhe

DIE GEBURT: 39. SCHWANGERSCHAFTSWOCHE

Zwölf Tage vor dem eigentlichen Geburtstermin hatte ich eine letzte Ultraschalluntersuchung beim Arzt. Alles schien normal zu verlaufen. Dem Baby ging es gut, unsere Tochter drehte sich gerade in die richtige Position, nämlich mit ihrem Blick auf meinen Rücken gerichtet. Ich war ganz euphorisch und konnte die Geburt gar nicht mehr abwarten. André vermittelte ich unverblümt, wie ich mir diese jeden Tag verinnerlichte und letztendlich vorstellte:

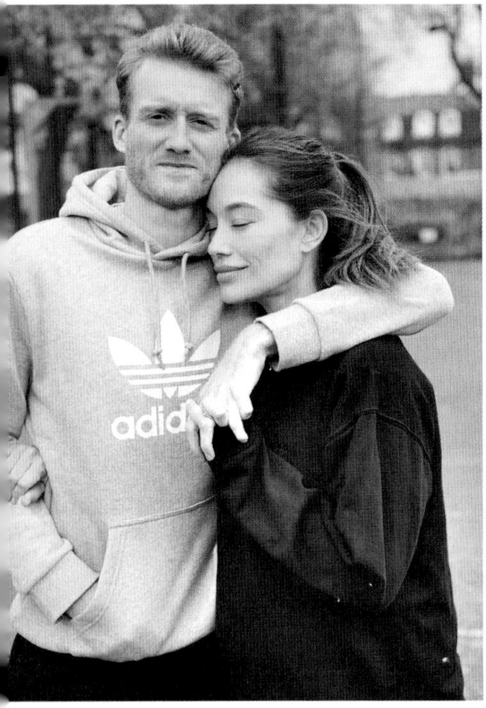

Ich wollte allein gebären – gemeinsam mit der Hebamme. Aus den Erzählungen und Gesprächen mit meiner Mutter kannte ich es nicht anders. Der Mann kommt erst dazu, wenn das Baby bereits geboren ist. Daher schien mir eine Geburt ohne André an meiner Seite auch völlig normal zu sein. Zeitlich hielt ich zwei Stunden für sehr realistisch, immerhin ging ich regelmäßig zur Akupunktur, zu den Massagen und fühlte mich gut vorbereitet. Wir scherzten und einigten uns darauf, dass André während der zwei Stunden entspannt fernsehen könne. Vielleicht scherzte auch nur ich, denn André schien der Gedanke mehr und mehr zu gefallen. Wir einigten uns darauf, dass wir unserer Familie und Freunden erst Bescheid geben würden, sobald das Baby da wäre. Ganz entspannt. Da konnte ich mich auf André verlassen. Wir wollten schließlich niemanden auf Nachrichten wartend zurücklassen.

Und so passierte, was passieren musste. Es kam alles anders. Die Natur machte, was sie wollte, und hielt sich nicht an meinen gut durchdachten Plan. Damit hatten weder ich noch André gerechnet.

Es begann an einem Montag

Ich verspürte bereits nachts ein leichtes Ziehen. Morgens gingen André und ich spazieren. Es war ein herrlicher Tag. Die Sonne schien, André hatte frei und wir nahmen uns Zeit für uns. Plötzlich überkam mich ein zweites leichtes Ziehen im Bauch. Wir überlegten, ob wir weitergehen sollten. Ich war zwar erst in der 39. Schwangerschaftswoche, aber daran halten sich Babys doch ohnehin nicht. Oder war es doch falscher Alarm? Wir entschieden uns, den Spaziergang fortzusetzen. Ich dachte immer wieder an die Worte meiner Hebamme: »Sensations! You will feel sensations.« Also, sensationell fühlte sich dieses Ziehen nicht gerade an.

Am Nachmittag entwickelten sich aus dem gelegentlichen Ziehen regelrechte Wellen, die immer schmerzhafter wurden. Es war also so weit. Unsere Tochter kündigte sich an, da war ich mir mittlerweile ganz sicher. Ich notierte die Abstände zwischen den Wehen. Viel zu unregelmäßig. Ich schrieb wieder der

Hebamme. Im Laufe des Abends wurden die Abstände allmählich kürzer. Meine Hebamme kam und untersuchte mich eingehend. André wich mir nicht von der Seite. Weder er noch ich ließen es zu. Mein Muttermund war erst zwei Zentimeter geöffnet. Auf zehn sollte ich noch kommen ... hoffentlich geht es schnell! André sinnierte. Er dachte an seine versprochenen zwei Stunden fernsehen und das Bescheidgeben, wenn alles erledigt sei. Hm.

Voraussetzungen für eine Hausgeburt

Statistisch gesehen ist eine Hausgeburt heutzutage genauso sicher wie eine Geburt im Krankenhaus. Es gibt allerdings einige Voraussetzungen zu beachten, um überhaupt zu Hause gebären zu dürfen:
1. Mutter und Kind müssen gesund sein! Der Eisenwert der Mutter sollte mindestens über 10 liegen. Einige Hebammen bestehen sogar auf über 10,5.
2. Zwischen der Hausgeburtshebamme und der Schwangeren muss die Chemie stimmen.
3. Die Schwangerschaft verläuft unauffällig.
4. Im Verlauf der Geburt sind keine Komplikationen zu erwarten.
5. Die Mutter ist seelisch stabil.
6. Das Kind liegt richtig.
7. Die nächste Klinik sollte maximal 20 bis 30 Minuten entfernt sein.
8. Die Wohnsituation sollte weder stressig noch chaotisch sein.

Die Kosten einer Hausgeburt liegen bei etwa 1600 Euro, wenn man eine private Hebamme beauftragt. Die Hälfte der Kosten bekommt man nach der Geburt von der jeweiligen Krankenkasse erstattet. Bei Hebammen, die Verträge mit Kassen haben, werden die Kosten direkt in voller Höhe übernommen.

Dienstag

Die Nacht war kurz für uns. Dementsprechend müde versuchte ich, mich morgens zu motivieren. Allzu lang kann es doch nicht mehr dauern. Die Wellen kamen, zogen mich mit und es ging wieder und wieder von vorn los. Ich nahm das erste Bad mit Lavendel. Wow, tat das gut! Es ging wieder bergauf. André versorgte mich mit Smoothies und Wasser, so gut er konnte. Am Abend des Dienstags war ich noch immer bei zwei Zentimetern. Großartig, dachte ich, das geht ja richtig voran! Ich nahm auf diesen Schock hin direkt noch ein Bad. Danach legte ich mich ins Gästezimmer, so konnte wenigstens André etwas schlafen. Dachten wir! Aber auch hier wurden wir eines Besseren belehrt.

Mittwoch

Ich war gerade eingeschlafen, da platzte um ein Uhr früh meine Fruchtblase. Damit war dann auch diese Nacht vorbei. Die Hebamme legte sich ihr Equipment bereit und die zweite Hebamme kam zur Unterstützung dazu. Jetzt konnte es nicht mehr lang dauern. Höchstens noch zwei Stunden, oder? Ich wagte kaum, danach zu fragen. Unsere Tochter verstand es schon jetzt, auf sich warten zu lassen. Von wem sie das wohl hat? Ich bekam Globulis zur Beruhigung. Diese schlugen leider nicht an. Lachgas war da schon um einiges besser. Ich wollte es gar nicht mehr aus der Hand legen. Die Hebamme besorgte Nachschub. André schaute irritiert dem Treiben zu und ermahnte mich: »Nur wenn die Wehe kommt!« Ich schaute ihn an. Manchmal ist Schweigen die bessere Antwort.

Am Mittag war ich immerhin schon bei sieben Zentimetern. Das reichte aber nicht für die Geburt. Was für ein Dilemma. André schaute mich fragend an: Doch ins Krankenhaus? Aber ich wollte weiter an meinem Plan festhalten. Also warteten wir. Am Nachmittag verließen mich allmählich meine Kräfte, also gab ich André grünes Licht für die Fahrt ins Krankenhaus. Blitzschnell packte er die Krankenhaustasche, in der sich (wie sich später herausstellte) zehn Babymützen und noch mal so viele Babyhosen und Bodys befanden. Alles andere blieb zu Hause. Der werdende Vater war mittlerweile selbst völlig fertig mit den Nerven! Tipp: Meine Packliste für das Krankenhaus findet ihr auf Seite 77. Gern schon zwei Wochen vorher bereitstellen!

Nach der ärztlichen Untersuchung im Krankenhaus wussten wir, warum die Geburt so langsam voranging. Das Baby hatte sich wieder zurückgedreht und schaute nun mit dem Kopf nach oben in Richtung Bauchdecke. So hatte ich mir die Geburt weder visualisiert noch ausgemalt, stellte ich ernüchtert fest. Ich bekam eine PDA und der Zugang zum Wehentropf wurde gelegt. Man gab mir noch zwei Stunden Zeit bis zum Kaiserschnitt, und trotzdem hatten alle viel Zuversicht, dass das Baby natürlich auf die Welt kommen würde. Dank der PDA waren die Schmerzen mittlerweile auszuhalten und paradoxerweise fühlte ich mich jetzt im Krankenhaus sicher und geborgen.

Eineinhalb Stunden später kam unsere Tochter zur Welt. Nach knapp 60 Stunden Wehen. Im Krankenhaus. So nicht geplant und nicht mal ansatzweise vorgestellt. In der falschen Lage und trotzdem durch eine natürliche Geburt. Und was noch viel wichtiger ist: kerngesund! Im Nachhinein war ich froh über die Zeit, die ich zu Hause in den Wehen verbracht hatte. Auch wenn es lange Stunden waren, konnte ich so wahrscheinlich einen Kaiserschnitt umgehen.

Als wir sie sahen, war alles vergessen. Nicht nur um uns herum. Die letzten Tage waren wie weggezaubert, denn es lag jemand in unseren Armen, der alles so viel schöner machte. Ein magischer Moment. Unsere Tochter mit blauen Augen und braunem Haar. Wie wunderschön sie ist!

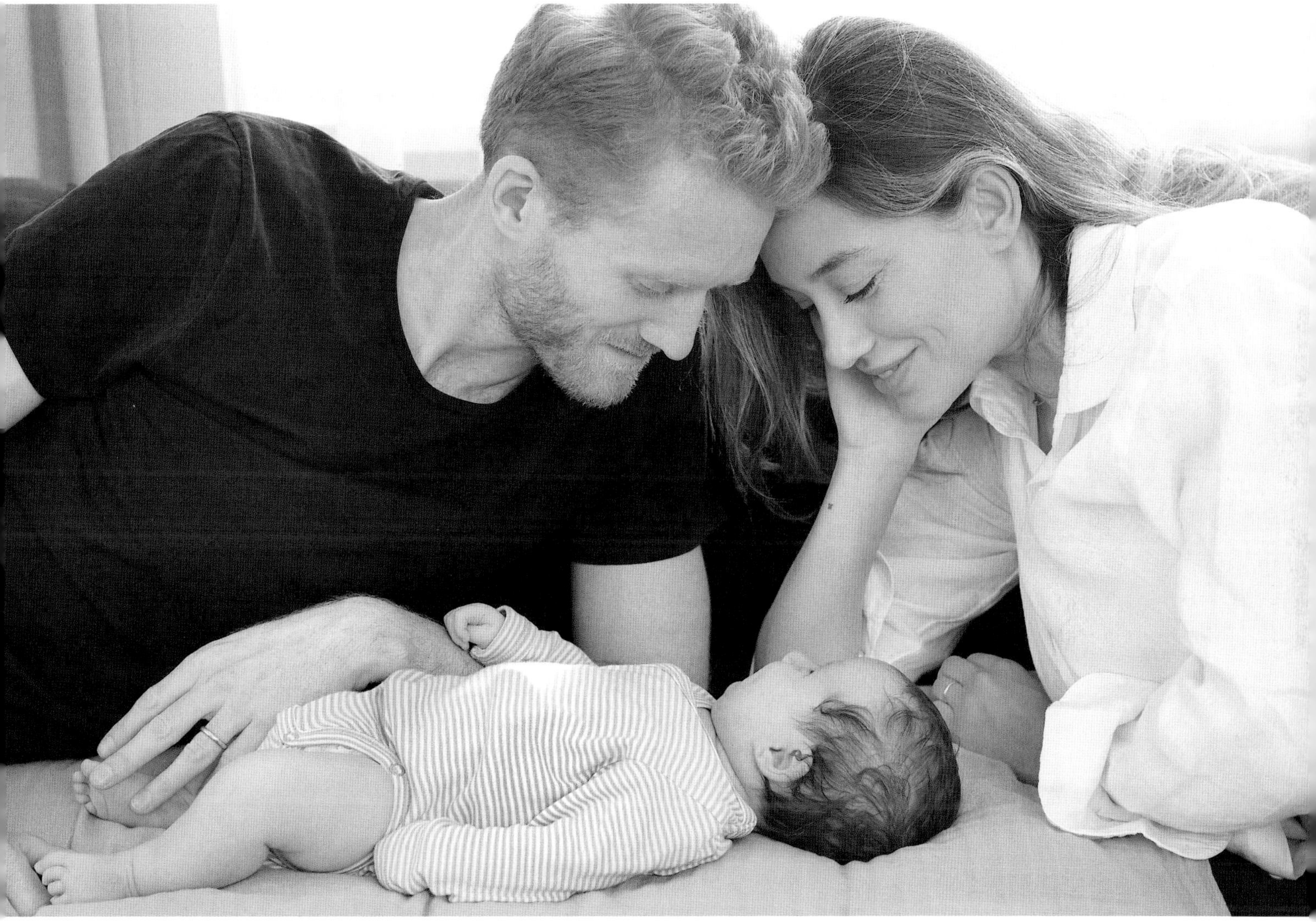

»Jede Sekunde voller Schmerzen war wie weggeblasen. Denn Kaia war jede einzelne davon wert. Alles ergab plötzlich einen Sinn.«

BEAUTY UND WELLNESS

Beauty und Wellness sind für mich grundsätzlich wichtige Punkte. Doch zunächst sollte sich jeder darüber klar werden, was Schönheit überhaupt für einen selbst bedeutet. Wer ist in euren Augen schön und warum? Wann fühlt ihr euch schön?

Für mich ist Schönheit keinesfalls nur Make-up und Pflege, sondern vielmehr sich in seiner Haut rundum wohlzufühlen und dieses Gefühl auch auszustrahlen. Äußerliche Schönheit liegt ohnehin im Auge des Betrachters und hat mich nie sonderlich interessiert. Im Übrigen auch nicht, wenn es um das andere Geschlecht geht. Viel interessanter finde ich die Ausstrahlung eines Menschen – nur sie zeugt von Individualität. Und wäre die Welt nicht furchtbar langweilig, wenn wir alle dasselbe wunderschöne, symmetrische Gesicht hätten? Bestimmt könnt ihr bereits erahnen, dass eine der Grundlagen für eine gesunde, glückliche und frische Ausstrahlung die Ernährung ist. Denn auch ich bin der Meinung: Schönheit kommt von innen. Wenn ihr meine Ernährungsphilosophie beherzigt, werdet ihr eine innere Veränderung spüren, die auch von außen sichtbar ist. Für alle, denen das noch nicht reicht, gibt es auf den nächsten Seiten weitere Beauty-Tipps, die ihr während der Schwangerschaft oder auch generell in euren Alltag integrieren könnt.

SCHÖNE HAUT

Beauty-Fasten

Ich bin ein großer Fan vom Beauty-Fasten, was nichts anderes heißt, als die eigene Pflegeroutine auf ein Minimum zu reduzieren und das Make-up kom-

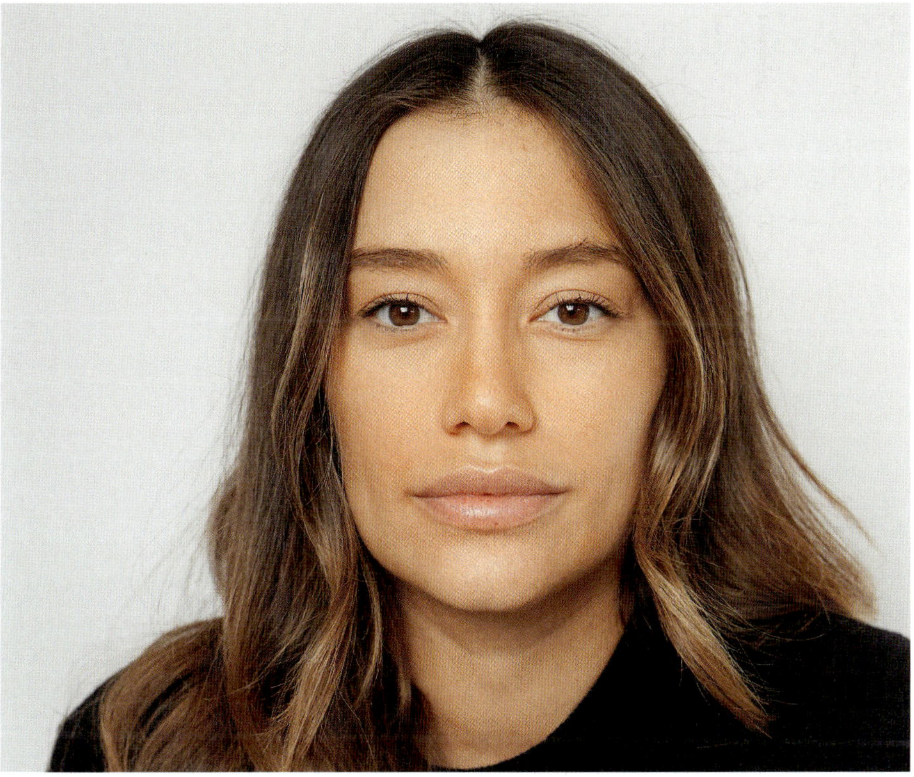

plett wegzulassen. Teilweise neigen wir dank unglaublicher neuer Trends und sensationeller neuer Produkte dazu, die Haut zu überpflegen. Statt sie zu schützen, überfordern wir sie mit zu viel Pflege. Es ist wichtig, hin und wieder ein Beauty-Fasten einzulegen. Der Zeitraum kann selbst gewählt werden, ich empfehle, mindestens zwei Wochen durchzuhalten. Die Schwangerschaft ist meiner Meinung nach ein guter Zeitpunkt, um eine Beauty-Fastenkur einzulegen. Ich habe ab dem vierten Monat nur noch die nötigsten Produkte verwendet und auch das Haarewaschen so lange wie möglich hinausgezögert. Haut und Haare zeigen sich nach einiger Zeit sehr dankbar. Wenn man vom Schwangerschaftsglow profitiert, fällt die »No-Make-up-Zeit« fast nicht auf.

Eine Schwangerschaft mitsamt der dazugehörenden Hormonumstellung kann rein äußerlich Unterschiedliches auslösen. Während manche Frauen mit toller, straffer Haut, vollen Lippen und glänzenden Haaren gesegnet sind, leiden andere sehr unter Hautunreinheiten oder neigen schnell zu Dehnungsstreifen. Jede Frau reagiert unterschiedlich auf die Flut von Hormonen, die durch den Körper zirkuliert. Unreine Haut ist für mich kein unbekanntes Terrain. Auch ich hatte nicht immer die Haut, die ich heute habe. Aber durch das Weglassen von tierischen Produkten hat sich mein Hautbild bereits vor der Schwangerschaft extrem verändert.

Dampfbäder bei unreiner Haut

Diejenigen, die unter Hautproblemen leiden, möchte ich zunächst beruhigen. Denn so unwohl man sich auch fühlt, nach der Geburt und in vielen Fällen auch schon während der Schwangerschaft verbessert sich das Hautbild wieder. Hormone sind wichtig für das Baby, daher sollten wir es gern in Kauf nehmen, vielleicht nicht immer optimal auszusehen. Wichtig ist es, bei übermäßigen Unreinheiten **ungesunde Fette und Milchprodukte** zu reduzieren. Da man auch chemische Kosmetikbehandlungen vermeiden sollte, empfehle ich alle drei bis vier Tage ein **Kamillendampfbad für das Gesicht.** Die Anwendung ist ganz einfach. Wasser im Wasserkocher erhitzen und in eine Schüssel umfüllen. Zwei Teebeutel Kamille hinzugegeben (wer frische Kamillenblüten oder Kamillenöl hat, kann diese ebenfalls als Zusatz verwenden). Damit kein Dampf entweichen kann, ein Handtuch über den Kopf legen und sich in einem Abstand von 30 bis 40 Zentimetern über die Schale mit dem Kamillendampfbad beugen. Wichtig ist, dass das Wasser nicht zu heiß ist. Dauer etwa 15 Minuten. Die ätherischen Öle der Kamille reinigen und desinfizieren.

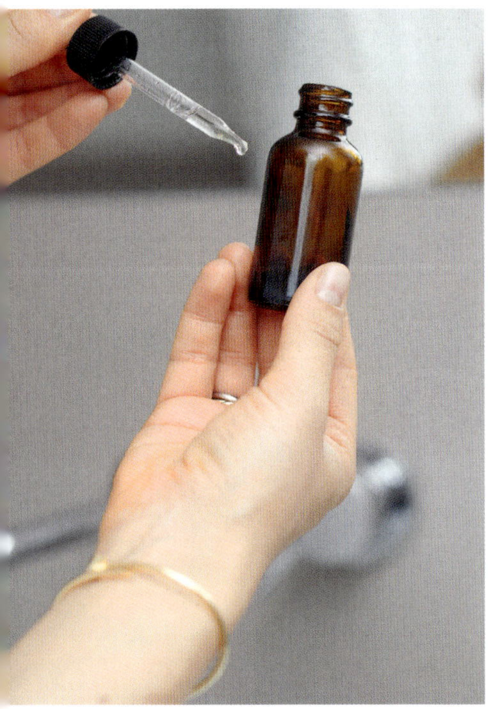

Natürliche Öle für die Haut

Ich liebe Öle für die Haut. Nachdem ich jahrelang auch Cremes verwendet habe, kann ich sagen, dass mein Hautbild sich durch die Pflege mit verschiedenen Ölen noch mal verändert hat. Natürliche Öle haben gegenüber vielen Cremes den Vorteil, dass keine synthetischen Zusätze enthalten sind. Außerdem unterstützen sie die hauteigenen Funktionen und bringen sie wieder ins Gleichgewicht. Wichtig finde ich auch, dass die Haut nicht überdeckt wird, sondern atmen kann. Da die Struktur ungesättigter Öle sehr verwandt mit unseren Hautlipiden ist, können diese sehr gut von unserer Haut aufgenommen und verarbeitet werden. Besser einziehen können Öle, wenn man sie auf feuchter Haut einmassiert. Die Massage sorgt für einen zusätzlichen Anti-Aging-Effekt. Wichtig: Öle bitte nur auf die zuvor gereinigte Haut auftragen.

Für die Gesichtspflege
Für das Gesicht habe ich immer zwei Öle im Schrank: Reines Vitamin-E- und Hagebuttenöl. Vitamin-E-Öl verwende ich drei- bis viermal die Woche. Der Effekt ist sofort spürbar: Meine Haut ist weicher und gut genährt mit Feuchtigkeit. Fältchen sind weniger sichtbar. Das Vitamin ist für die Zellteilung und Erneuerung verantwortlich, glättet die Haut und ist das Anti-Aging-Produkt schlechthin. Hagebuttenöl ist für jeden Hauttyp geeignet. Ich verwende es täglich. Das Öl gehört zu den nicht komedogenen Ölen und kann auch bei unreiner Haut verwendet werden. Zusätzlich wirkt es entzündungshemmend, antiseptisch und steckt voller hochpotenter Anti-Aging-Wirkstoffe.

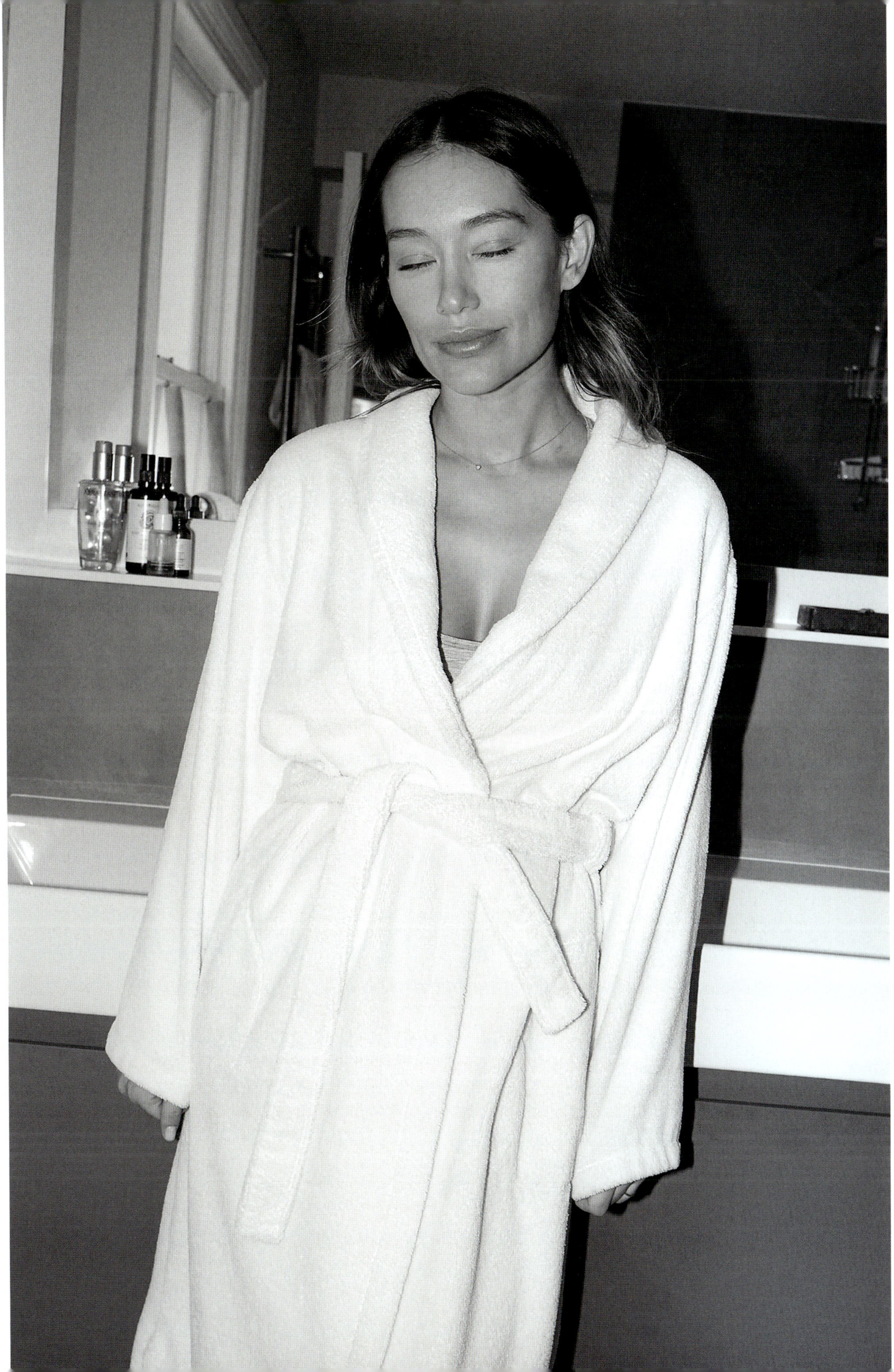

Mandelöl für die Körperpflege

Im Laufe der Schwangerschaft dehnt sich unsere Haut extrem. Das Ergebnis können Dehnungsstreifen sein, insbesondere wenn die Haut wegen der Gewichtszunahme zu schnell wächst. Das Zauberwort heißt hier Vorbereitung, denn sind die Dehnungsstreifen erst einmal da, bekommt man sie ohne kostenintensive Nachbehandlungen nicht wieder weg. Zur Vorbereitung empfiehlt sich eine sogenannte Zupfmassage. Hierfür zupft man mit Daumen und Zeigefinger die Haut etwas nach oben, um sie leicht zu dehnen. Für diese Massage empfehle ich Mandelöl. Es riecht nicht nur angenehm, sondern versorgt die Haut zusätzlich mit viel Feuchtigkeit.

Mandelöl kann man auch selbst herstellen: 500 g Mandeln im Mixer mahlen, bis eine homogene Masse entsteht. Das kann durchaus ein paar Minuten dauern und je nach Mixer muss die Masse zwischendurch immer wieder nach unten geschoben werden. 2 TL Olivenöl hinzugeben und nochmals gut mixen.

In einen verschließbaren Behälter füllen und zwei Wochen bei Raumtemperatur ruhen lassen. In dieser Zeit trennt sich das Öl von der Mandel und kann mithilfe eines Nussmilchbeutels in einem Behälter aufgefangen werden. Das Öl ist sofort einsatzbereit und kann entweder für die Haut oder auch als Pflege für die Haare benutzt werden. Hierfür einfach etwas Öl in den Spitzen verteilen und nach 15 Minuten Einwirkzeit mit lauwarmem Wasser ausspülen. Bei Bedarf ein sanftes Shampoo zu Hilfe nehmen. Warum ich Mandelöl empfeh-

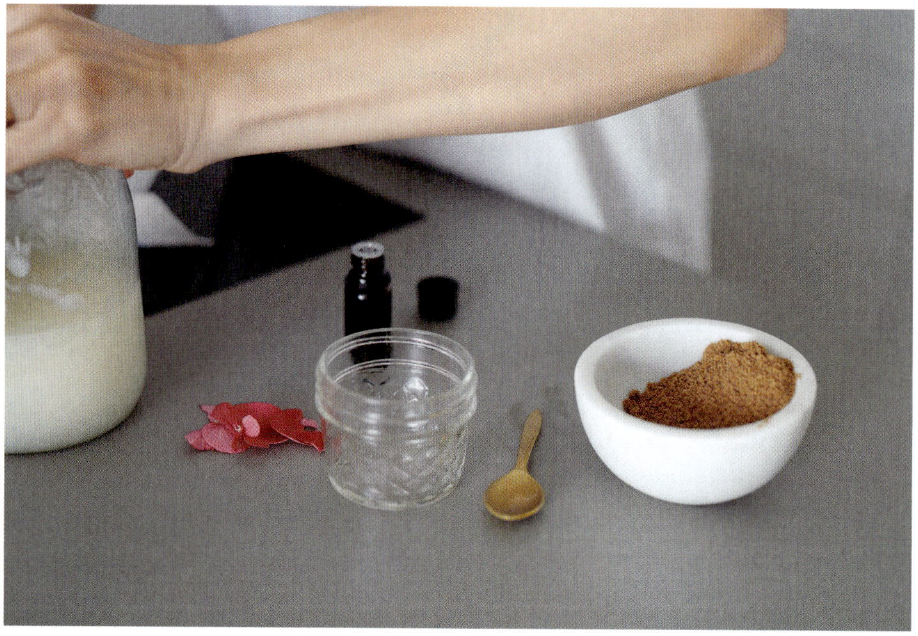

le? Mandelöl stärkt nicht nur das Bindegewebe, sondern beugt auch lichtbedingter Hautalterung vor und hält den Feuchtigkeitsgehalt der Haut in der Balance. Es ist nicht komedogen und auch für sensible Haut geeignet.

Körperpeeling

Wer zu trockener und/oder schuppiger Haut neigt, sollte sich hin und wieder mit einem Körper-Peeling verwöhnen. Ich habe mir ein Peeling oft auch nur zur Entspannung aufgetragen. Hier meine Favoriten:

Lavendelpeeling
25 g Kokosblütenzucker • 3 Tropfen Lavendelöl • 1 EL flüssiges Kokosöl

In einer Schale gut verrühren und auf die Haut auftragen. 5 bis 10 Minuten einwirken lassen und sanft abspülen.

Kaffeepeeling
1 EL flüssiges Kokosöl • 10 g gemahlener Kaffee oder Kaffeesatz • 10 g Kokosblütenzucker

In einer Schale gut verrühren und auf die Haut auftragen. 5 bis 10 Minuten einwirken lassen und gründlich abspülen.

Kokosölziehen

Ich praktiziere Ölziehen jeden Morgen. Direkt nach dem Aufstehen nehme ich 1 EL Kokosöl in den Mund und lasse es zwischen meinen Zähnen hin und her wandern. Nach 15 bis 20 Minuten spucke ich das Öl wieder aus und putze ganz normal die Zähne. Sie fühlen sich danach gut gereinigt und sanft an. Kokosöl entfernt auf schonende Weise Verfärbungen und beugt Karies vor. Tatsächlich wird Kokosölziehen auch als Detox gehandelt, da man vermutet, dass über die Mundflora der komplette Organismus entgiftet werden kann.

Trockenbürsten

Gegen Wassereinlagerungen, zur Massage, aber auch generell zur Verbesserung des Hautbildes etwa bei Cellulite, kann ich die Verwendung einer Trockenbürste mit Naturhaar empfehlen. Sie fördert die Durchblutung und den Abtransport von unerwünschten Flüssigkeitsansammlungen, entfernt Hautschüppchen, beugt Cellulite vor und verbessert das Hautbild. Die Trockenbürste kann man bei einem Bad oder unter der Dusche verwenden, ebenso direkt vor dem Schlafengehen im Bett. Ich habe sie immer nach dem Yoga eingesetzt.

IN BEWEGUNG BLEIBEN

Viele werdende Mamas neigen dazu, sich in der Schwangerschaft etwas zurückzunehmen und nicht zu aktiv zu sein. Schließlich möchte man nichts riskieren. Und man fühlt sich ohnehin eher gemütlich. Insbesondere diejenigen, die noch nie wirklich sportlich waren, sehen die Schwangerschaft als willkommene Ausrede, um auf der Couch liegen zu bleiben. Und obwohl ich einen Profisportler geheiratet habe, hat auch mich diese Tatsache an manchen Tagen wenig dazu ermuntert, »am Ball zu bleiben«: André musste mich oft motivieren.

Zum Glück ist es ihm gelungen, denn Sport ist in der Schwangerschaft sehr wichtig. Nicht nur für unser Wohlbefinden und unsere Gesundheit, auch für die des Babys und die anstehende Geburt ist körperliche Fitness ein wichtiger und ausschlaggebender Faktor und sollte unbedingt gefördert werden. Ich bin oft spazieren gegangen und habe versucht, möglichst viele meiner Besorgungen zu Fuß zu erledigen. Doch das allein war mir zu wenig. Mir wurde von meiner Hebamme sowie von meinem Frauenarzt geraten, so weiterzutrainieren, wie ich es vor der Schwangerschaft gewohnt war (mein Mann ist schließlich der Leistungssportler, nicht ich).

Und da ich schon vor der Schwangerschaft regelmäßig Yoga praktiziert hatte, blieb ich dabei. Insbesondere für die Geburt ist Yoga eine gute Vorbereitung.

Yoga – perfekt für die Schwangerschaft

1. Beim Yoga übt man genau die Atemtechniken, die auch während der Entbindung genutzt werden, um starke Wehen zu veratmen.
2. Yoga hilft, Körper, Geist und Seele in Einklang zu bringen – auch in Stresssituationen. Innere Ruhe ist wichtig für unsere Ausgeglichenheit. Und machen wir uns nichts vor: So eine Geburt wird uns sicherlich mal kurz oder vielleicht auch mal länger aus der Ruhe bringen. Dann ist es wichtig, schnell wieder zur inneren Mitte zu finden.
3. Der Fokus der Übungen liegt auf Bändern und Gelenken. Unsere Bänder und Sehnen werden während der Schwangerschaft stark beansprucht. Mit einfachen Übungen und vor allem mit dem eigenen Körpergewicht dehnst du diese vorbeugend, was die Geburt enorm erleichtert.
4. Yoga kannst du überall ausüben. Alles, was du brauchst, ist ein ruhiger Ort, eine Matte oder Ähnliches (bitte rutschfest) und bequeme Kleidung. Es gibt spezielles Schwangerschaftsyoga, das besonders schonende Übungen enthält.

Ich habe mir täglich mindestens zehn Minuten Zeit genommen, um meine Yogahaltungen zu üben.

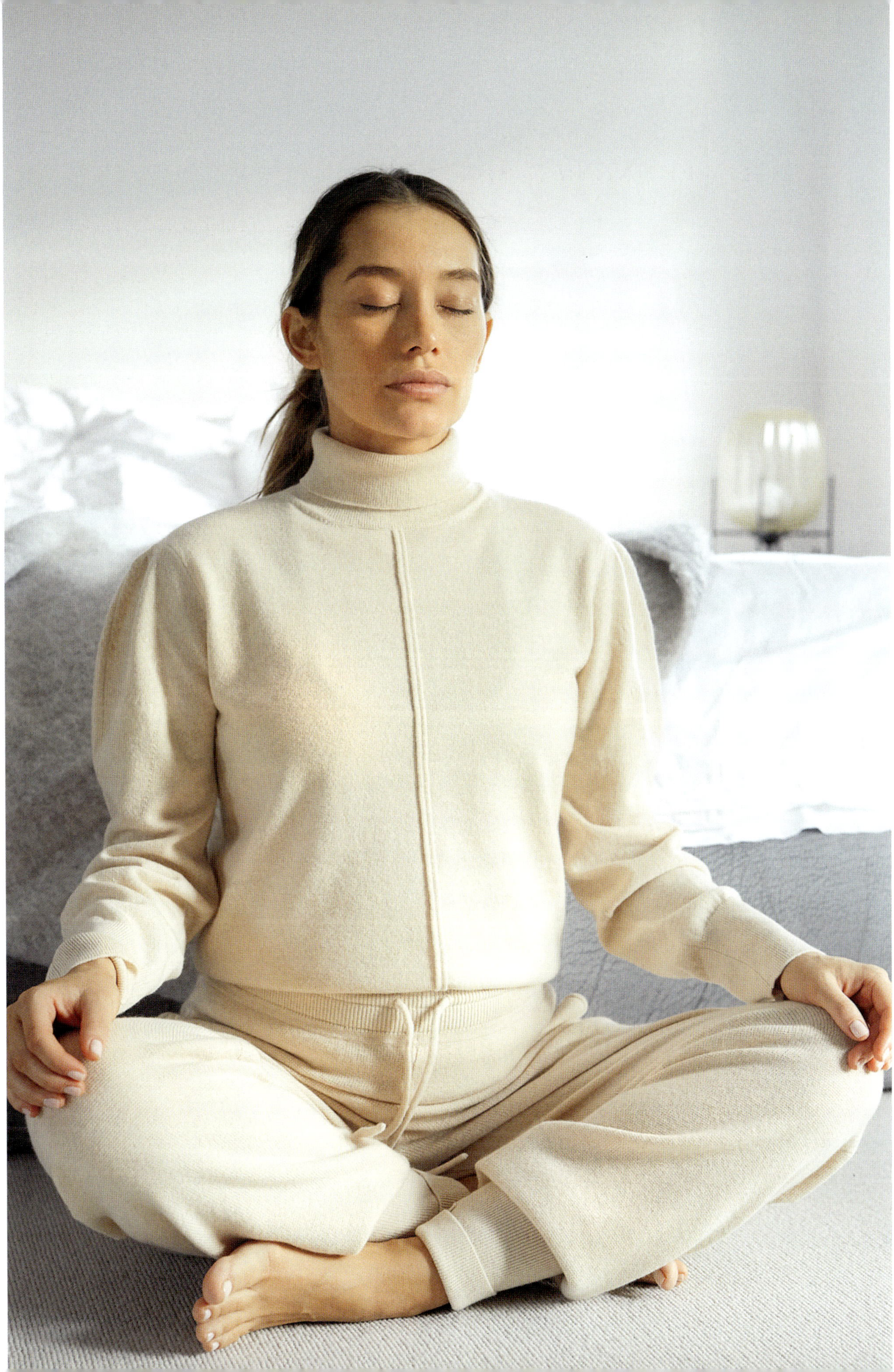

YOGAÜBUNGEN

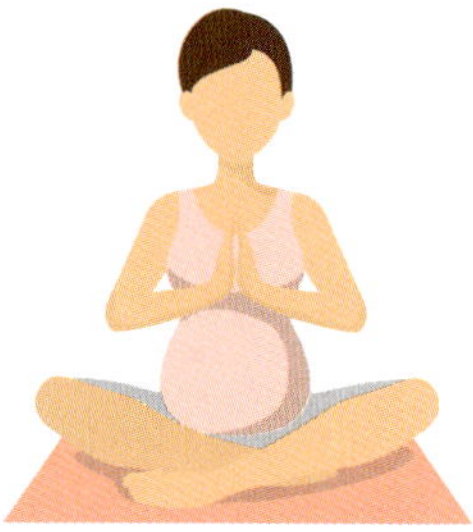

Der halbe Lotus

Tolle Sitzposition für Meditationsübungen.

1. Setz dich auf deine Matte und platziere einen Fuß unter den Oberschenkel. Den anderen legst du auf dem Oberschenkel ab.
2. Richte die Wirbelsäule auf und spüre deinen starken Rücken.
3. Die Hände ruhen auf den Oberschenkeln. Achte auf eine bequeme und angenehme Position.
4. Atme tief in den Bauch ein und wieder aus. Nimm die Bewegungen deines Kindes wahr. Entspanne dich.

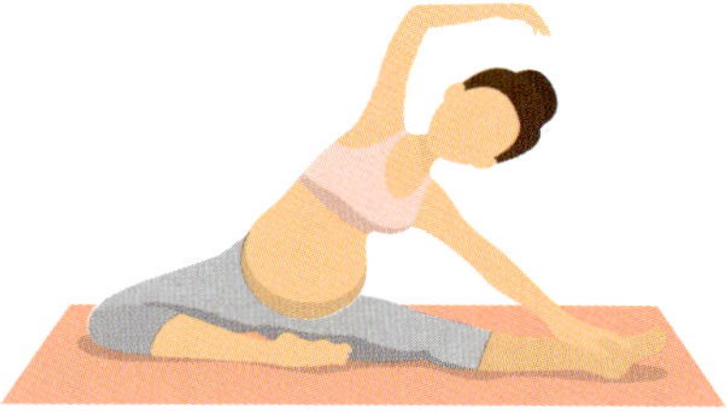

Die seitliche Streckung im Sitzen

Stärkt die Rumpfmuskulatur und mobilisiert die Brustwirbelsäule.

1. Setz dich aufrecht auf deine Matte und grätsche die Beine so weit wie möglich.
2. Winkle das rechte Bein an und zieh die Ferse zum Schritt.
3. Winkle den linken Arm an und leg ihn vor dir auf den Boden oder auf dem linken Fuß ab. Den rechten Arm bringst du gestreckt nach oben und ziehst mit den Fingern Richtung linke Zehenspitzen.
4. Entspanne die Schultern und atme fünfmal tief ein und aus. Wechsle dann die Seite.

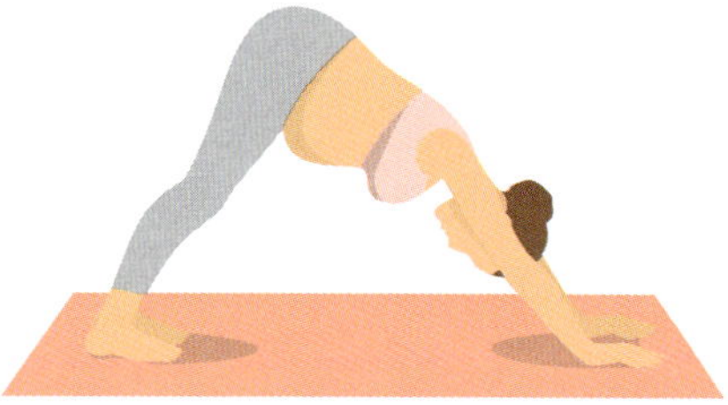

Der herabschauende Hund

Belebt, unterstützt die Venentätigkeit und entlastet die Wirbelsäule.

1. Begib dich in den Viefüßlerstand. Achte darauf, dass Hände und Knie schulterbreit auseinander auf der Matte aufgestellt sind. Stell die Zehen auf.
2. Heb mit der nächsten Ausatmung die Knie vom Boden und strecke nacheinander Arme und Beine. Die Fersen ziehen sanft zum Boden.

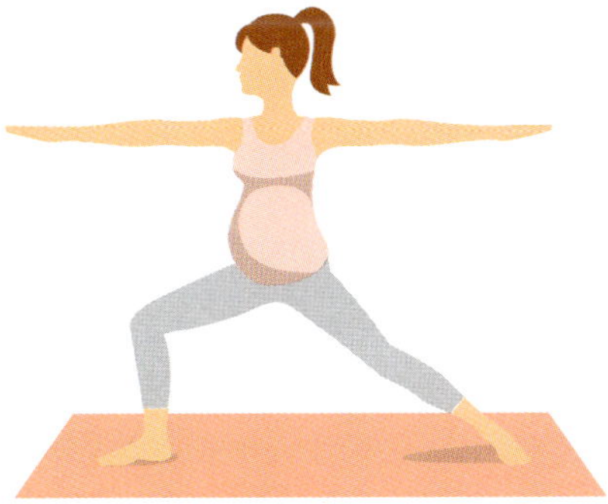

Der Krieger

Stabilisiert den Rumpf und kräftigt die Oberschenkel.

1. Streck die Arme seitlich auf Schulterhöhe aus.
2. Mach einen großen Ausfallschritt nach hinten und beug das vordere Knie tief. Öffne dein Becken zur Seite und dreh den hinteren Fuß zur Seite. Dein Blick geht über die Fingerspitzen des vorderen Arms.
3. Halte die Position für drei bis fünf Atemzüge und wechsle die Seite.

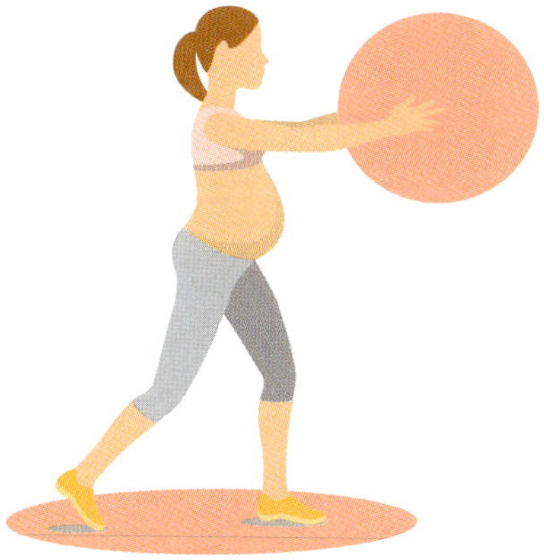

Der leichte Ausfallschritt

Wer kann, darf hier den Ball als Gewicht hinzunehmen.

1. Stell dich mit beiden Beinen fest auf deine Matte.
2. Mach mit einem Bein einen kleinen Ausfallschritt nach hinten. Richte die Wirbelsäule auf und atme.
3. Wer möchte, kann nun den Gymnastikball auf Höhe der Schultern mit ausgestreckten Armen in Richtung des Ausfallschrittes strecken. Kurz halten und dann die Seite wechseln.

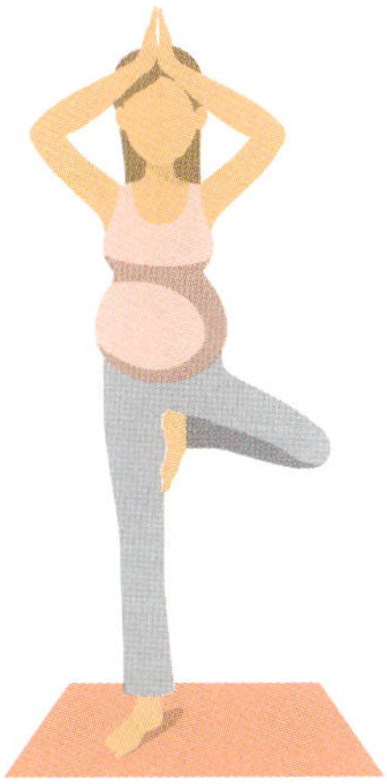

Der Baum

Sorgt für mehr Achtsamkeit und Konzentration.

1. Stell dich aufrecht auf deine Matte. Achte auf einen festen Stand.
2. Hebe langsam einen Fuß und zieh ihn zur Innenseite des anderen Beines. Halte die Balance.
3. Sobald du stabil stehst, kannst du die Hände vor der Brust zusammenführen oder über den Kopf strecken.
4. Halte die Position für einige Atemzüge und wechsle dann die Seite.

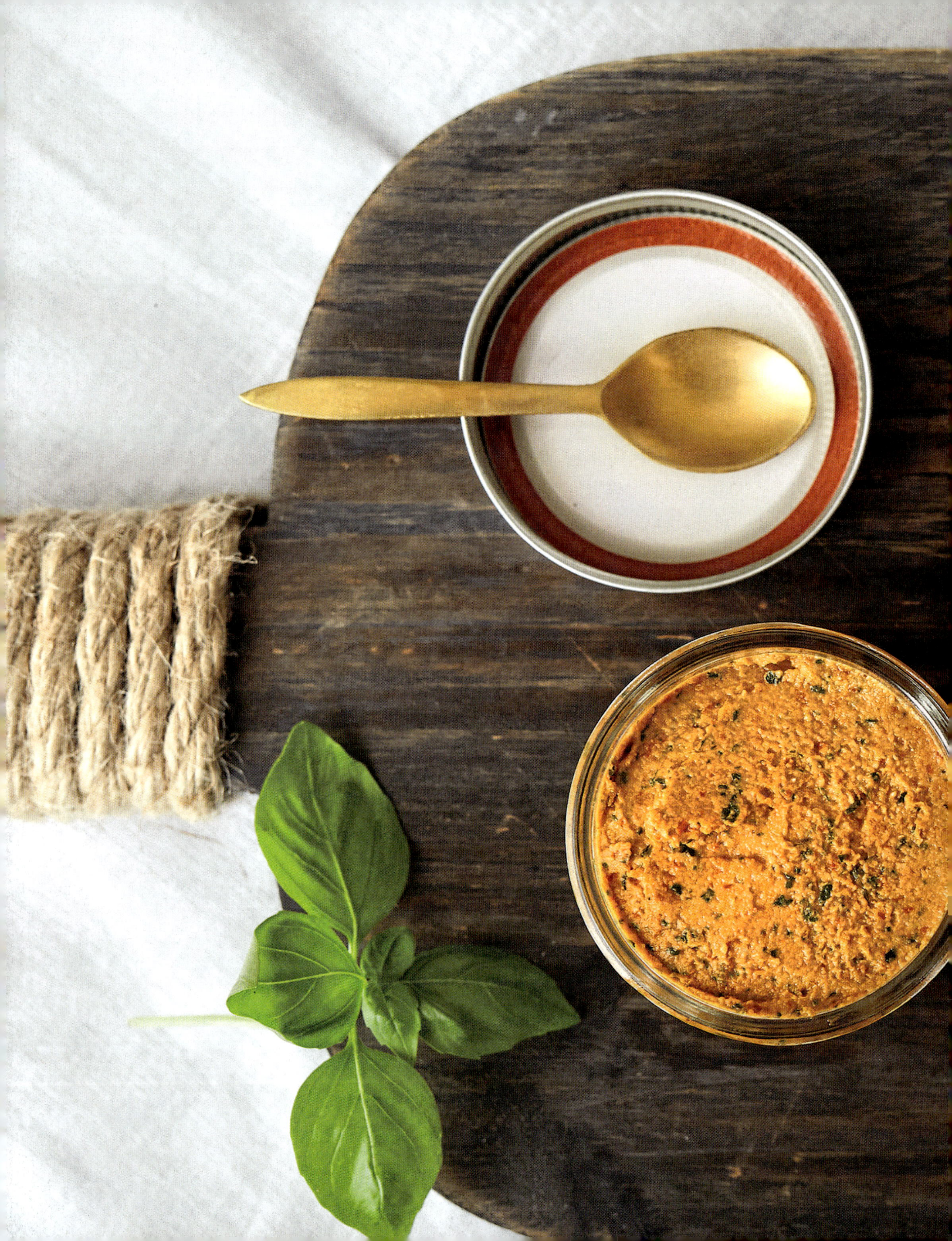

MEINE *REZEPTE*

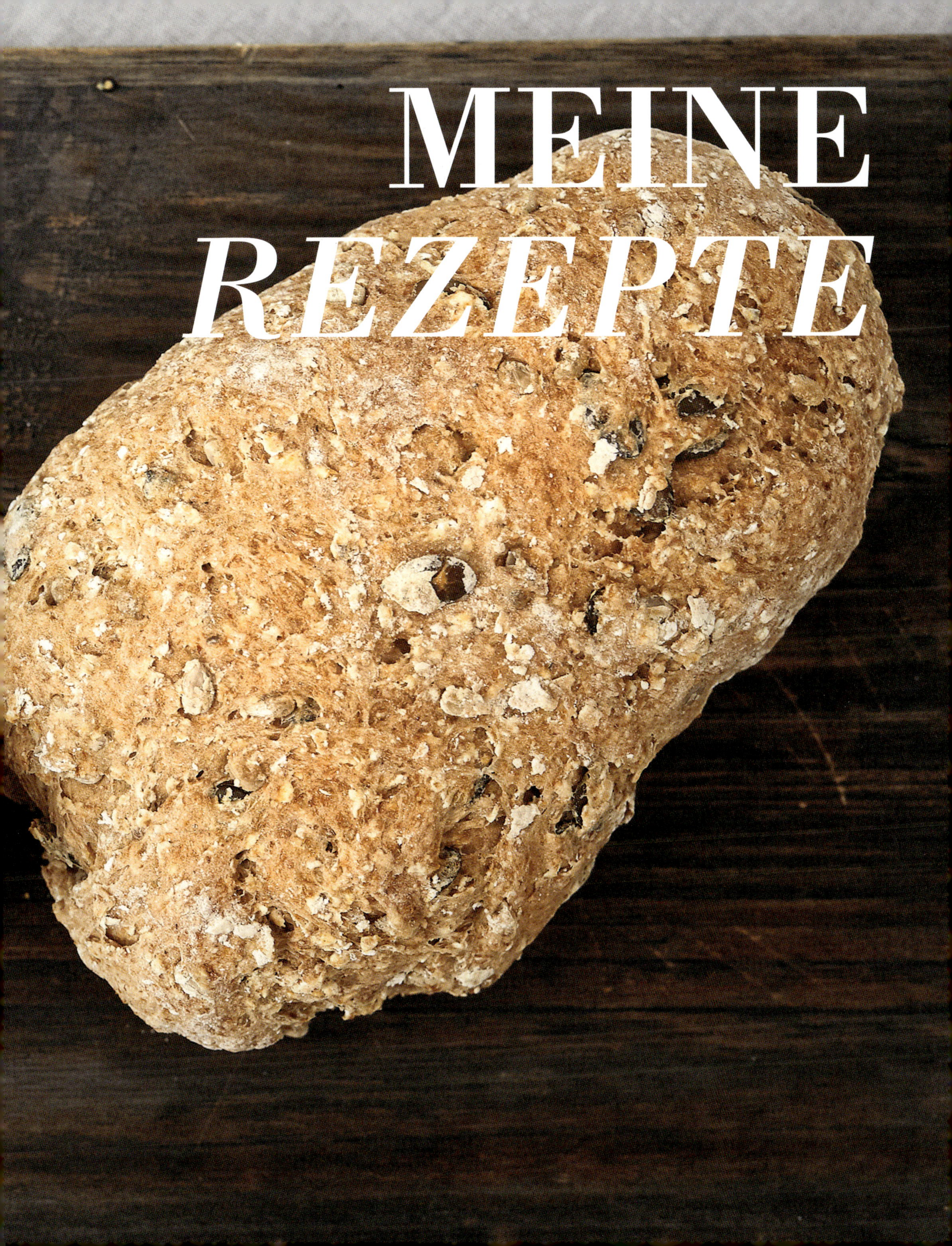

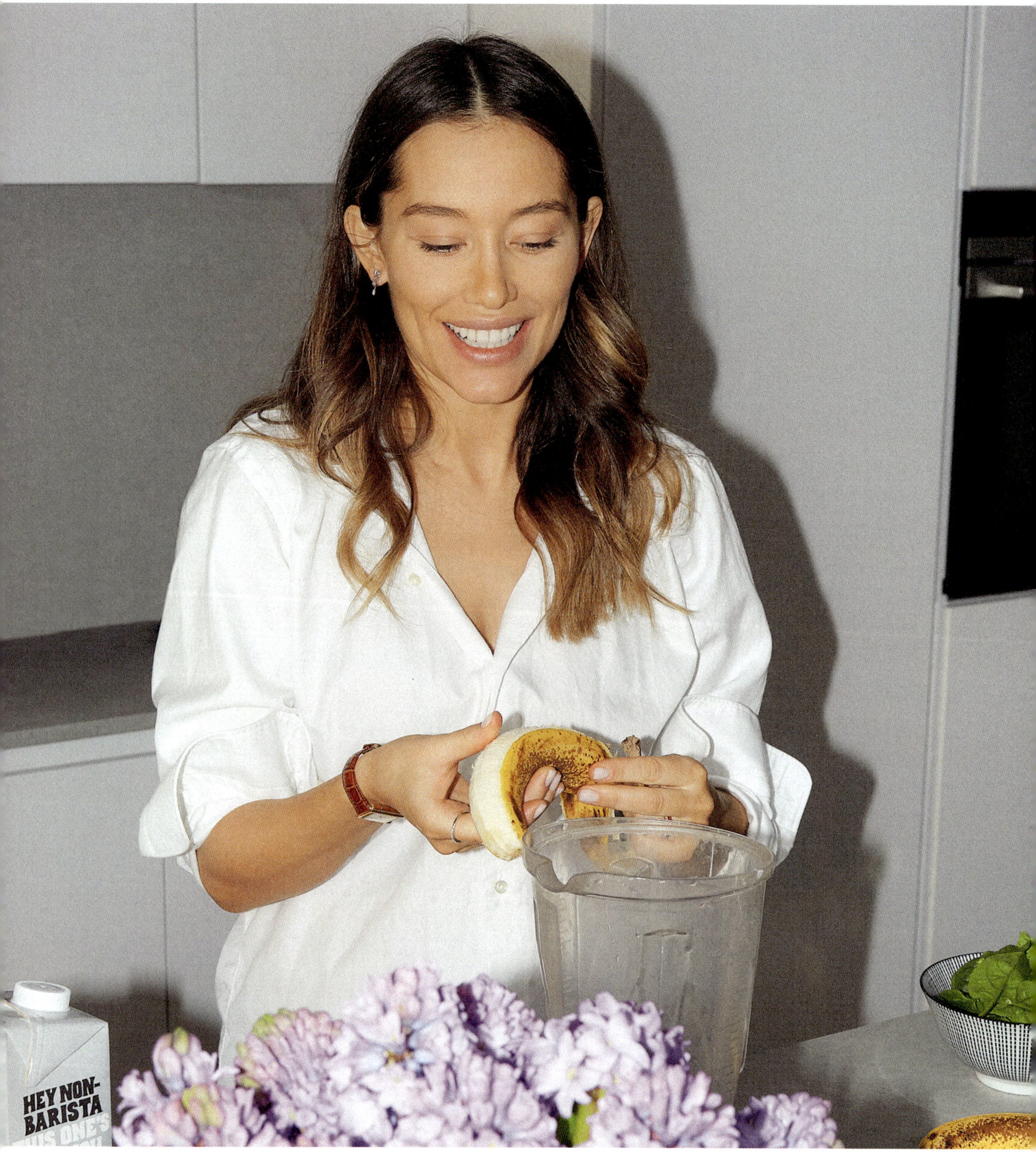
HEY NON-
BARISTA

MEINE KÜCHE

Ich liebe meine gut sortierte Küche. Wenn ich koche, lasse ich meiner Leidenschaft freien Lauf. Da entsteht gerne mal ein kleines Chaos. Das gehört für mich dazu. Wie das Atelier für einen Künstler, so ist die Küche mein Rückzugsort für meine kreativen Momente.

KÜCHENHELFER

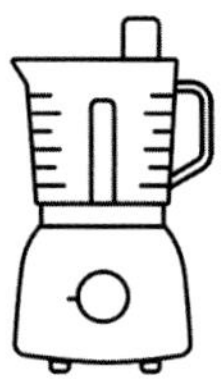

Standmixer

Ich nutze einen guten Hochleistungs-Standmixer unter anderem für die Herstellung folgender Getränke und Speisen: Milch, Saucen, Suppen, Smoothies und Eis. Ein Standmixer braucht immer Flüssigkeit, das ist der große Unterschied zum Food Processor und wichtig zu verstehen. Die Investition in einen guten Hochleistungsmixer lohnt sich meiner Meinung nach auf jeden Fall. Der Mixer erleichtert viele Arbeitsschritte und spart unglaublich viel Zeit. Mir war allerdings auch wichtig, dass Vitamine und Nährstoffe optimal extrahiert werden, denn nur so kann eine perfekte Nährstoffaufnahme garantiert werden.

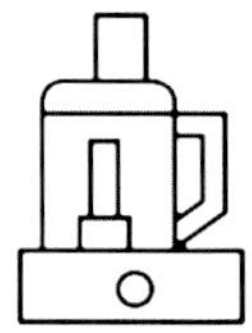

Food Processor

Ein Food Processor eignet sich insbesondere zum Pürieren und zum Anrühren von Teigen und Dips. Er ist perfekt zum Zerhacken und Zerkleinern von allen festen Lebensmitteln, denen keinen Flüssigkeit hinzugefügt wird. Nun fragen sich sicherlich einige, ob man hierfür nicht auch einen Standmixer nutzen kann. Berechtigte Frage, schließlich ist die Anschaffung auch eine Kostenfrage. Ich habe die Erfahrung gemacht, dass beide Produkte unersetzlich für mich sind. Die Aufgaben, die ein Mixer erledigen soll, kann ein Food Processor in der Präzision selten ausführen – und umgekehrt ist es genauso. Für mich lohnt sich die Anschaffung beider Geräte.

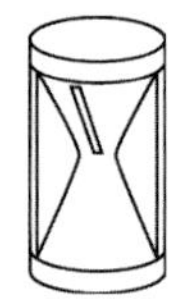

Spiralschneider

Spiralschneider für Gemüse erleichtern mir das Leben ungemein und sparen zudem eine Menge Zeit. Ich koche viel mit Gemüse und stelle daraus unter anderem auch Nudelalternativen her. Oftmals verbindet man mit dem Schneiden und Zubereiten von Gemüse einen großen Arbeitsaufwand und neigt dann dazu, auf Zutaten zurückzugreifen, die sich schneller verarbeiten lassen. Mit meinem Spiralschneider sind Zucchini und Co. im Handumdrehen nudelförmig geschnitten. Es gibt also keine Ausrede mehr.

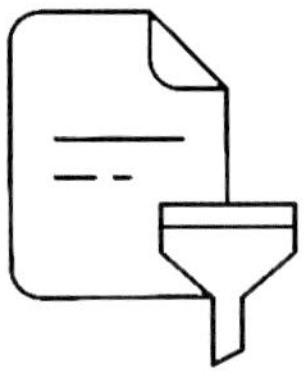

Nussmilchbeutel

Der Nussmilchbeutel ist mein Helfer um Milchalternativen aus Nüssen, Mandeln oder Getreide herzustellen. Aber auch zum Entsaften oder Trennen von Speisen sind die Beutel für mich unersetzlich geworden. Die Nussmilchbeutel funktionieren wie Passiertücher und sind sehr feine Filter. Nach jedem Gebrauch kann man sie auswaschen und wieder verwenden.

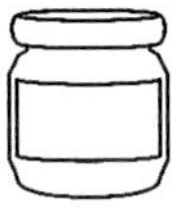

Jar-Gläser

Ich kaufe gern auf Vorrat ein, damit ich immer die Möglichkeit habe, zu Hause ausgewogen und gesund zu kochen. Generell koche ich gern größere Portionen, um einen Teil einzufrieren oder im Kühlschrank für den nächsten Tag zu lagern. Diese Vorliebe habe ich auch während der Schwangerschaft beibehalten. Zum Lagern von Lebensmitteln liebe ich Jar-Gläser. Es gibt sie in verschiedenen Größen und sie sehen toll aus. In Schränken hat man es übersichtlich, genauso wie in Regalen. Auch wenn ich Suppen koche oder Kekse backe, bewahre ich diese in Jar-Gläsern auf. Sie machen sich auch sehr hübsch als Tischdeko zum Anrichten von Speisen.

Küchenwaage

Ihr werdet es spätestens in den Rezepten sehen: Ich wiege sämtliche Zutaten genau mit der Waage ab. Zum einen sind die Angaben auch bei flüssigen Zutaten dadurch präziser. Zum anderen ist die Handhabe superleicht, auch beim Zugeben neuer Zutaten durch die Tara-Taste.

MEINE GROSSE VORRATSLISTE

Ich liebe Großeinkäufe! Ich kaufe gerne viel und auf Vorrat ein, um stets die Möglichkeit zu haben, zu Hause vielseitig zu kochen. So entsteht nie das Dilemma, dass man ein bis zwei Zutaten nicht vorrätig hat und nicht kochen kann, worauf man gerade Appetit hat. Bei mir sind es diese Basics, die immer in meinen Küchenschränken zu finden sind. Ist eine Packung aufgebraucht, kaufe ich direkt zwei neue nach.

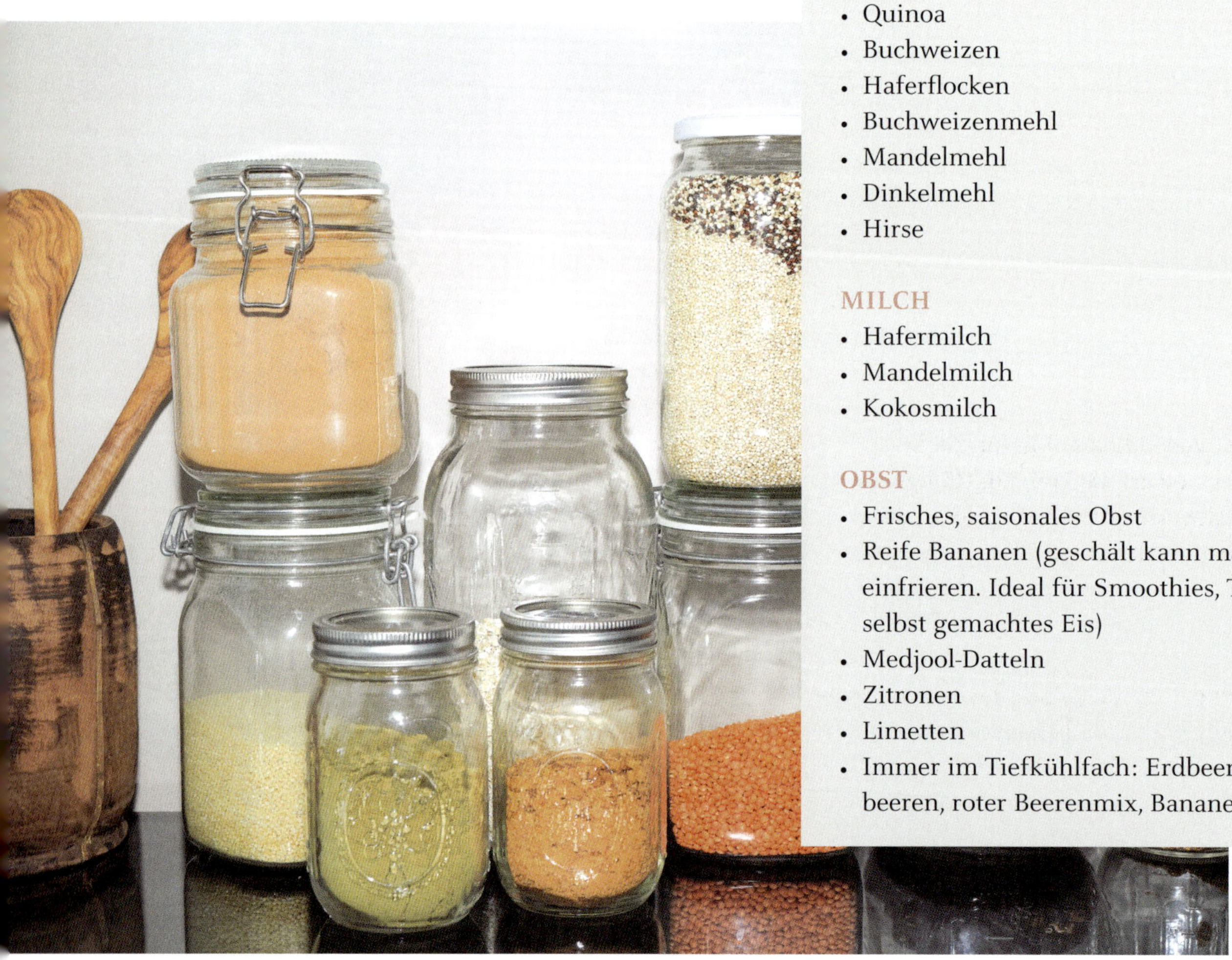

Basics

GETREIDE/PSEUDOGETREIDE

- Quinoa
- Buchweizen
- Haferflocken
- Buchweizenmehl
- Mandelmehl
- Dinkelmehl
- Hirse

MILCH

- Hafermilch
- Mandelmilch
- Kokosmilch

OBST

- Frisches, saisonales Obst
- Reife Bananen (geschält kann man sie leicht einfrieren. Ideal für Smoothies, Teig oder selbst gemachtes Eis)
- Medjool-Datteln
- Zitronen
- Limetten
- Immer im Tiefkühlfach: Erdbeeren, Heidelbeeren, roter Beerenmix, Bananen

NÜSSE/KERNE/SAMEN
- Cashewkerne
- Walnüsse
- Mandeln
- Hanfsamen (eignen sich super als Topping für Bowl, Salate, Smoothies)
- Chia-Samen
- Leinsamen
- Weißes Tahin (Sesammus)
- Verschiedene Nussmuse

ZUCKERERSATZ
- Kokosblütenzucker
- Ahornsirup
- Dattelsirup

HÜLSENFRÜCHTE
- Linsen
- Kichererbsen
- Diverse Bohnensorten

ÖLE/ESSIG
- Apfelessig
- MCT-Öl (hat viele Pluspunkte für die Gesundheit: Es steigert die Leistungsfähigkeit, wirkt antibakteriell, schützt das Herz-Kreislauf-System, hilft bei Magen-Darm-Beschwerden)
- Sesamöl
- Olivenöl
- Kokosöl (ich nehme desodoriertes. Hier ist der Vorteil, dass man keinen Kokosgeschmack hat)

»Diese Basics habe ich immer im Haus. So kann ich jederzeit kochen, worauf ich gerade Lust habe.«

KRÄUTER/GEWÜRZE
- Kräuter der Provence
- Kurkuma
- Bärlauch
- Knoblauchpulver
- Salz
- Pfeffer
- Geräuchertes Paprikapulver
- Edelsüßes Paprikapulver
- Majoran
- Currypulver
- Oregano
- Senf
- Natron
- Backpulver
- Zimtpulver
- Gemahlene Vanille
- Kakaopulver

Fresh

Gemüse kaufe ich vor allem saisonal. Dabei achte ich darauf, dass der Produktions- und Transportweg kurz ist. Wenn ich die Wahl zwischen Erdbeeren aus Spanien und Erdbeeren aus Deutschland habe, nehme ich natürlich die aus dem eigenen Land, vom Hof um die Ecke. Je kürzer der Weg vom Feld zum Gemüsehändler oder in den Supermarkt ist, desto besser. Bioqualität hat für mich ebenfalls einen sehr hohen Stellenwert, da ich sichergehen möchte, dass meine Lebensmittel nicht mit Chemie behandelt wurden.

KRÄUTER

- Petersilie
- Basilikum
- Minze
- Koriander
- Dill

GEMÜSE

- Frisches, saisonales Gemüse
- Immer im Tiefkühlfach: Spinat, Grünkohl
- Kartoffeln
- Süßkartoffeln
- Knoblauchzehen
- Zwiebeln

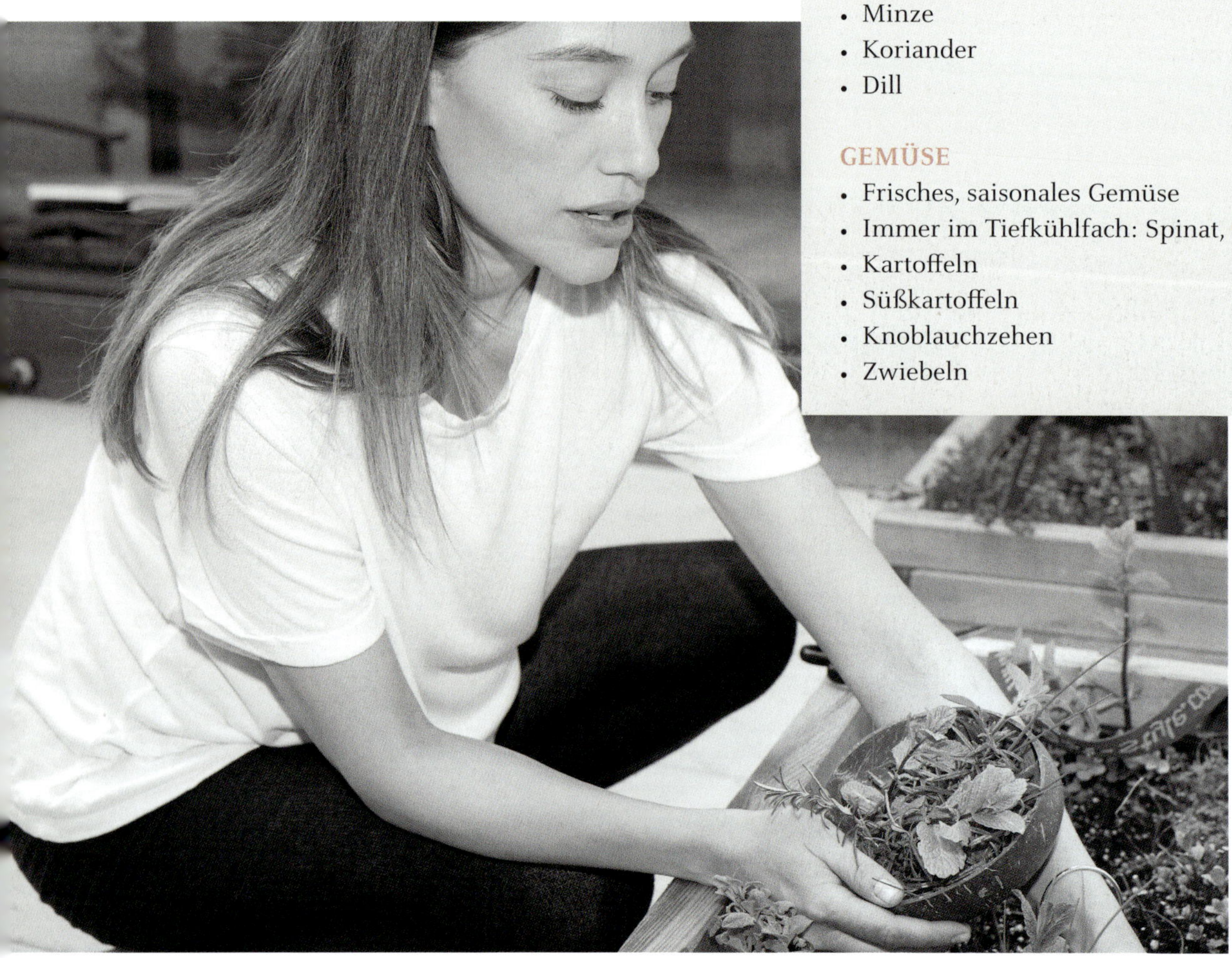

»Ich kaufe überwiegend regionales und saisonales Gemüse beim Bauern oder auf dem Markt.«

FLEISCHERSATZ

- Tofu natur
- Räuchertofu
- Seitan
- Tempeh

PASTA/REIS

- Glasnudeln
- Pasta aus Reis oder Kichererbsen (haben weniger Gluten und weniger Kalorien)
- Dinkelspaghetti
- Vollkorn-Reis

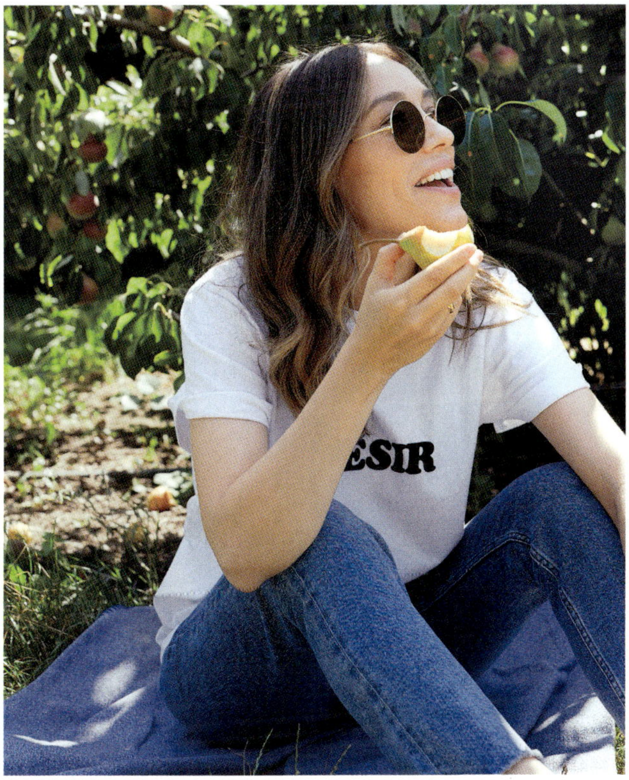

SPECIALS

- Kala-Namak-Salz: schwarzes Salz aus Indien. Das Salz hat einen schwefelartigen Geruch und eignet sich perfekt, um Eierspeisen oder Herzhaftes zuzubereiten.
- Liquid Smoke: verhilft zu einem rauchigen Grillaroma und eignet sich ideal für Tofu, Seitan und den falschen Lachs, Rezept siehe Seite 133
- Hefeflocken: nutze ich, um Käsiges nachzuahmen
- Tamari: glutenfreie Sojasauce
- Spirulina-Pulver: Mikroalgen mit einen hohen Protein-, Vitamin und Mineraliengehalt
- Matcha: hoher Gehalt an Aminosäuren und Antioxidantien
- Seidentofu: nutze ich, um Desserts und cremige Saucen zuzubereiten
- Brottrunk: reich an Ballaststoffen, wirkt probiotisch; geeignet um Käsiges nachzuahmen

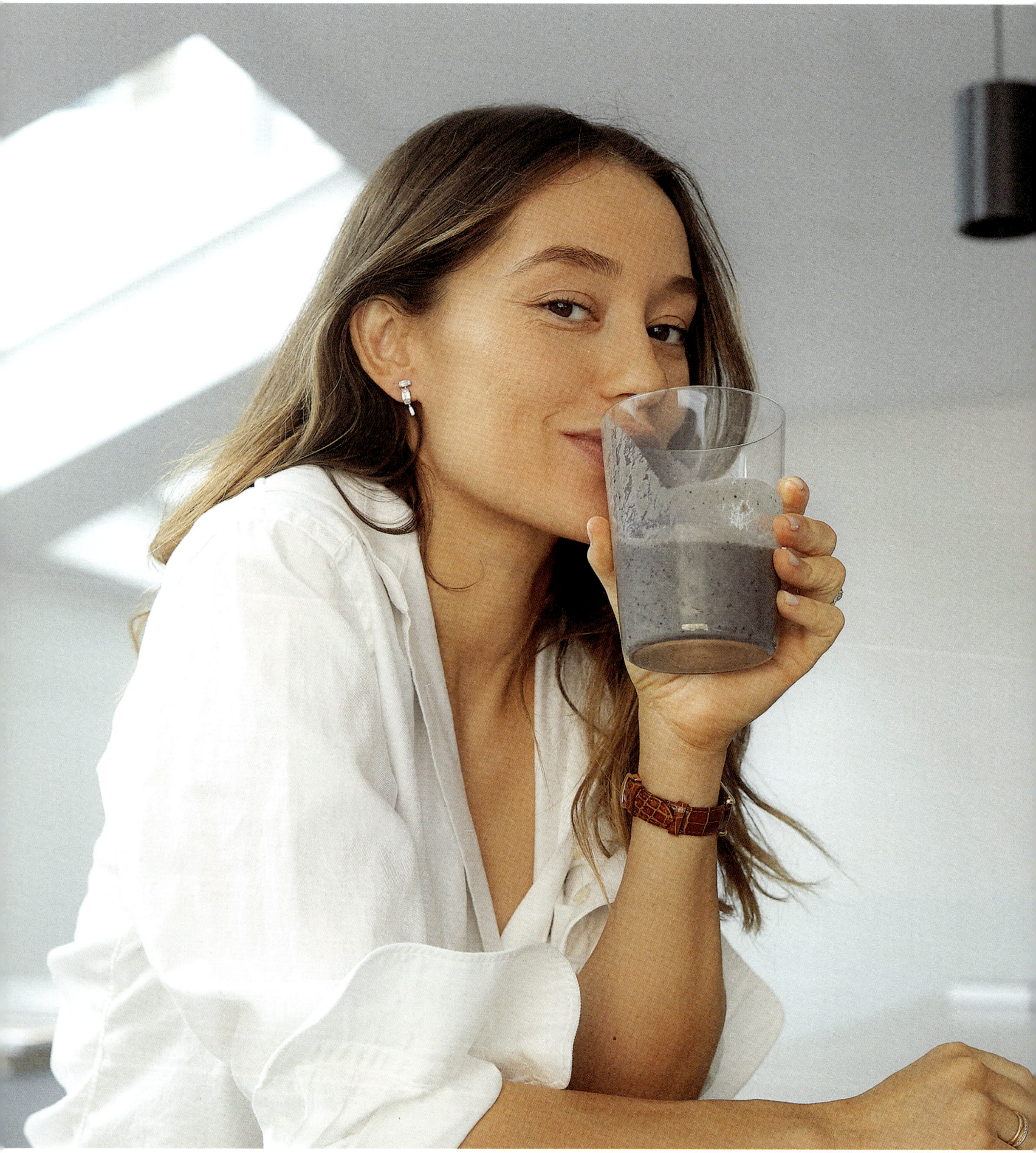

LIQUIDS
FLÜSSIGE
ENERGIE

Selbst hergestellte Smoothies und Säfte können uns auf schnelle und einfache Weise dabei helfen, den täglichen Nährstoffbedarf zu decken. Dadurch, dass ganzes Obst und ganzes Gemüse verarbeitet wird, bleiben auch Ballaststoffe erhalten, die wichtig für unseren Darm sind.

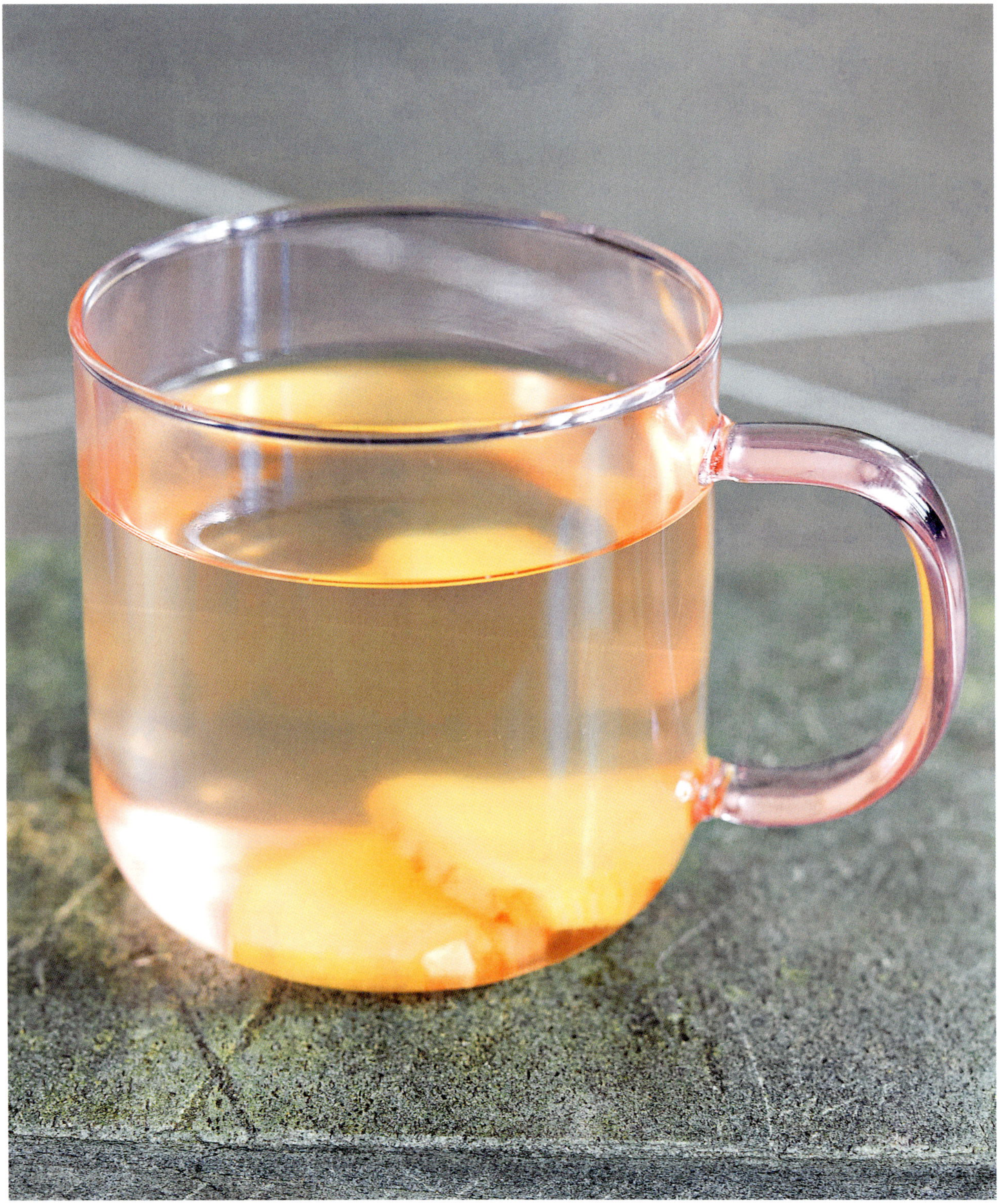

Ingwertee

Für 1 Portion

1 Stück Ingwer (1 cm lang) · 200 ml heißes Wasser · Ahornsirup (nach Belieben)

Den Ingwer schälen und in Scheiben schneiden. Die Scheiben in eine Tasse füllen. Die Tasse mit heißem Wasser aufgießen und nach Belieben mit Ahornsirup süßen.

Grapefruitschorle

Für 1 Portion

1 Grapefruit · Mineralwasser

Die Grapefruit halbieren, auspressen und den Saft in ein großes Glas füllen. Das Glas mit Mineralwasser auffüllen und nach Belieben etwas süßen.

Zitrone-Melasse-Wasser

Für 1 Portion

½ l lauwarmes Wasser · 1 Zitrone · 1 EL Melasse

Das Wasser in ein großes Glas füllen. Die Zitrone halbieren und den Saft auspressen. Zitronensaft und Melasse zum Wasser hinzufügen und genießen!

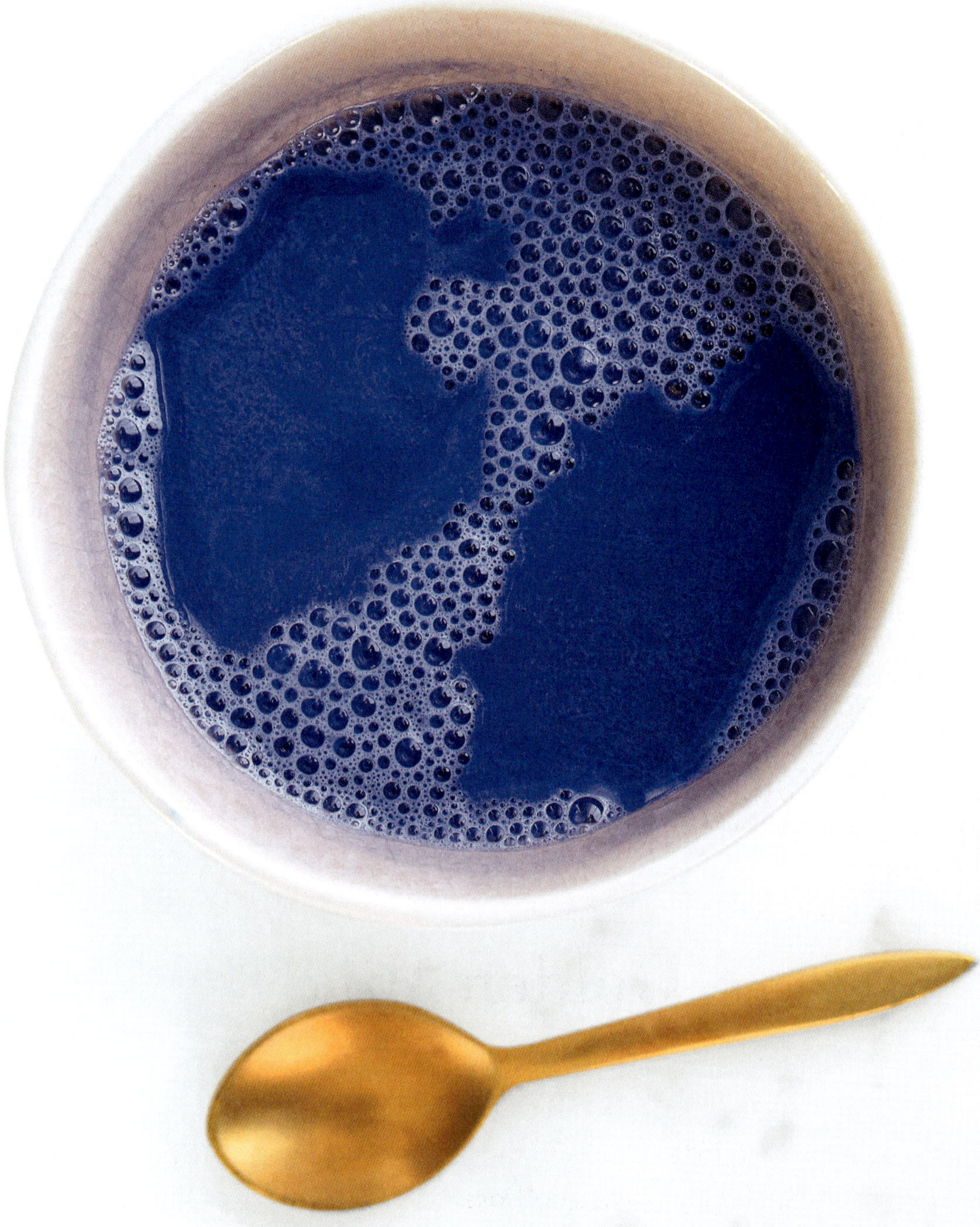

Blue Latte

Für 1 Portion
200 ml Pflanzenmilch (ich nehme Hafermilch)
½ TL blaues Spirulina-Pulver · ½ TL Kokoszucker

Alle Zutaten in den Milchaufschäumer geben und so lange aufschäumen, bis alles gut miteinander verrührt ist. Wer keinen Milchaufschäumer hat, kann alternativ alle Zutaten mit einem Mixer verrühren und in einem Topf aufkochen lassen.

Green Latte

Für 1 Portion
200 ml Pflanzenmilch (ich nehme Hafermilch) · ½–1 TL Matchapulver (je nachdem, wie stark man den Latte möchte)

Die Hafermilch und das Matchapulver in den Milchaufschäumer geben und so lange aufschäumen, bis alles gut miteinander verrührt ist. Wer keinen Milchaufschäumer hat, kann alternativ alle Zutaten mit einem Mixer verrühren und in einem Topf aufkochen lassen.

Golden Milk

Für 1 Portion
1–2 cm frische Kurkuma (alternativ ½ TL gemahlene Kurkuma) · 200 ml Pflanzenmilch (ich nehme Hafermilch) · 1 Medjool-Dattel · 1 Prise Salz · 1 Msp. Zimtpulver

Frische Kurkuma bei Bedarf schälen und mit den übrigen Zutaten in den Standmixer füllen. So lange mixen, bis eine cremige Milch entstanden ist. Diese in einem Topf erwärmen und genießen.

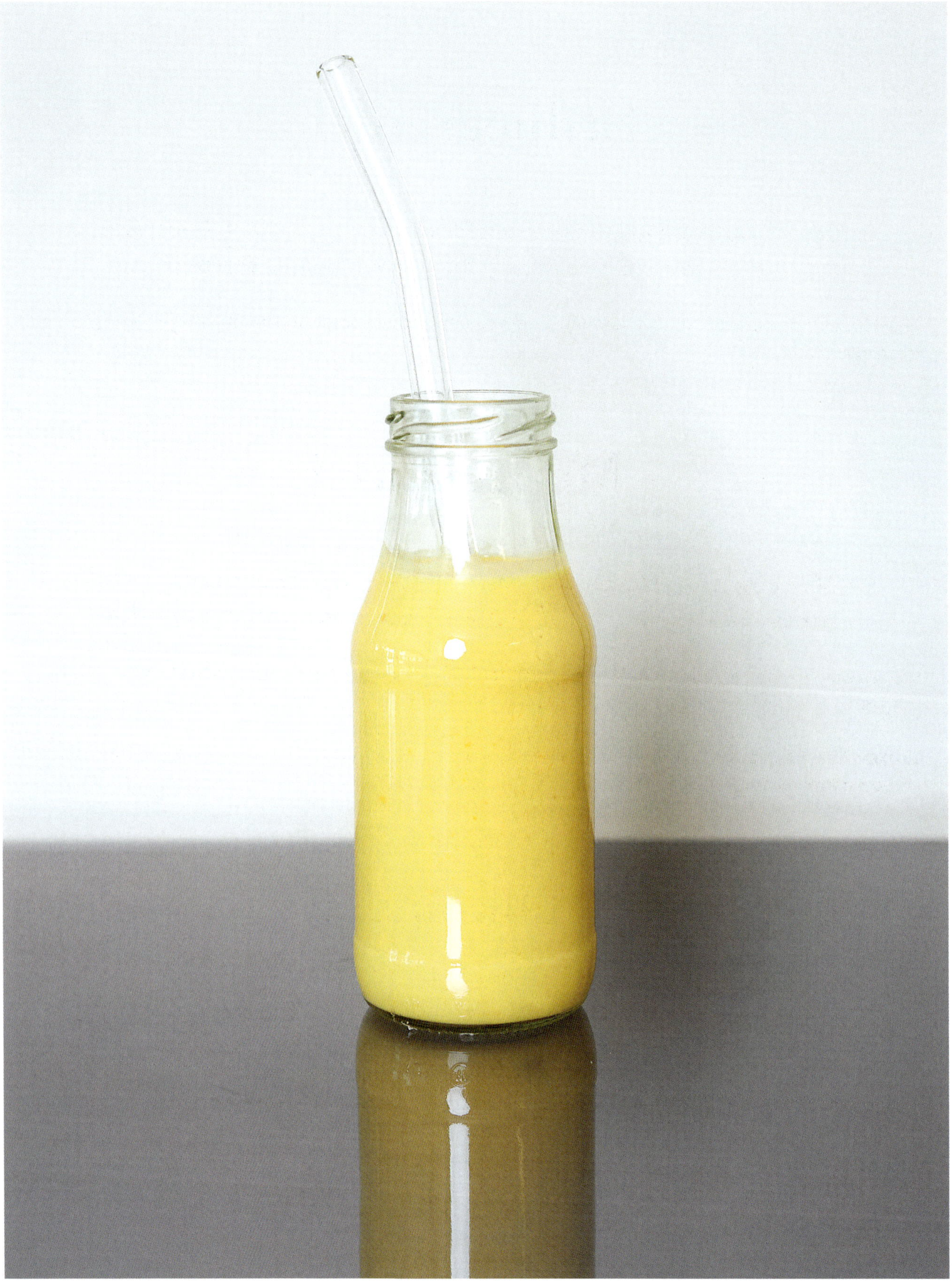

Erdbeermilch

Für 1 Portion

200 ml Nussmilch (oder eine andere Pflanzenmilch) · 100 g TK-Erdbeeren
2 EL Ahornsirup · 1 Msp. gemahlene Vanille (nach Belieben)

Alle Zutaten nacheinander in den Standmixer geben und 2 Minuten gut verrühren, bis eine sämige Milch entstanden ist.

Mango-Lassi

Für 1 Portion

50 g getrocknete Mango (keine frische nehmen, sonst bekommt man keinen Joghurtgeschmack!) · 180 ml Nussmilch (oder eine andere Pflanzenmilch)

Die getrocknete Mango in heißem Wasser 20 Minuten einweichen. Danach in ein Sieb abgießen und abtropfen lassen. Die Mango in den Standmixer geben und mit der Nussmilch auffüllen. 2 Minuten mixen.

Tipp: Gut gekühlt schmeckt Mango-Lassi am besten. Wer eine flüssigere Konsistenz mag, gibt einfach noch etwas Nussmilch hinzu.

Schokomilch

Für 1 Portion

200 ml Nussmilch (oder eine andere Pflanzenmilch) · 1 gehäufter TL Kakaopulver
1 Prise Salz · 2 EL Ahornsirup · 1 Msp. Vanille (nach Belieben)

Alle Zutaten nacheinander in den Standmixer geben und 2 Minuten gut verrühren, bis eine sämige Milch entstanden ist.

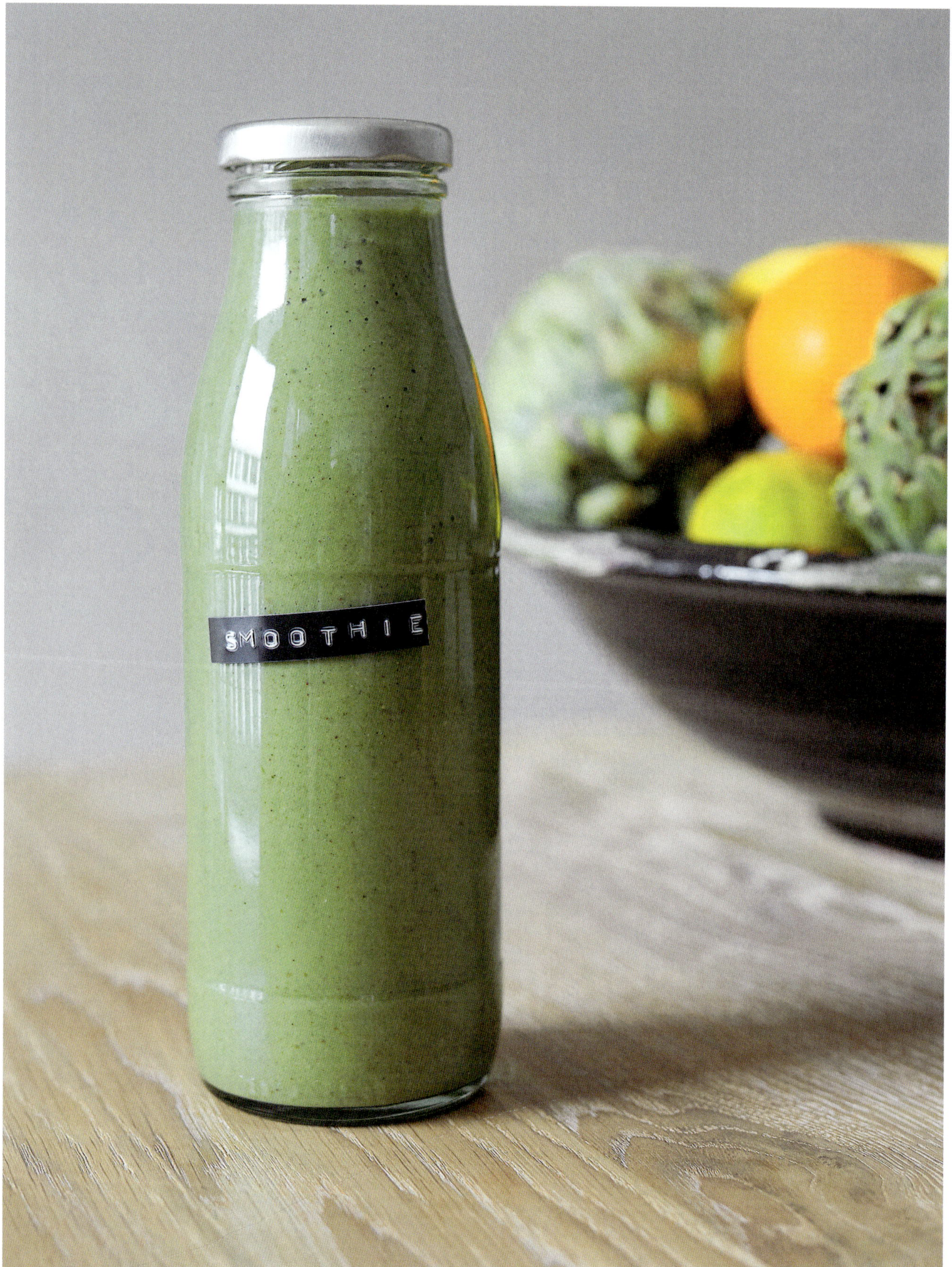
SMOOTHIE

Smoothies können immer vielfältig variiert werden. Ein Teil sollte aus Blattgemüse bestehen, ein zweiter Teil aus Obst. Das Nussmus liefert für mich wertvolle Inhaltsstoffe wie Folsäure und Eiweiß und sorgt zusätzlich für Energie.

Green Smoothie

Für 1 Portion
200 ml Pflanzenmilch
1 EL Hanfsamen
1 Handvoll Spinat
1 Banane
¼ Avocado
1 Medjool-Dattel
1 EL Mandelmus
½ Becher Wasser
Saft von ½ Zitrone

Alle Zutaten nacheinander in den Standmixer geben und 2 Minuten gut verrühren, bis alle Zutaten zu einem cremigen Smoothie vermengt wurden.

Tipp: Wenn ich Spinat in meinem Smoothie habe, füge ich eine weitere Frucht mit einem hohen Vitamin-C-Gehalt hinzu. Das begünstigt die Aufnahme von Eisen im Blut.

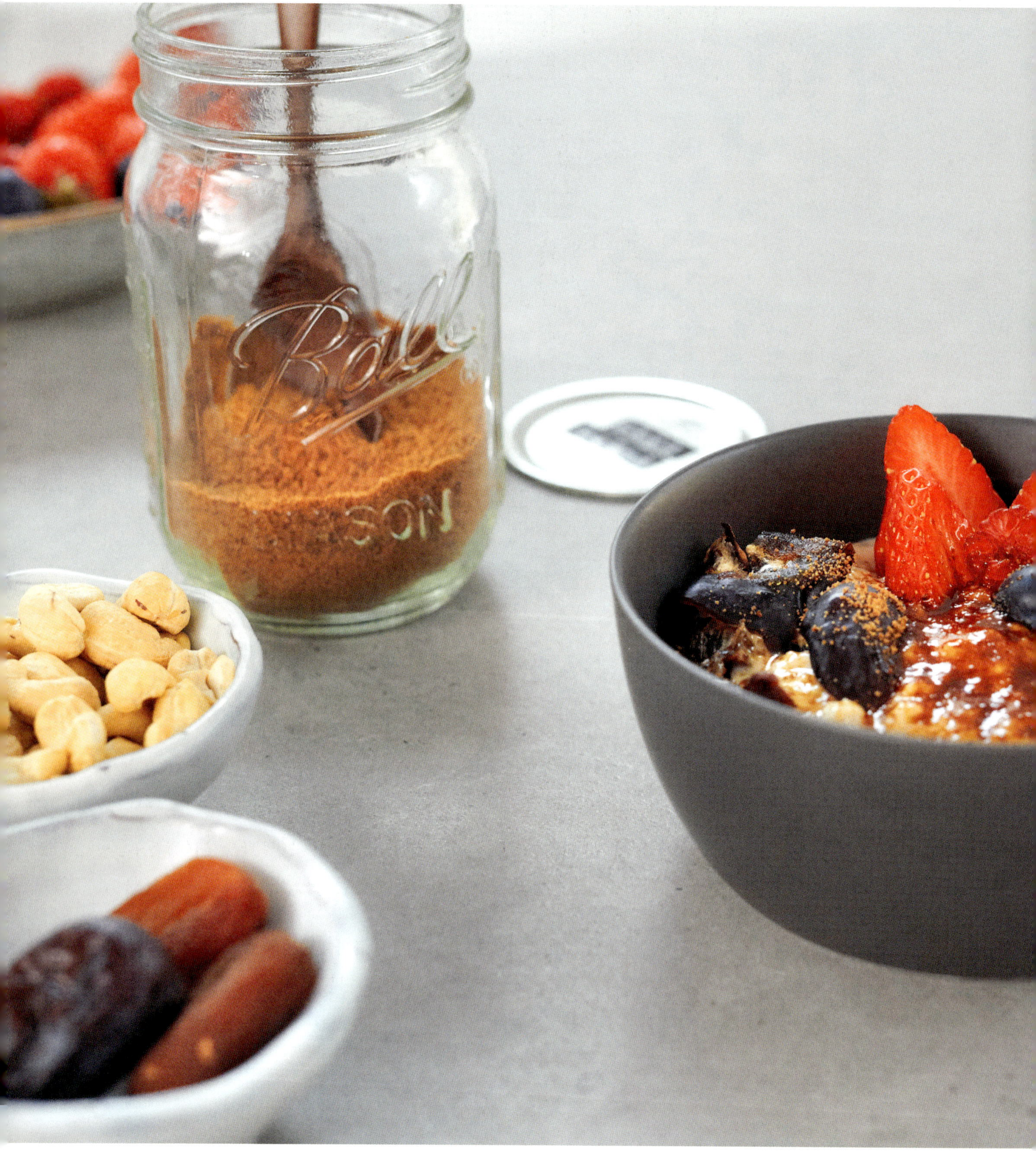
Ball

FRÜHSTÜCK *DER TAG FÄNGT AN*

Das Frühstück gehört für mich zu den wichtigsten Mahlzeiten. Ich versuche, bereits morgens möglichst viele Nährstoffe unterzubringen, um energiereich und ausgeglichen in den neuen Tag zu starten.

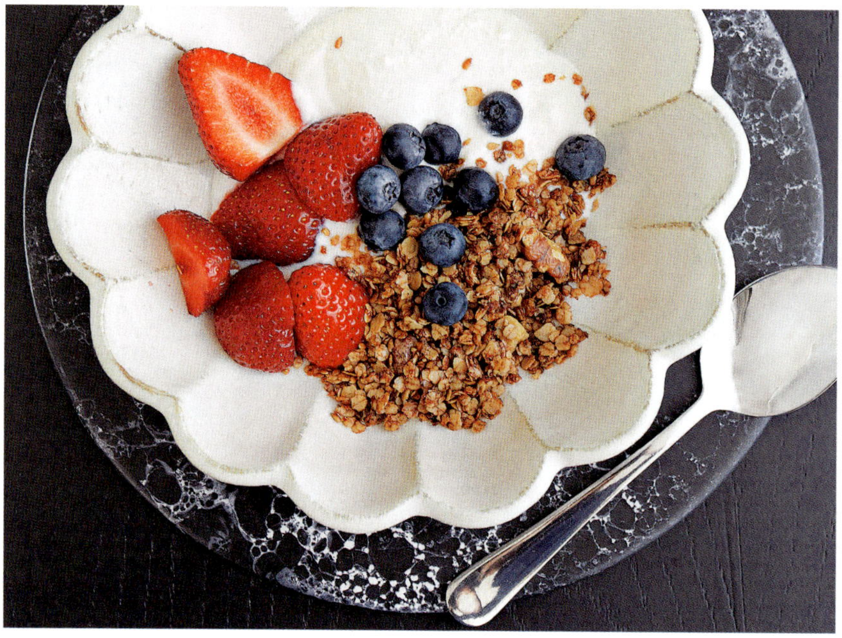

Granola

Für 1 Jar-Glas (500 ml Inhalt)
200 g Haferflocken · 2 EL flüssiges Kokosöl
45 g Dattelsirup · 1 Msp. Salz · 1 Msp. gemahlene Vanille
Meine Toppings: 20 g geschrotete Leinsamen
30 g gehackte Walnusskerne · ½ TL Zimtpulver

Backofen auf 180° (Umluft) vorheizen. Haferflocken, Kokosöl und Dattelsirup gut vermischen. Salz und Vanille unterrühren. Leinsamen, Walnüsse und Zimtpulver untermischen. Gleichmäßig auf einem Bachblech verteilen. Im Ofen (Mitte) 10–12 Minuten backen. Nach 5 Minuten einmal durchrühren.

Tipp: Die Toppings könnt ihr beliebig variieren. Wer möchte, kann noch Rosinen, Goji-Beeren und Schokodrops untermischen, aber bitte nicht mitbacken.

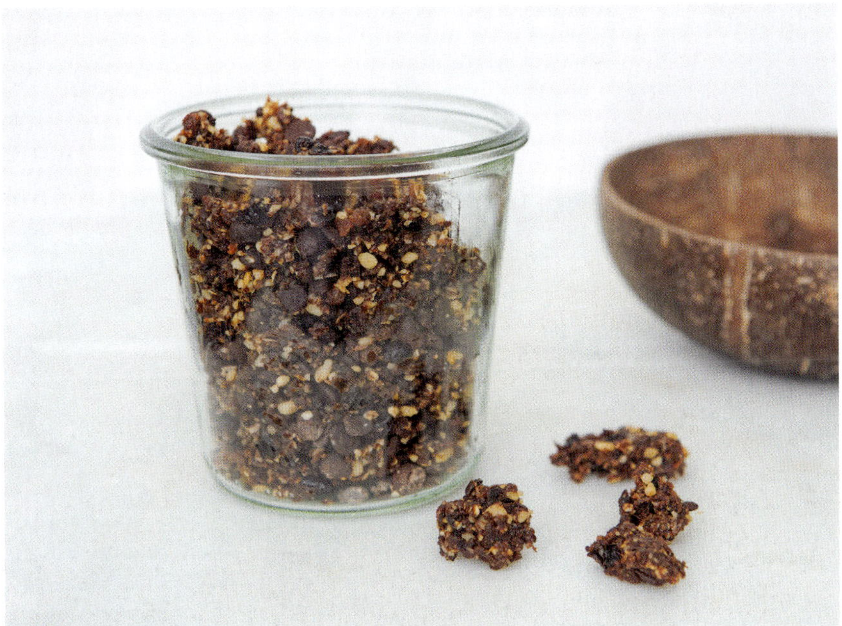

Schokoladen-Rawnola

Für 1 Jar-Glas (500 ml Inhalt)
60 g Walnusskerne · 60 g getrocknete Aprikosen
60 g getrocknete Pflaumen · 60 g Haferflocken
60 g dunkle Schokodrops · 2 EL Melasse oder Honig

Alle Zutaten in den Standmixer geben und gut miteinander verrühren. Das Rawnola in ein Glas füllen, verschließen und mindestens 6 Stunden im Kühlschrank fest werden lassen. Entweder zwischendurch naschen oder Müsli oder eine Smoothie-Bowl damit versüßen.

Info: Dank der Zutaten ist dieses Rezept ein wahrer Eisenbooster!

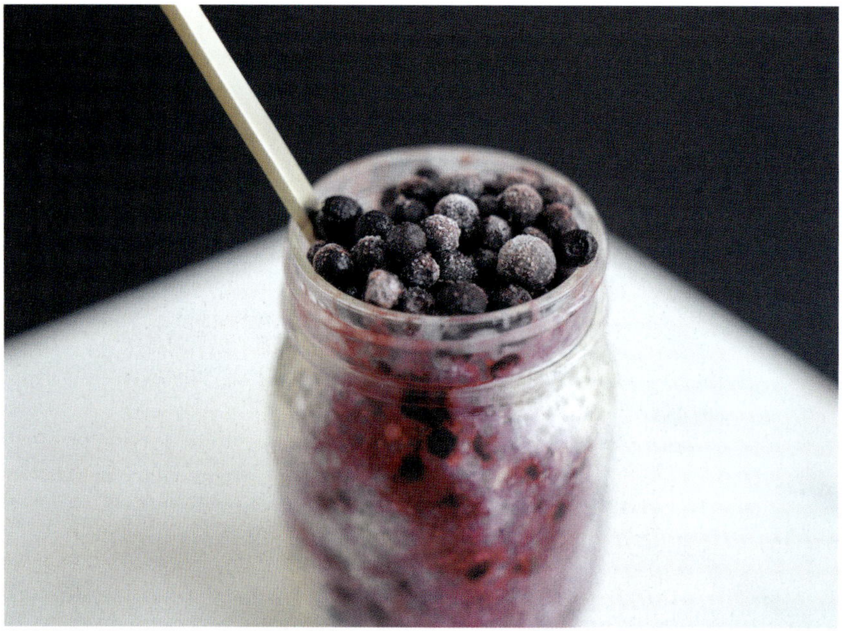

Overnight Oats

Für 1 Portion
50 g Haferflocken · 40 g Heidelbeeren · 15 g Chia-Samen
10 g Hanfsamen · 10 g geraspelte Kokosflocken
5 g Kürbiskerne · 300 ml Pflanzenmilch
(ich nehme Hafermilch)

Die trockenen Zutaten nacheinander in ein großes Jar-Glas oder einen ähnlichen Behälter schichten. Mit der Pflanzenmilch auffüllen. Nach 10 Minuten gründlich durchrühren. Über Nacht im Kühlschrank aufbewahren. Am nächsten Morgen sind die Overnight Oats verzehrfertig.

Wichtig: Die empfohlene Tagesdosis von 15 g bei Chia-Samen bitte nicht überschreiten und auf einen ausgewogenen Wasserhaushalt achten.

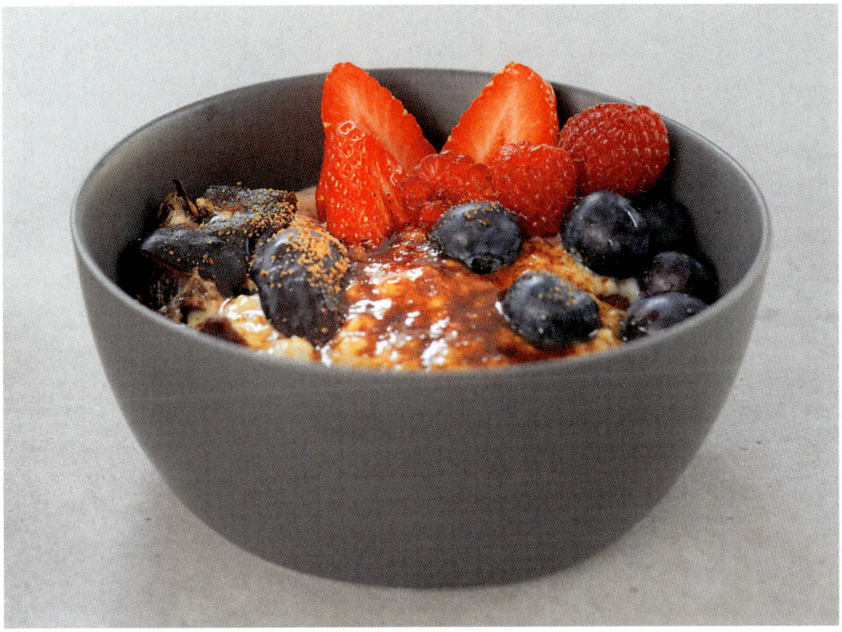

Porridge Plain

Für 1 Portion
300 ml Pflanzenmilch (ich nehme Hafermilch)
50 g Haferflocken · 1 kleine Prise Salz
2 EL Ahornsirup

Die Milch mit den Haferflocken in einem Topf erhitzen. So lange unter Rühren köcheln lassen, bis eine breiige Konsistenz entstanden ist. Je nach gewünschter Konsistenz kann dies 15–30 Minuten dauern. Zum Ende der Garzeit Salz und 2 EL Ahornsirup unterrühren.

Tipp: Frische Beeren aufstreuen und nach Belieben mit ein paar Stückchen Zartbitterschokolade garnieren. Toll dazu: mein Jam-Kompott von Seite 127.

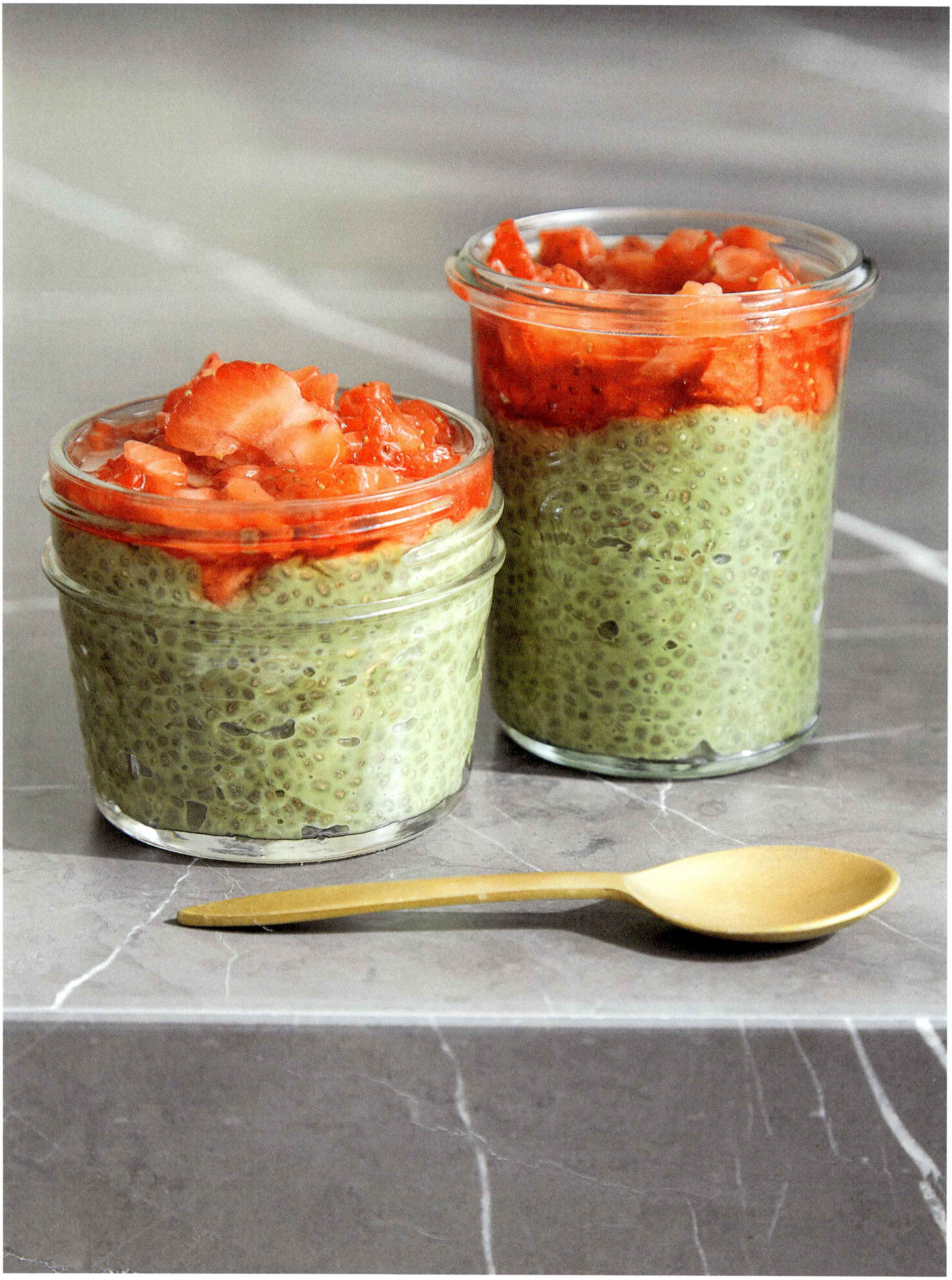

Matcha ist der gesunde Kaffee-Ersatz, gilt als Wachmacher und erhöht Studien gemäß die Gehirnfunktion. Gut für Konzentration und Gedächtnis!

Matcha-Lime-Chia-Pudding

Für 1 großes Glas oder 2 kleine Portionen
180 ml Kokosmilch · ½ TL Matchapulver
1 ½ EL Ahornsirup · abgeriebene Schale von ½ Limette
2 EL Chia-Samen · 5 Erdbeeren

Kokosmilch, Matchapulver, Ahornsirup und Limettenschale im Standmixer verrühren. In ein Glas füllen.

Die Chia-Samen unterheben und 15 Minuten quellen lassen. Immer wieder umrühren. Danach bis zum Verzehr kühl stellen.

Die Erdbeeren waschen, die Kelchblätter entfernen und die Beeren fein würfeln. Mit dem übrigen Ahornsirup süßen und über den Pudding geben.

Info: Neben Vitaminen enthält Matcha viele Antioxidantien und Mineralstoffe wie Kalium und Kalzium.

Wichtig: Die empfohlene Tagesdosis von 15 g bei Chia-Samen bitte nicht überschreiten und auf einen ausgewogenen Wasserhaushalt achten.

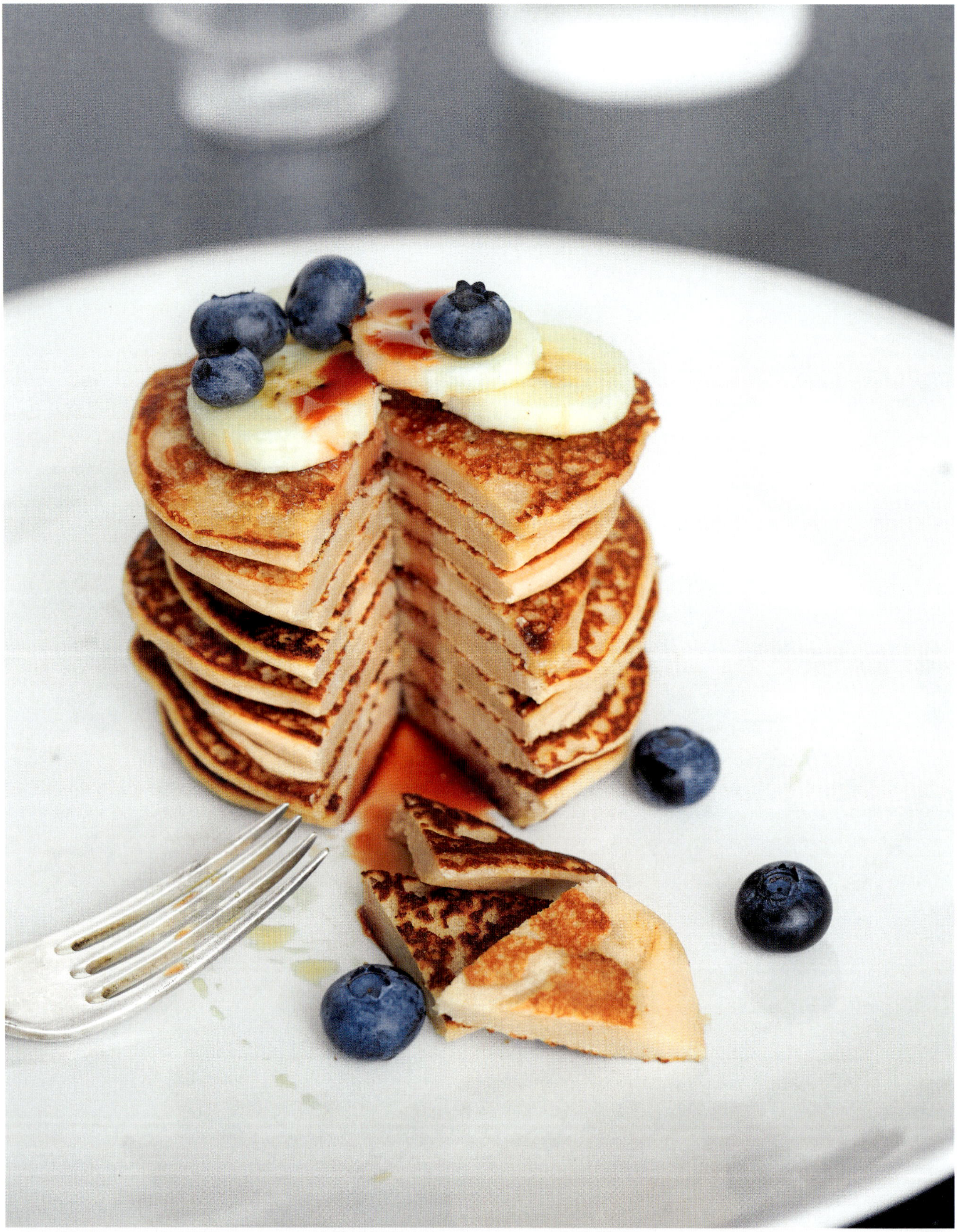

Diese Pancakes sind nicht nur gesund und lecker, sie halten auch lange satt. Ich esse sie nicht nur zum Frühstück, sondern auch als Nachmittagssnack. Gern auch mit Sojajoghurt oder Apfelmus.

Pancakes

Für ca. 15 Stück
200 g Haferflocken · 50 g Mandelmehl
½ TL Salz · 1 ½ TL Backpulver
1 Msp. gemahlene Vanille · 400 ml Mandelmilch
30 g Kokosblütenzucker · 100 g Apfelmus
MCT-Öl

Die Haferflocken im Mixer zu Mehl mahlen. Mit allen übrigen trockenen Zutaten in einer Schüssel vermengen. In den Standmixer umfüllen. Mandelmilch, Kokosblütenzucker und Apfelmus dazugeben und alles zu einem homogenen Teig mixen. Den Teig 15 Minuten im Kühlschrank ruhen lassen.

Eine Pfanne dünn mit MCT-Öl auswischen oder ausstreichen. Den Teig in Pancake-Form in beliebiger Größe in die Pfanne gießen. Bei mittlerer Hitze backen und nach etwa 1 ½ –2 Minuten wenden. Sobald die Pancakes eine schöne braune Farbe angenommen haben, aus der Pfanne heben und auf einem Teller anrichten. Die Pfanne erneut mit etwas Öl ausstreichen und so viele Pancakes backen, bis der Teig aufgebraucht ist.

Nach Belieben mit Ahornsirup, Bananen oder Beeren und Sojajoghurt garnieren. Apfelmus passt natürlich auch.

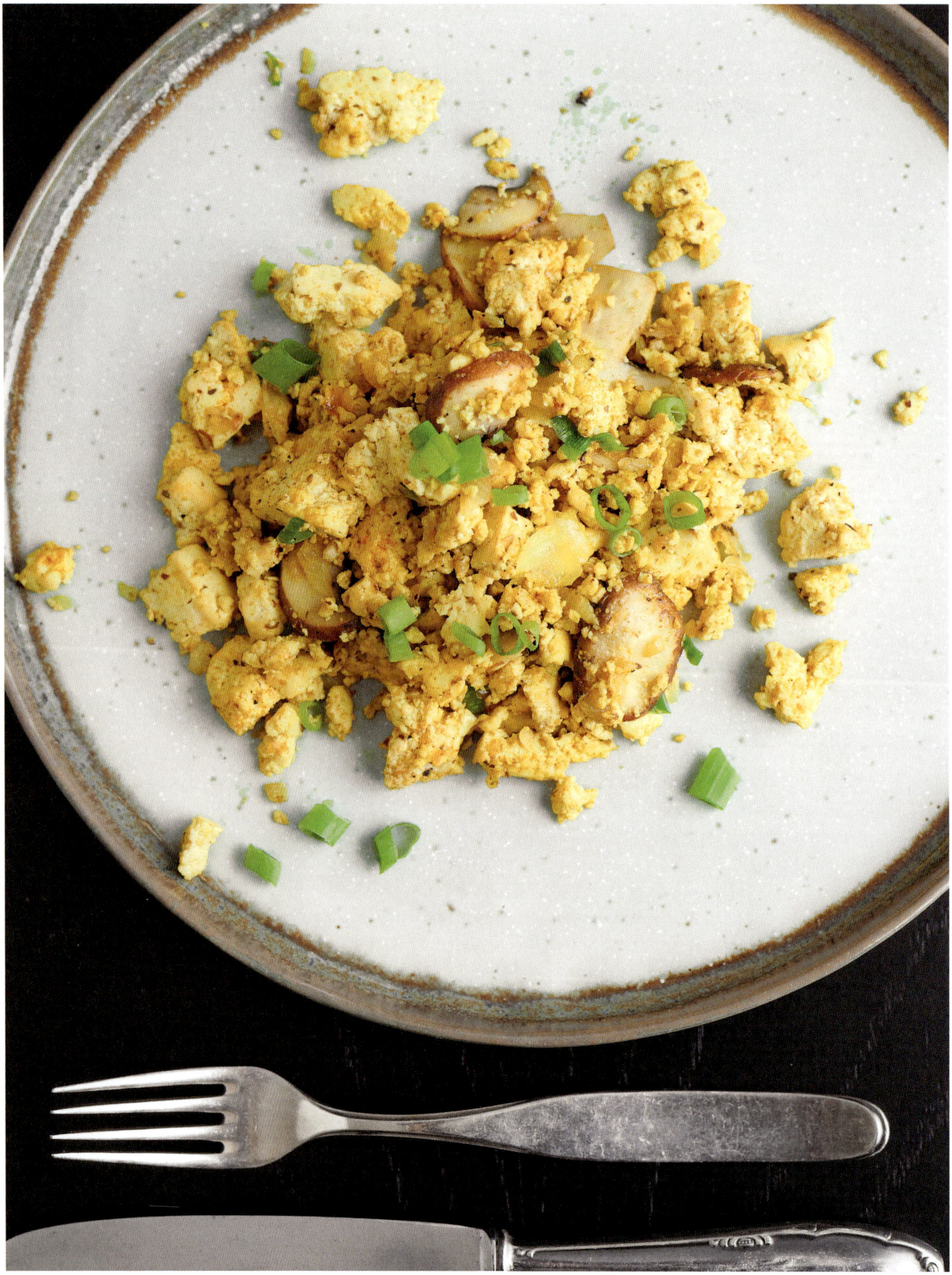

Ich bin ein großer Fan von Kurkuma. Das Gewürz wirkt nicht nur entzündungshemmend und antioxidativ, es hilft auch bei Magen- und Verdauungsproblemen.

Scrambled Tofu Egg

Für 2 Portionen
200 g Tofu
½ Zwiebel
MTC-Öl
2 Champignons
1 ½ TL Schwefelsalz (Kala Namak)
1 TL getrockneter Majoran
Pfeffer aus der Mühle
1 TL gemahlene Kurkuma
1 Frühlingszwiebel

Tofu in einer Schüssel zerdrücken, in ein Sieb füllen und kurz abtropfen lassen. Die Zwiebel schälen, fein würfeln und in etwas Öl anbraten. Champignons putzen, in Scheiben schneiden, ebenfalls dazugeben und kurz mitbraten.

Zuletzt den zerdrückten Tofu dazugeben und so lange braten, bis auch der Tofu etwas Farbe angenommen hat. Mit den Gewürzen abschmecken. Die Frühlingszwiebel in feine Ringe schneiden und das »Rührei« damit garnieren.

Info: Kala Malak ist ein Schwefelsalz und sorgt für eine extra Ei-Note im Geschmack. Es sollte immer erst kurz vor dem Verzehr hinzugegeben werden, damit es sein volles Aroma entfalten kann. Kleiner Benefit: Das Salz enthält unter anderem Eisen.

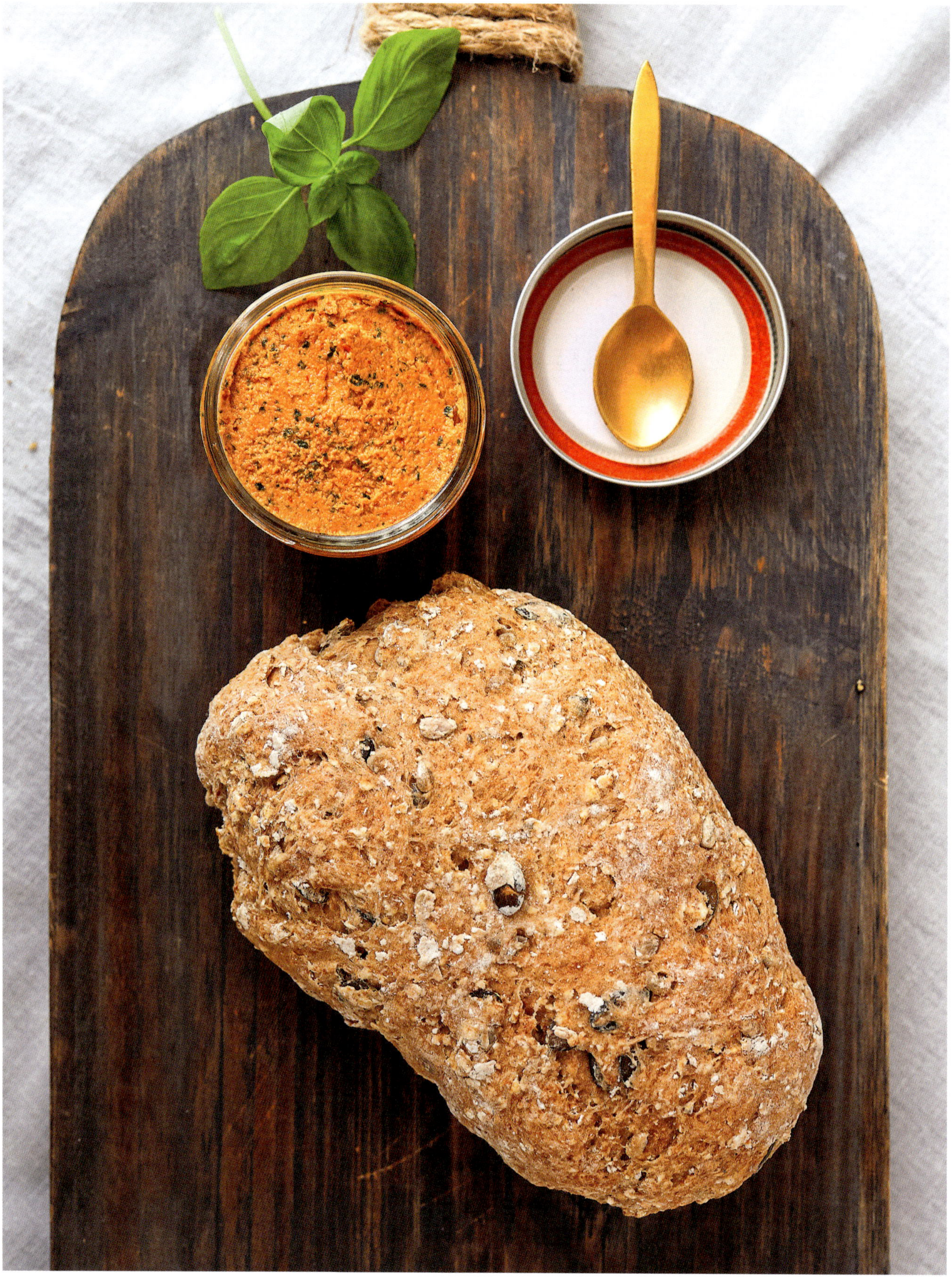

Dieses Brot enthält Mineralien wie Zink, Magnesium und Eisen, viele Ballaststoffe und Vitamine. Dank der Sonnenblumenkerne hat es einen hohen Folsäuregehalt.

Dinkelbrot

Für 1 Laib
210 g Dinkelmehl · 100 g Haferflocken · 30 g Kürbiskerne
30 g Sonnenblumenkerne · 100 g Sojajoghurt · 20 g Flohsamenschalen
200 ml Wasser · 1 ½ TL Salz · 1 ½ TL Backpulver · 2 EL Ahornsirup

Mehl, Haferflocken, Kürbis- und Sonnenblumenkerne in einer Schüssel mischen und gut mit den übrigen Zutaten verkneten, sodass ein fester, glatter Teig entsteht. Sollte er noch klebrig sein, etwas mehr Mehl dazugeben. Den Teig zugedeckt 30 Minuten ruhen lassen.

Den Backofen auf 180° (Umluft) vorheizen. Ein Backblech mit Backpapier belegen. Den Teig nochmals kurz durchkneten und einen Laib daraus formen. Auf das Backblech setzen.

Das Brot im heißen Ofen (Mitte) 45 Minuten goldbraun backen. Herausnehmen und abkühlen lassen. Warm oder kalt genießen.

Tipp: Man kann aus diesem Teig auch knusprige Brötchen oder Grissini herstellen.

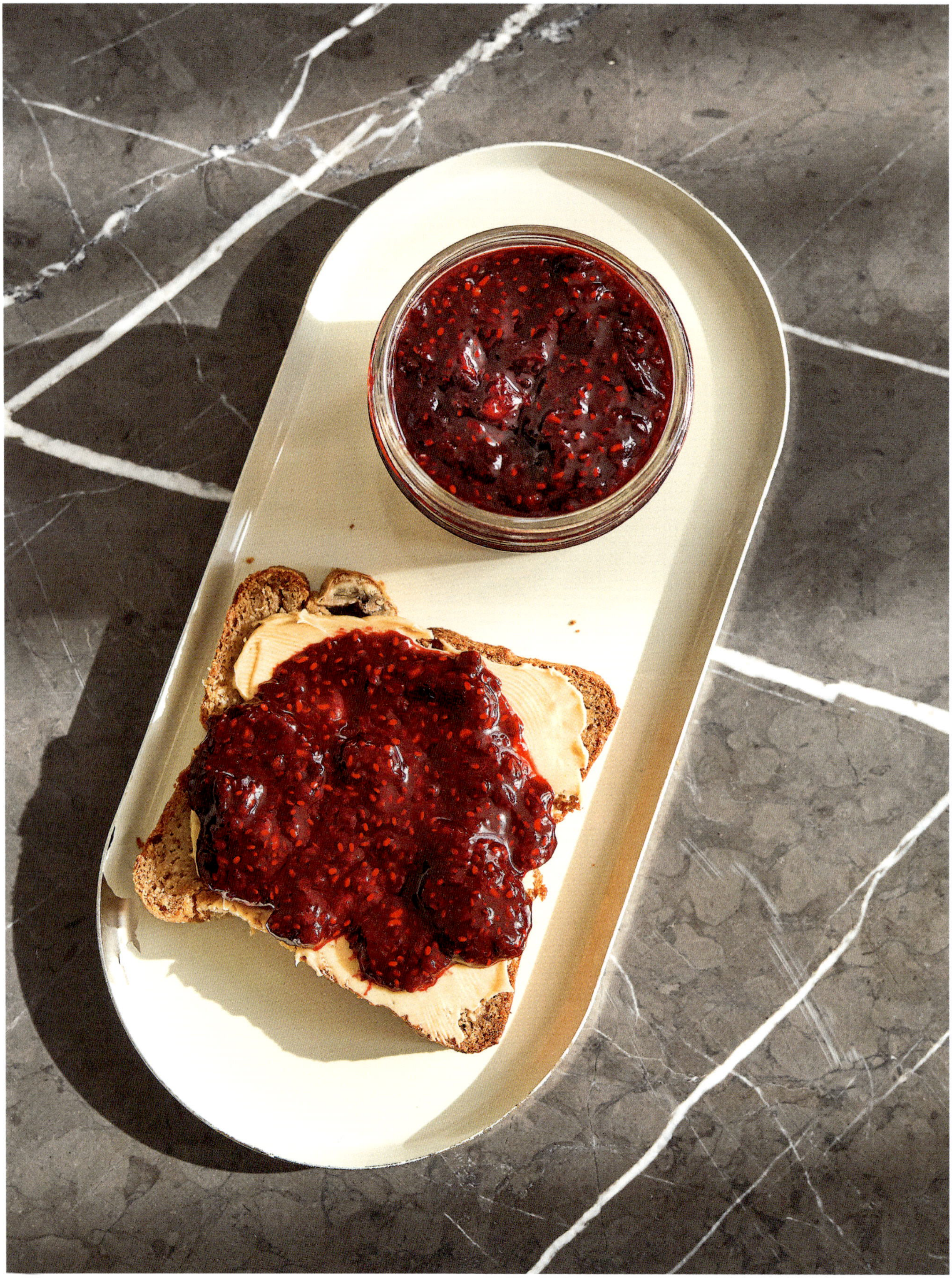

Ich liebe diese Marmelade!
Am besten schmeckt sie mir auf einer Scheibe Dinkelbrot mit Erdnussmus.

Jam

Für 1 Marmeladenglas (140 ml)
150 g roter Beerenmix (frisch oder TK)
20 ml Wasser
10 g Chia-Samen
50 g Dattelsirup

Die Beeren mit dem Wasser in einen Topf füllen und zum Kochen bringen. Bei mittlerer Hitze 5 Minuten köcheln lassen. Chia-Samen und Dattelsirup unterrüren.

10–20 Minuten einkochen lassen, bis eine geleeartige Masse entsteht. In ein sauberes Glas mit Schraubverschluss füllen. Vor dem Verzehr etwas abkühlen lassen. Im Kühlschrank aufbewahren.

Wichtig: Die empfohlene Tagesdosis von 15 g bei Chia-Samen bitte nicht überschreiten und auf einen ausgewogenen Wasserhaushalt achten.

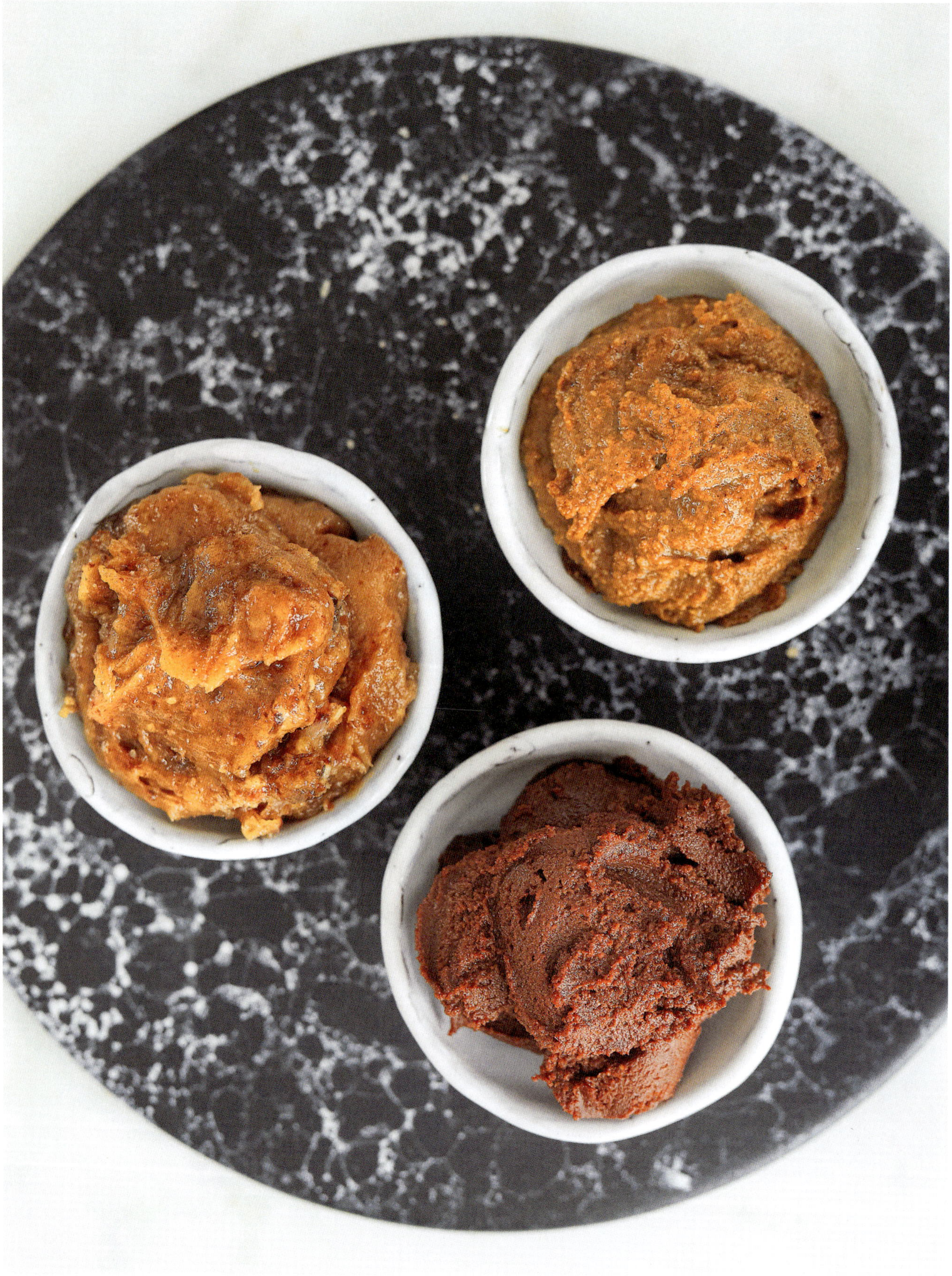

Dattelcreme

Für 1 Marmeladenglas (200 ml) · 6 Medjool-Datteln oder 100 g normale Datteln
2 TL Kokosöl · 50 g weißes Tahin (Sesampaste) · 1 Spritzer Zitronen- oder Limettensaft
30 ml Wasser

Die Datteln mit heißem Wasser übergießen und 1 Stunde einweichen. In ein Sieb abgießen und mit den übrigen Zutaten in den Food Processor geben. 5–10 Minuten mixen, bis die Masse cremig wird. Die Dattelcreme in ein sauberes Schraubglas füllen und im Kühlschrank aufbewahren.

Info: Dieses Rezept ist reich an essenziellen Fettsäuren, Mineralstoffen und Vitaminen. Die Creme ist super für Haut und Haare und sorgt für starke Knochen.

Schoko-Crunch

Für 1 Marmeladenglas (250 ml) · 200 g geschälte Haselnusskerne
100 g Cashewkerne · 20 g Kakaopulver · 80 g Kokosblütenzucker
1 Msp. gemahlene Vanille · ⅓ TL Salz

Die Haselnüsse in einer Pfanne ohne Fett anrösten. In den Food Processor füllen und ca. 6 Minuten zu einer homogenen Masse verarbeiten. Zwischendurch die Masse mit dem Spatel nach unten schieben. Übrige Zutaten nacheinander in den Food Processor geben und weitere 3–5 Minuten zu einer cremigen Masse rühren. In ein sauberes Schraubglas füllen und im Kühlschrank aufbewahren.

Süßes Cashewmus

Für 1 Marmeladenglas (250 ml) · 100 g Cashewkerne · 4 EL Wasser
1 EL braunes Mandelmus · 1 EL dunkle Melasse · 1 TL Hanfsamen · 1 Prise Salz

Die Cashewkerne 30 Minuten in heißem oder über Nacht in kaltem Wasser einweichen. Die Kerne in ein Sieb abgießen und abspülen. Mit 4 EL Wasser im Food Processor gut verrühren. Mit den übrigen Zutaten zu einer cremigen Masse mixen. In ein sauberes Schraubglas füllen und im Kühlschrank aufbewahren.

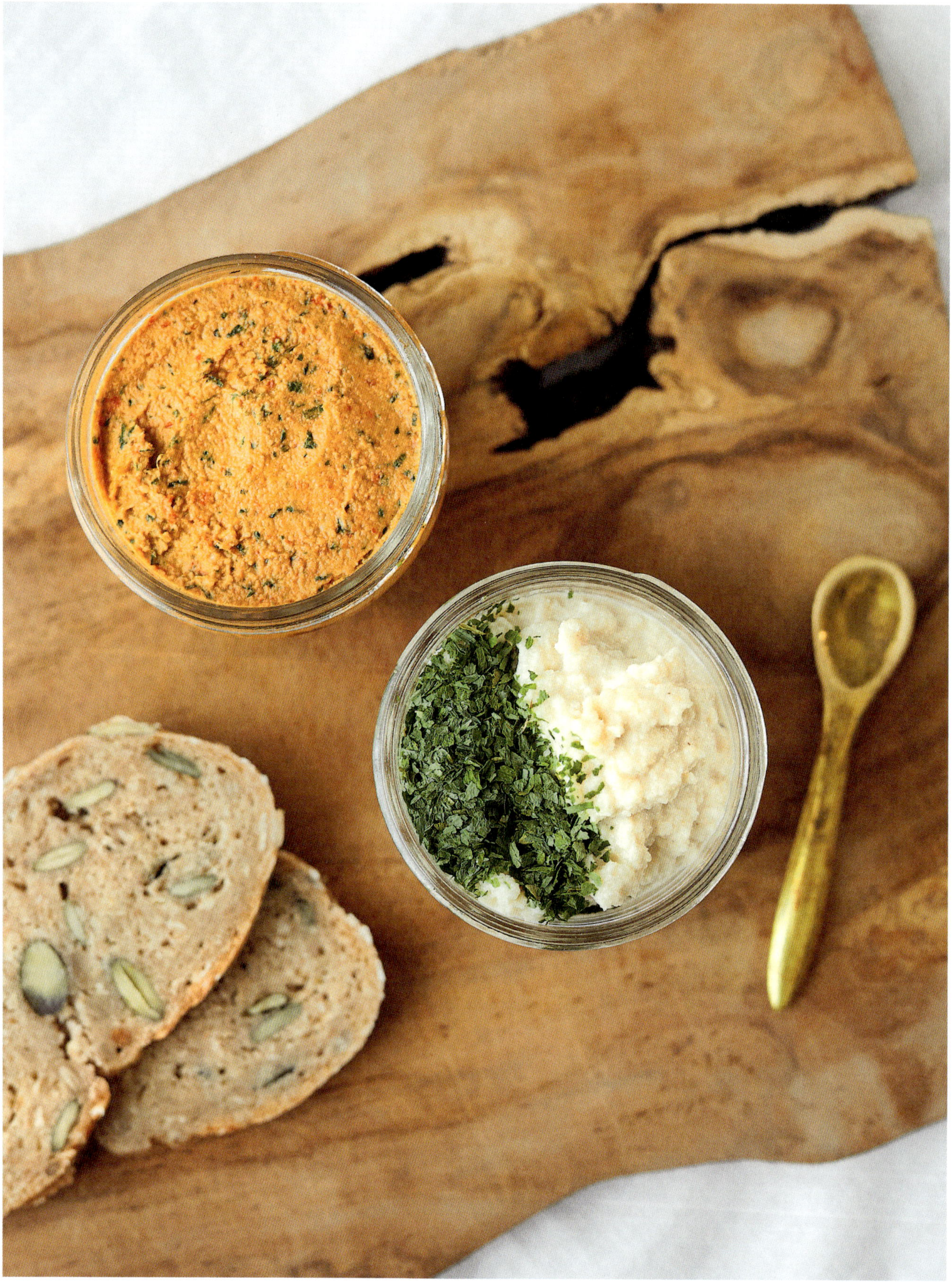

Tomatenaufstrich

Für 1 Marmeladenglas (250 ml) · 170 g getrocknete Tomaten
100 g Cashewkerne · ½ Bund Basilikum · 1 EL Apfelessig
1 Prise Salz · 1 Prise Pfeffer aus der Mühle · 1 EL Ahorn- oder Dattelsirup
50 g Leinsamenöl · ½ Bund Koriander

Tomaten und Cashewkerne getrennt voneinander 1 Stunde in heißem oder über Nacht in kaltem Wasser einweichen. In ein Sieb abgießen und abspülen.

Basilikum waschen und trocken schütteln. Mit den übrigen Zutaten in den Food Processor geben und in 5–10 Minuten zu einer cremigen Masse mixen. In ein sauberes Schraubglas füllen. Gekühlt ist der Aufstrich 3–4 Tage haltbar.

Cashew-Cream-Cheese

Für 1 Marmeladenglas (200 ml) · 100 g Cashewkerne
60 ml Wasser · ½ Knoblauchzehe
30 ml Brottrunk · ½ Bund Schnittlauch oder Bärlauch
Salz

Die Cashewkerne 30 Minuten in heißem oder über Nacht in kaltem Wasser einweichen. In ein Sieb abgießen und abspülen. Mit dem Wasser im Food Processor mixen.

Den Knoblauch schälen. Brottrunk und Knoblauch dazugeben und so lange weiterrühren, bis eine homogene Creme entstanden ist.

Zuletzt den Schnittlauch oder Bärlauch waschen, trocken schütteln, fein hacken und untermischen. Mit Salz abschmecken. In ein sauberes Schraubglas füllen. Gekühlt ist der Aufstrich 3–4 Tage haltbar.

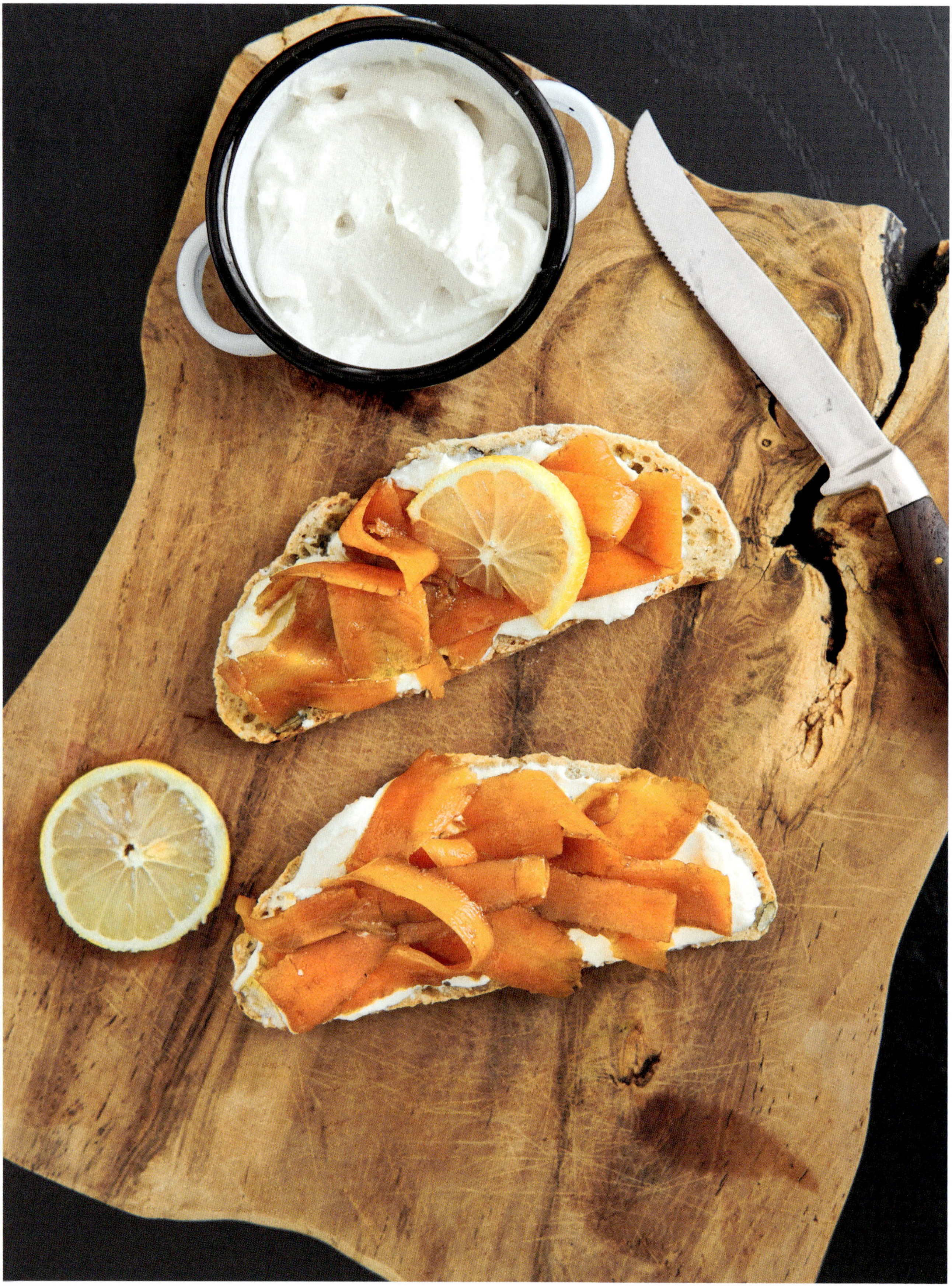

Jeder, der Lust auf Fisch verspürt, findet mit diesem Rezept eine pflanzliche Alternative. Vorsicht: Das Rezept ist etwas zeitintensiver, aber man hat lange etwas davon.

Falscher Lachs mit Cream Cheese

Für 4–6 Portionen
Für den Cream Cheese: 500 g Sojajoghurt
3 EL Brottrunk · 1 TL Salz
Für den falschen Lachs: 2 große, lange Möhren
Für die Marinade: 2 EL Olivenöl · 1 TL grobes Salz
1 EL Raucharoma (habe ich im Internet bestellt)

Für den Cream Cheese den Sojajoghurt in einen Nussbeutel füllen, in ein Sieb legen und 12 Stunden oder über Nacht über einer Schüssel abtropfen lassen, bis die Flüssigkeit komplett entzogen ist. Die Masse in eine Schale geben und Brottrunk sowie Salz dazugeben. Gut durchrühren und im Kühlschrank lagern.

Für den falschen Lachs die Möhren in längliche, dünne Scheiben schneiden. Am besten mit einem Sparschäler an einer Stelle ansetzen und längs abziehen, in einen Kochtopf mit Dämpfeinsatz füllen und 5–7 Minuten bissfest dünsten.

Danach alle Zutaten für die Marinade in ein großes Glas mit Schraubdeckel füllen. Das Glas verschließen und schütteln. Die Möhrenstreifen zur Marinade geben, das Glas verschließen und insgesamt 48 Stunden im Kühlschrank ziehen lassen. Nach 24 Stunden einmal durchrühren. Mit Cream Cheese und Dinkelbrot servieren.

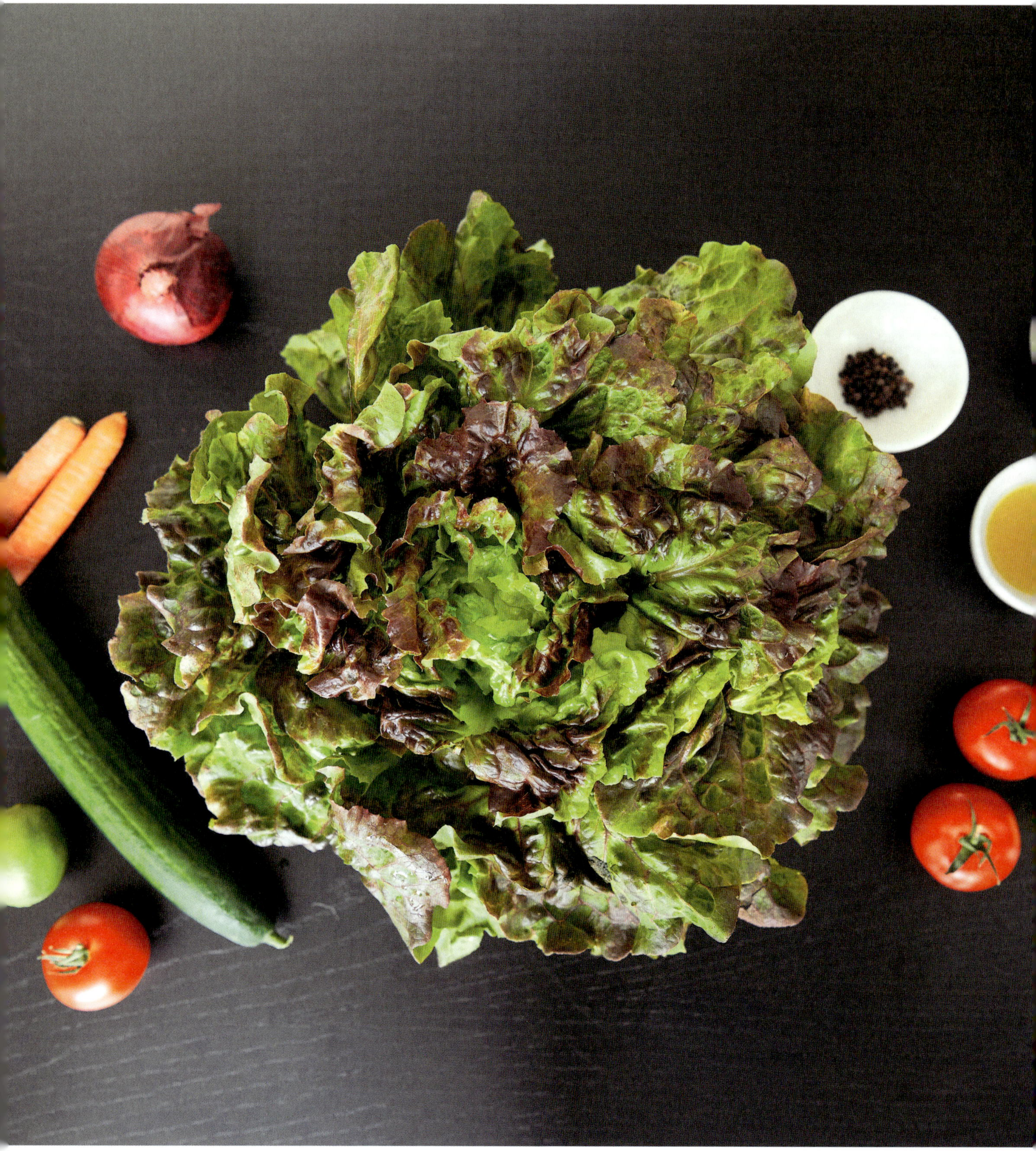

SALATE *FRISCH UND* KNACKIG

Während der Schwangerschaft habe ich zu den Hauptmahlzeiten oder als kleine Zwischenmahlzeit oftmals einen einfachen grünen Salat zubereitet. Grüner Salat enthält mehr Folsäure als anderes Gemüse. Zudem kann man mit weiteren Zutaten ein tolles Essen kreieren, das leicht im Magen liegt.

Senf-Dressing

Für 1 Portion
1 ½ TL Senf
2 TL Dattelsirup
½ TL Apfelessig
1 EL Wasser
1 TL Salz

Alle Zutaten in eine kleine Schüssel füllen und gründlich miteinander verrühren.

Info: Alle Dressings sind im Kühlschrank 2–3 Tage haltbar.

Tahin-Dressing

Für 1 Portion
1 EL weißes Tahin (Sesampaste)
1 EL Apfelessig
1 EL Olivenöl
½ TL Salz
1 EL Wasser

Alle Zutaten in eine kleine Schüssel füllen und gründlich miteinander verrühren.

Mango-Dressing

Für 1 Portion
½ frische Mango
½ Avocado
1 EL Apfelessig
Saft von ½ Orange
1 TL Salz · 1 Prise Pfeffer aus der Mühle
½ TL Dattelsirup
20 ml Wasser
1 Msp. Knoblauchpulver

Die Mango schälen und das Fruchtfleisch auf beiden Seiten vom Stein schneiden. Die Avocado entsteinen und das Fruchtfleisch aus der Schale heben. Mango und Avocado in den Mixer füllen.

Die übrigen Zutaten hinzufügen und alles gründlich miteinander verrühren.

3-Ingredients-Dressing

Für 1 Portion
2 EL Olivenöl
2 EL Zitronensaft
½ TL Salz

Alle Zutaten in eine kleine Schüssel füllen und gründlich miteinander verrühren.

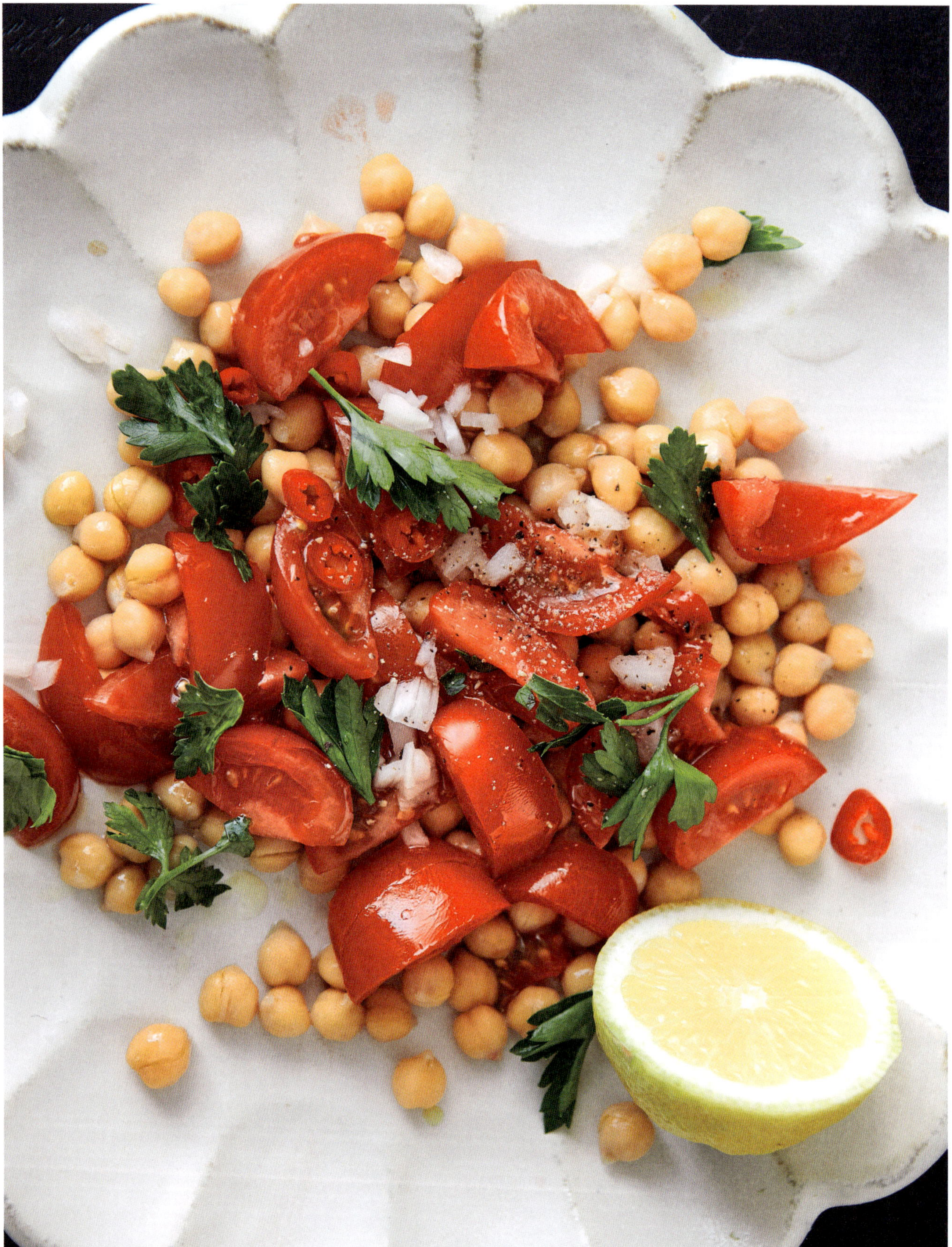

Wenn man Kichererbsen von der Schale trennt, ist das besser für die Verdauung und wirkt sich weniger blähend aus.

Tomaten-Kichererbsen-Salat

Für 2 Portionen
300 g Kichererbsen
6 kleine Tomaten
½ Zwiebel
½ rote Chilischote
4 Stängel Petersilie

Die Kichererbsen gut abtropfen lassen, abwaschen und mit den Händen unter laufendem Wasser die Schalen ablösen.

Die Tomaten waschen und vierteln, die Stielansätze entfernen. Die Zwiebel schälen und fein würfeln. Die Chilischote waschen, halbieren, weiße Trennwände und Kerne entfernen und die Chili in feine Ringe schneiden. Die Petersilie waschen und trocken schütteln, die Blättchen abzupfen. Alles miteinander in einer Schüssel vermengen.

Dazu schmeckt das 3-Ingredients-Dressing von Seite 137 mit dem Saft von ½ Zitrone.

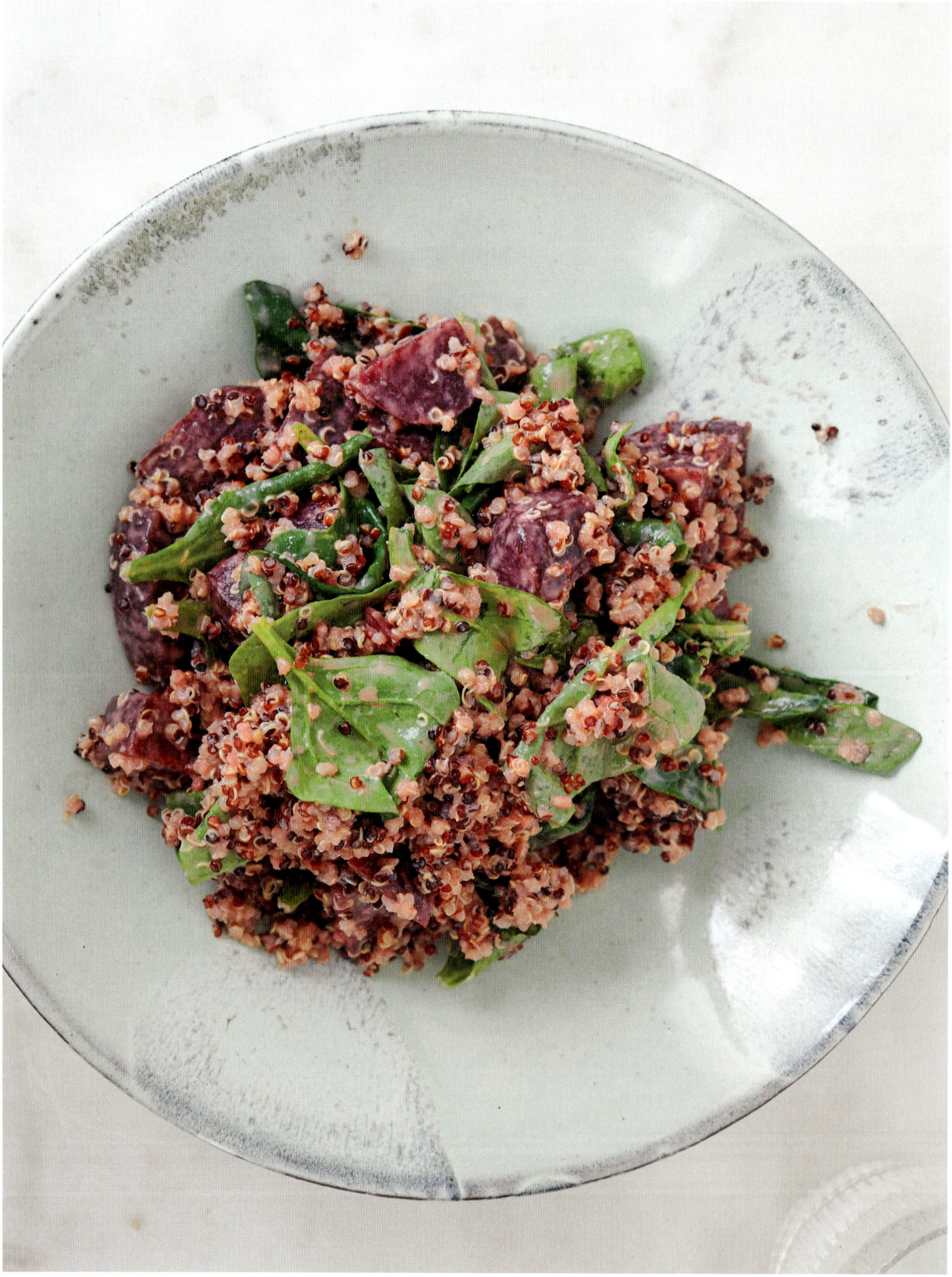

Rote Bete enthält lauter Vitamine, Eisen und Antioxidantien. Somit werden wir mit mehr Energie, einem frischeren Aussehen und einem starken Immunsystem belohnt.

Quinoa-Spinat-Salat mit Roter Bete

Für 2 Portionen
150 g Quinoa
1 Rote Bete (vorgekocht und vakuumiert)
50 g Spinat

Quinoa in ein feines Sieb geben, gründlich unter fließendem Wasser abspülen und nach Packungsanleitung etwa 20 Minuten kochen. Abgießen und in einer Schale abkühlen lassen.

Die Rote Bete in Würfel schneiden und zur Quinoa geben. Den Spinat gründlich waschen, trocken schleudern, grobe Stiele entfernen. Spinat zum Salat geben und gut durchmischen.

Dazu schmeckt das Tahin-Dressing von Seite 136.

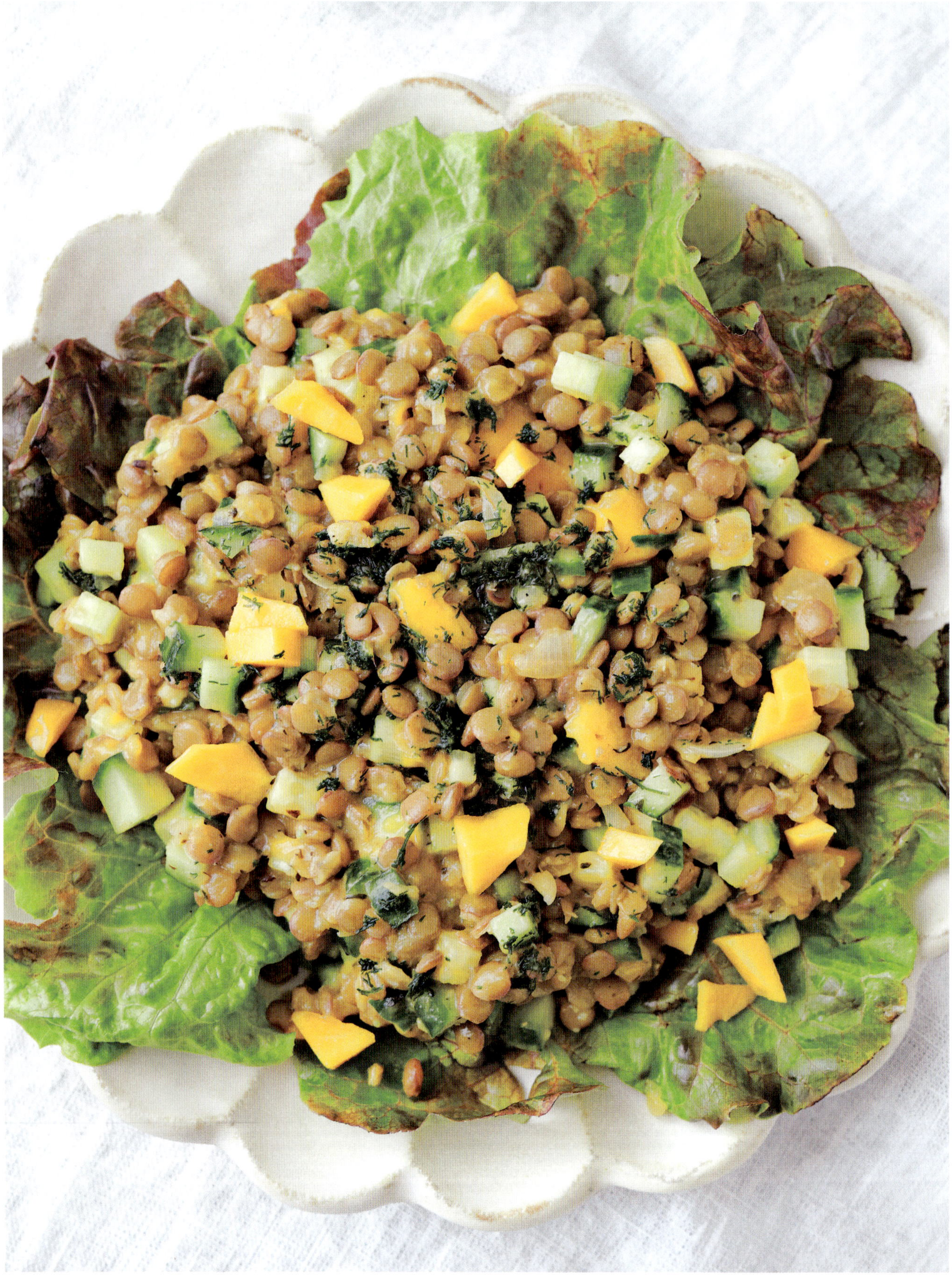

Mangos enthalten viele wichtige Vitamine und vor allem Kalium, Kalzium und Magnesium. Zudem sind sie gut verdaulich und wirken beruhigend auf den Darm.

Lauwarmer Linsensalat

Für 2 Portionen
150 g grüne Linsen · ½ Bund Dill
½ Mango · ½ Zwiebel · ½ Salatgurke · etwas Öl
1 TL Kräuter der Provence · 2 TL Salz · 5–6 große Salatblätter

Die Linsen gründlich abspülen und nach Packungsanweisung garen.

Den Dill waschen, trocken schütteln und fein hacken. Die Mango schälen und das Fruchtfleisch von beiden Seiten vom Stein schneiden. Die Zwiebel schälen und in Würfel schneiden. Die Gurke waschen, schälen und würfeln.

Öl in einer Pfanne erhitzen und die Zwiebeln darin glasig anbraten. Die gegarten Linsen hinzufügen und mit Kräuter der Provence und Salz würzen.

Gurkenwürfel und Dill unter die Linsen heben. Die Salatblätter waschen und auf zwei Tellern anrichten. Linsen-Gemüse-Mix darauf verteilen. Die Mangowürfel darüberstreuen.

Dazu schmeckt das Mango-Dressing von Seite 137.

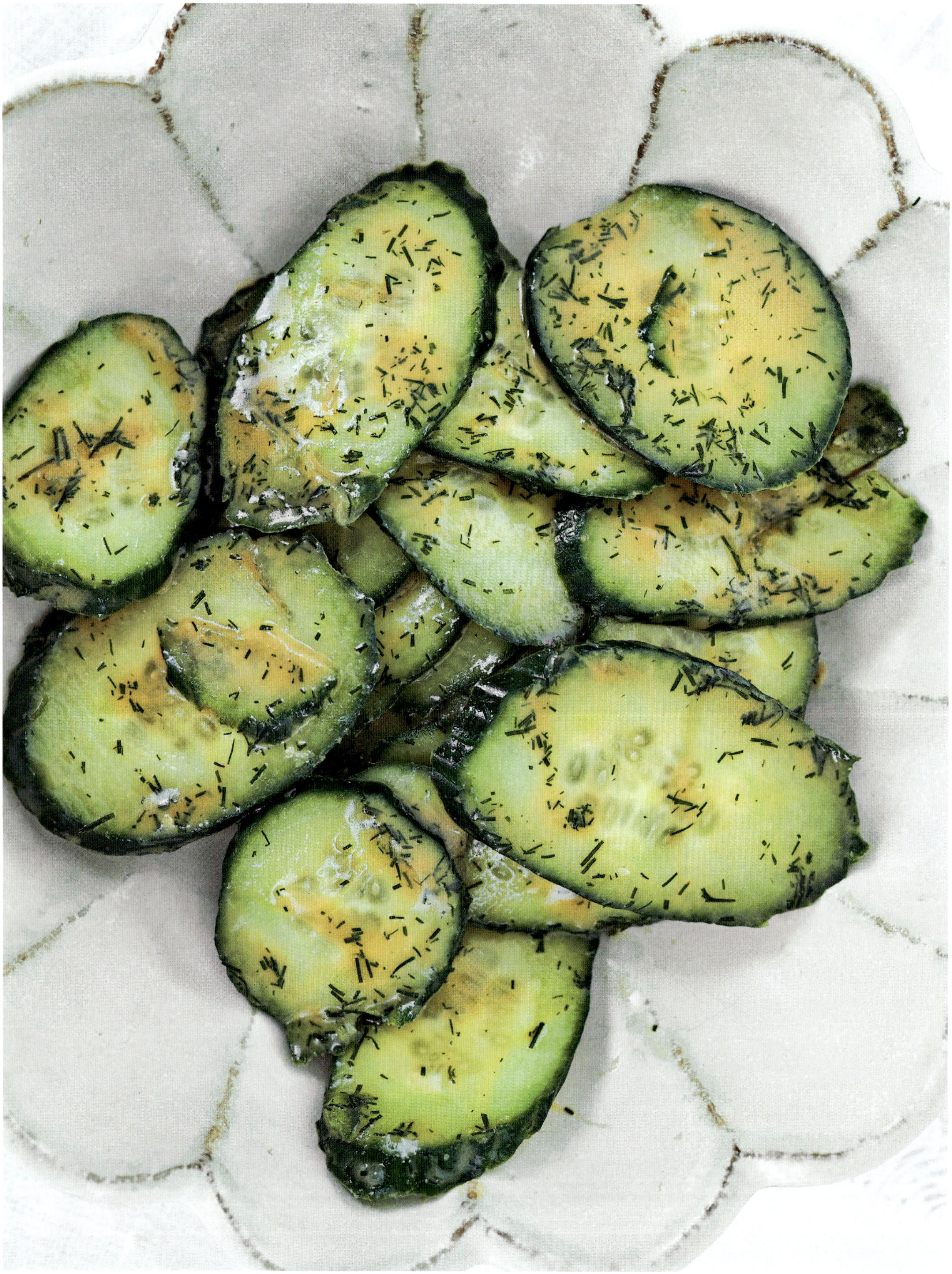

Ich bin ein großer Dill-Fan! Er ist nährstoffreich und wirkt bakterien- und blähungshemmend sowie appetit- und verdauungsanregend. Und er unterstützt das Immunsystem.

Gurkensalat

Für 2–3 Portionen
1 Salatgurke
½ Bund Dill

Die Gurke waschen, in dünne Scheiben schneiden oder hobeln. Die Gurkenscheiben in eine Salatschale füllen. Dill waschen, trocken schütteln, fein hacken und zu den Gurken geben.

Dazu schmeckt das Senf-Dressing von Seite 136.

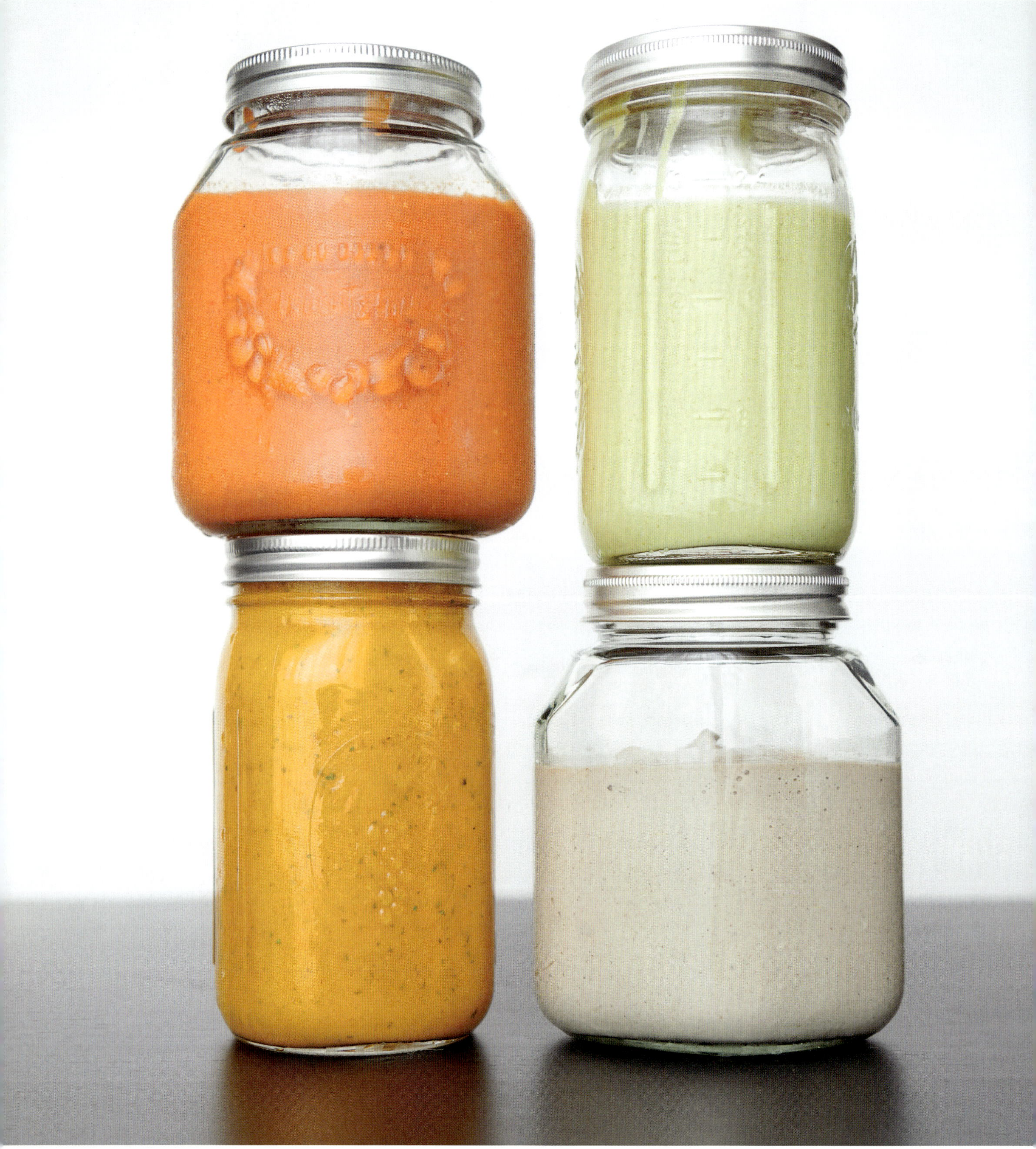

SUPPEN *KOCHEN AUF VORRAT*

Ich koche Suppen zu jeder Jahreszeit und gern auf Vorrat. In Jar-Gläsern im Kühlschrank oder auch eingefroren halten sie sich einige Zeit und eignen sich wunderbar, um jede Menge Nährstoffe in ihnen unterzubringen.

Das Gemüse kann man auch hier beliebig je nach Jahreszeit und den eigenen Vorlieben variieren.

Tomaten-Paprika-Suppe

Für 2–3 Portionen
5 mittelgroße Tomaten
3 rote Paprika
1 Zwiebel
1 EL Tomatenmark
200 ml Mandelmilch
1 TL Salz
1 Msp. rosenscharfes Paprikapulver
1 Spritzer Zitronensaft

Den Backofen auf 180° (Umluft) vorheizen. Ein Backblech mit Backpapier belegen. Tomaten waschen und in grob Stücke schneiden. Dabei die Stielansätze entfernen. Die Paprika waschen, halbieren, Kerne und weiße Trennwände entfernen und die Hälften in grobe Stücke teilen. Die Zwiebel schälen und vierteln. Das Gemüse auf dem Backblech verteilen. Im Ofen (Mitte) 30 Minuten backen.

Das Gemüse mit den übrigen Zutaten in den Standmixer füllen. Alles zu einer cremigen Suppe mixen. In einem Topf noch einmal erwärmen und servieren.

Diese Suppe ist perfekt für heiße Sommertage geeignet, weil man sie auch kalt ganz hervorragend genießen kann.

Brokkoli-Avocado-Suppe

Für 2–3 Portionen
100 g Quinoa
1 Brokkoli
½ Avocado
1 ½ TL Salz
Pfeffer aus der Mühle (nach Belieben)
Saft von 1 Limette
100 ml Kokosmilch
200 ml heißes Wasser

Quinoa in ein feines Sieb füllen und gründlich unter fließendem Wasser abspülen. Nach Packungsanleitung etwa 20 Minuten kochen. Abgießen und in einer Schale abkühlen lassen.

Die Brokkoliröschen vom Strunk trennen. In einem Topf Wasser zum Kochen bringen und die Brokkoliröschen darin 5–10 Minuten kochen, bis der Brokkoli weich ist. Inzwischen die Avocado entsteinen und das Fruchtfleisch aus der Schale heben. Mit dem Brokkoli und den übrigen Zutaten (bis auf den Quinoa) in den Mixer geben und gründlich pürieren, bis eine cremige Suppe entsteht.

In einem Topf füllen, Quinoa unterheben. Die Suppe kann nach Belieben warm oder kalt serviert werden.

Die Hefeflocken sind das i-Tüpfelchen in diesem Rezept. Sie verleihen der Sauce einen besonderen Geschmack, der an Käse erinnert.

Pilzcremesuppe

Für 2–3 Portionen
150 g Cashewkerne
1 Zwiebel · etwas MCT-Öl
250 g Champignons
1 EL getrockneter Majoran
300 ml Hafermilch
3 TL Salz
1 TL Hefeflocken
Saft von ½ Zitrone
Pfeffer aus der Mühle
¼ Bund Petersilie

Die Cashewkerne 30 Minuten in heißem oder über Nacht in kaltem Wasser einweichen. In ein Sieb abgießen und abspülen.

Die Zwiebel schälen, fein würfeln. Öl in einer Pfanne erhitzen und die Zwiebeln darin glasig andünsten. Die Champignons putzen, halbieren und dazugeben. Weiterbraten, bis sie zu bräunen beginnen. Mit Majoran würzen. Vom Herd nehmen und in den Standmixer füllen.

Übrige Zutaten bis auf die Petersilie hinzufügen. Alles fein pürieren. Bei Bedarf noch etwas Hafermilch hinzufügen und wieder erwärmen. Die Petersilie waschen, trocken schütteln und klein schneiden. Die Suppe auf Teller verteilen und mit Petersilie bestreut servieren.

Kurz vor dem Servieren kan man 2 bis 3 Tropfen Kürbiskernöl auf jeden Teller träufeln. Das schmeckt nicht nur lecker, sondern sieht auch noch toll aus.

Kürbissuppe

Für 2–3 Portionen
1 Hokkaido-Kürbis
1 Zwiebel
Saft von 1 Orange
etwas MTC-Öl
1 Stück Ingwer (2 cm lang)
2 TL Salz · 1 EL Tamari-Sauce
Pfeffer aus der Mühle
Saft von ½ Zitrone
200 ml Hafermilch
¼ Bund Koriander

Kürbis in grobe Stücke schneiden und in einem Topf mit Wasser kochen, bis er weich ist. Inzwischen die Zwiebel schälen, grob würfeln und in etwas Öl glasig andünsten.

Beides in einen Mixer füllen. Den Ingwer schälen und ebenfalls dazugeben, ebenso wie die übrigen Zutaten, bis auf den Koriander.

Alles mixen, bis eine cremige Masse entstanden ist. Danach die Suppe in einem Topf wieder erwärmen. Zuletzt den Koriander waschen, trocken schütteln und fein hacken. Die Suppe auf Teller verteilen und mit Koriander bestreuen.

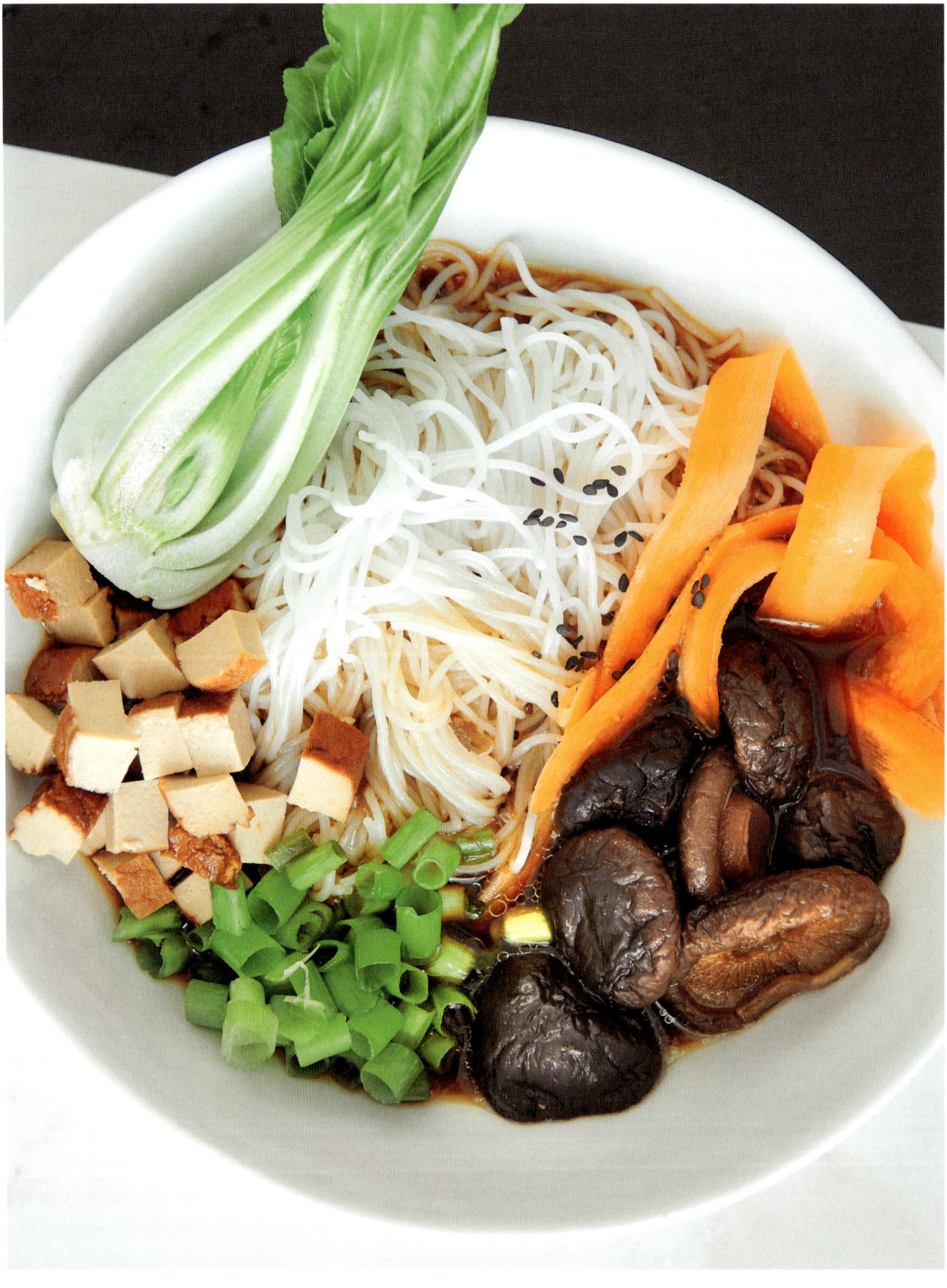

Die asiatische Küche ist eine meiner liebsten. Was viele nicht wissen: Miso-Paste ist ein kleines Nährstoffwunder, bestehend aus viel Eiweiß, Proteinen, Vitaminen, Aminosäuren und Mineralstoffen.

Asiatische Nudelsuppe

Für 2 Portionen

1 Zwiebel · 4 Knoblauchzehen · 1 EL desodoriertes Kokosöl
1 Stück Ingwer (3 cm lang) · 1 l Wasser · 40 g getrocknete Shiitake-Pilze
(frische passen natürlich auch super, alternativ gehen auch Champignons)
5 EL Tamari-Sauce · 1 gehäufter EL Misopaste · ½ EL geröstetes Sesamöl
½ EL Ahornsirup · 1 Spritzer Limettensaft · Reisnudeln für 2 Portionen
¼ Packung geräucherter Tofu · 1 Frühlingszwiebel · ½ Möhre · 1 Pak Choi

Zwiebel und Knoblauch schälen und grob würfeln. Das Kokosöl in einem Topf heiß werden lassen und Zwiebel und Knoblauch darin andünsten.

Den Ingwer schälen, in Scheiben schneiden und dazugeben. Alles 2–3 Minuten anbraten. Mit 1 l Wasser ablöschen. Die getrockneten Pilze dazugeben. Mit Tamari, Misopaste, Sesamöl, Ahornsirup und Limettensaft würzen und 45 Minuten bei kleiner Flamme abgedeckt köcheln lassen. Inzwischen die Reisnudeln nach Packungsanweisung zubereiten.

Den Tofu würfeln. Die Frühlingszwiebel waschen, putzen und in Ringe schneiden. Die Möhre waschen. Längs mit einem Sparschäler in dünne Streifen hobeln. Den Pak Choi waschen, trocken tupfen und halbieren.

Diese Zutaten und die abgetropften Nudeln auf die beiden Bowls verteilen. Zuletzt die Brühe darübergießen.

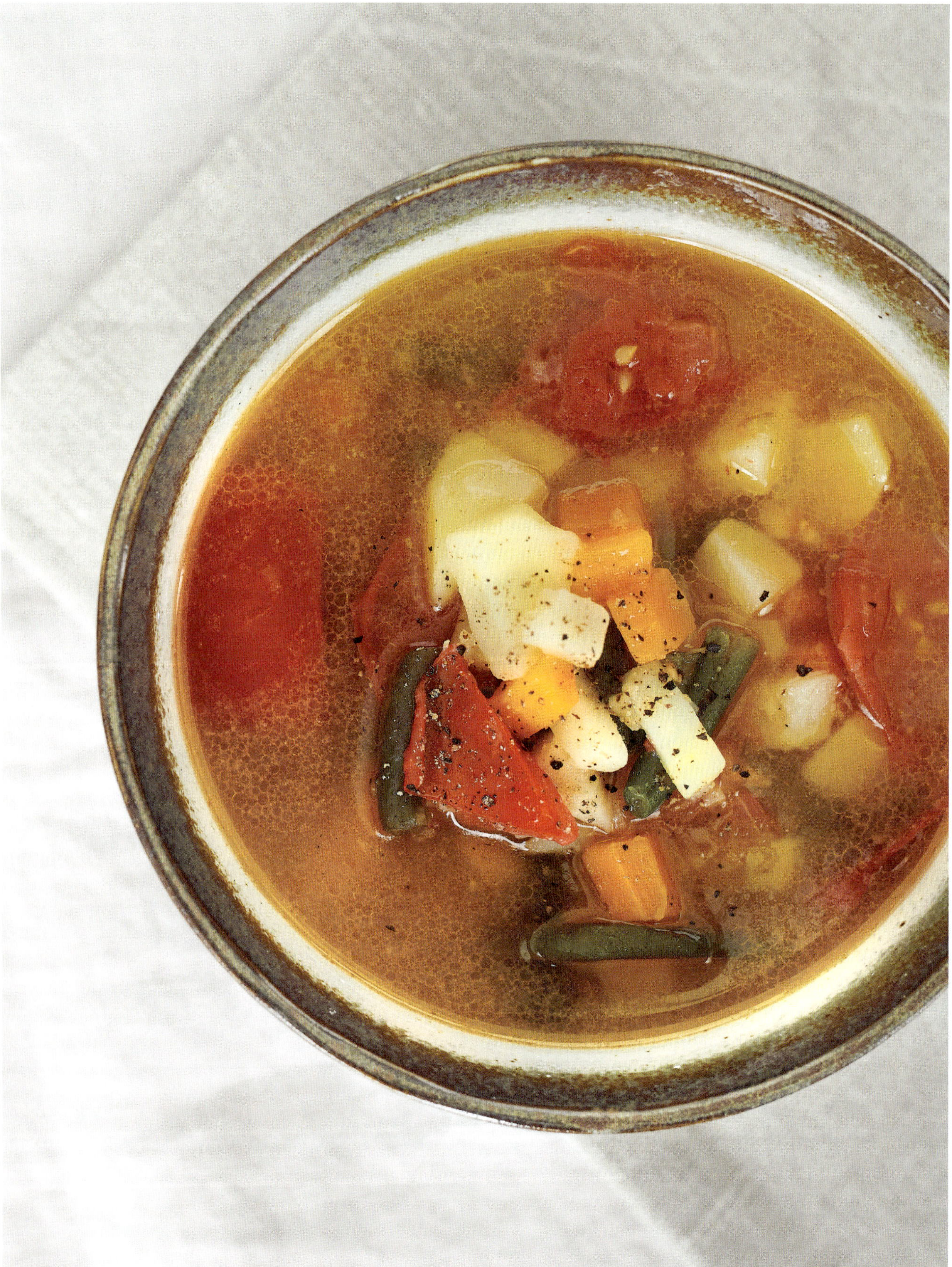

Wenn man mit Wassereinlagerungen zu kämpfen hat, ist diese Gemüsesuppe genau das Richtige. Sie enthält nicht nur wichtige Nährstoffe, der Sellerie wirkt auch entwässernd.

Gemüsesuppe

Für 2–3 Portionen
1 Zwiebel · 2 Möhren · 1 Pastinake · 3 Kartoffeln
1 EL MCT-Öl · 100 g Bohnen · 2 Stangen Staudensellerie
1 Knoblauchzehe · 700 ml Wasser · 3 Lorbeerblätter
1 EL Salz · 2 Tomaten · Pfeffer aus der Mühle

Die Zwiebel schälen und fein würfeln. Die Möhren, die Pastinake und die Kartoffeln waschen, schälen und in Würfel schneiden. Öl in einer Pfanne erhitzen und die Zwiebel darin anbraten. Möhren, Pastinake und Kartoffeln dazugeben und mitbraten.

Die Bohnen und den Sellerie waschen. Die Bohnen dritteln. Den Sellerie bei Bedarf entfädeln und in Scheiben schneiden. Beides hinzufügen. Die Knoblauchzehe schälen, zerdrücken und zum Gemüse geben. Alles weitere 3 Minuten anbraten. Mit Wasser ablöschen.

Mit Lorbeerblättern und Salz würzen. Zugedeckt 40 Minuten bei mittlerer Hitze kochen. Inzwischen die Tomaten waschen und würfeln und 10 Minuten vor Ende der Garzeit zu der Suppe geben. Mit Salz und Pfeffer abschmecken und servieren.

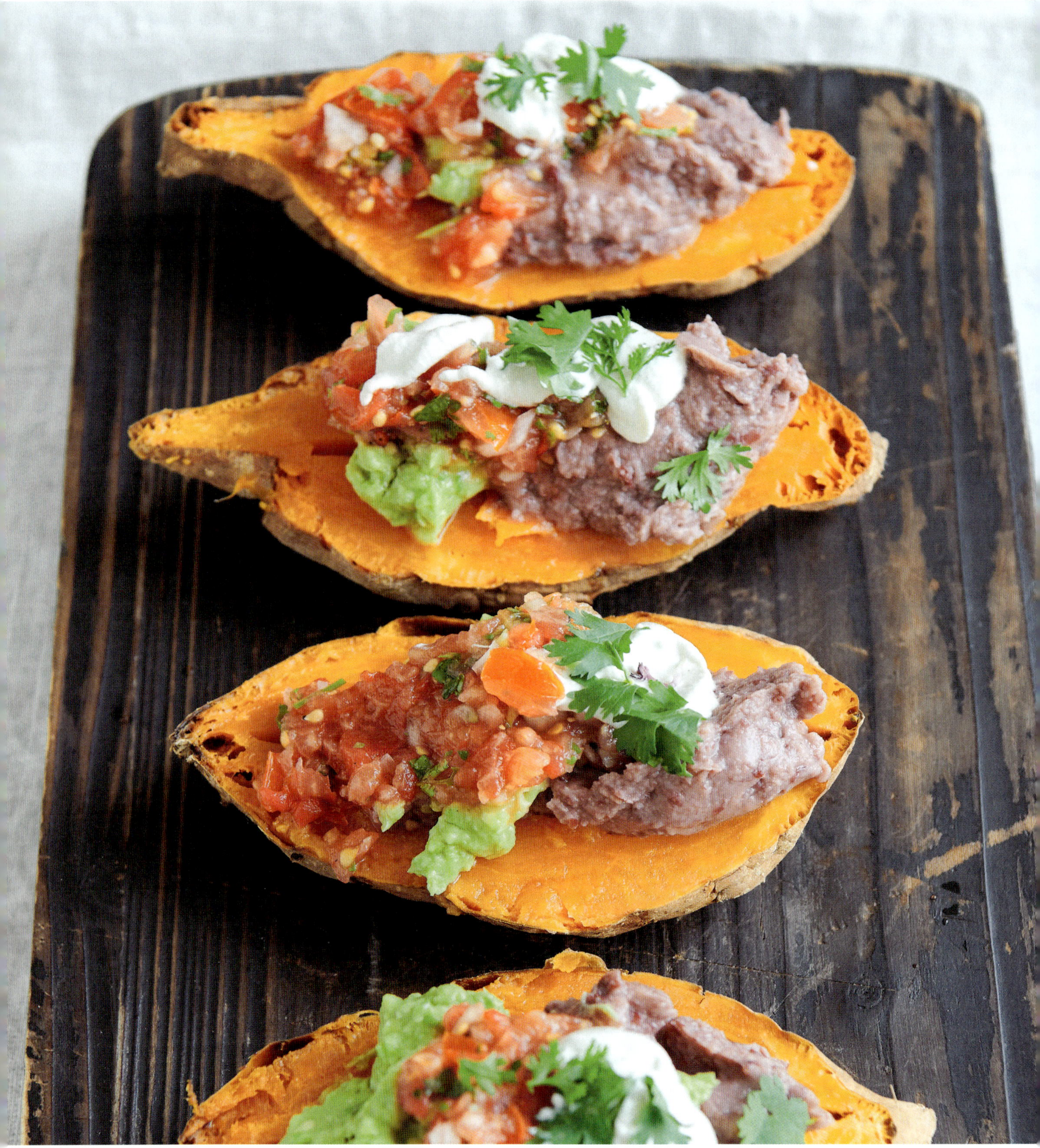

MAINS
GESUNDE SATT-MACHER

Bei den Hauptgerichten ist es mir wichtig, dass kein Völlegefühl entsteht und ich eine Vielfalt an Gemüse unterbringe, um einen bunten Teller zu kreieren. Übrigens: Bei allen Rezepten ist variieren erlaubt!

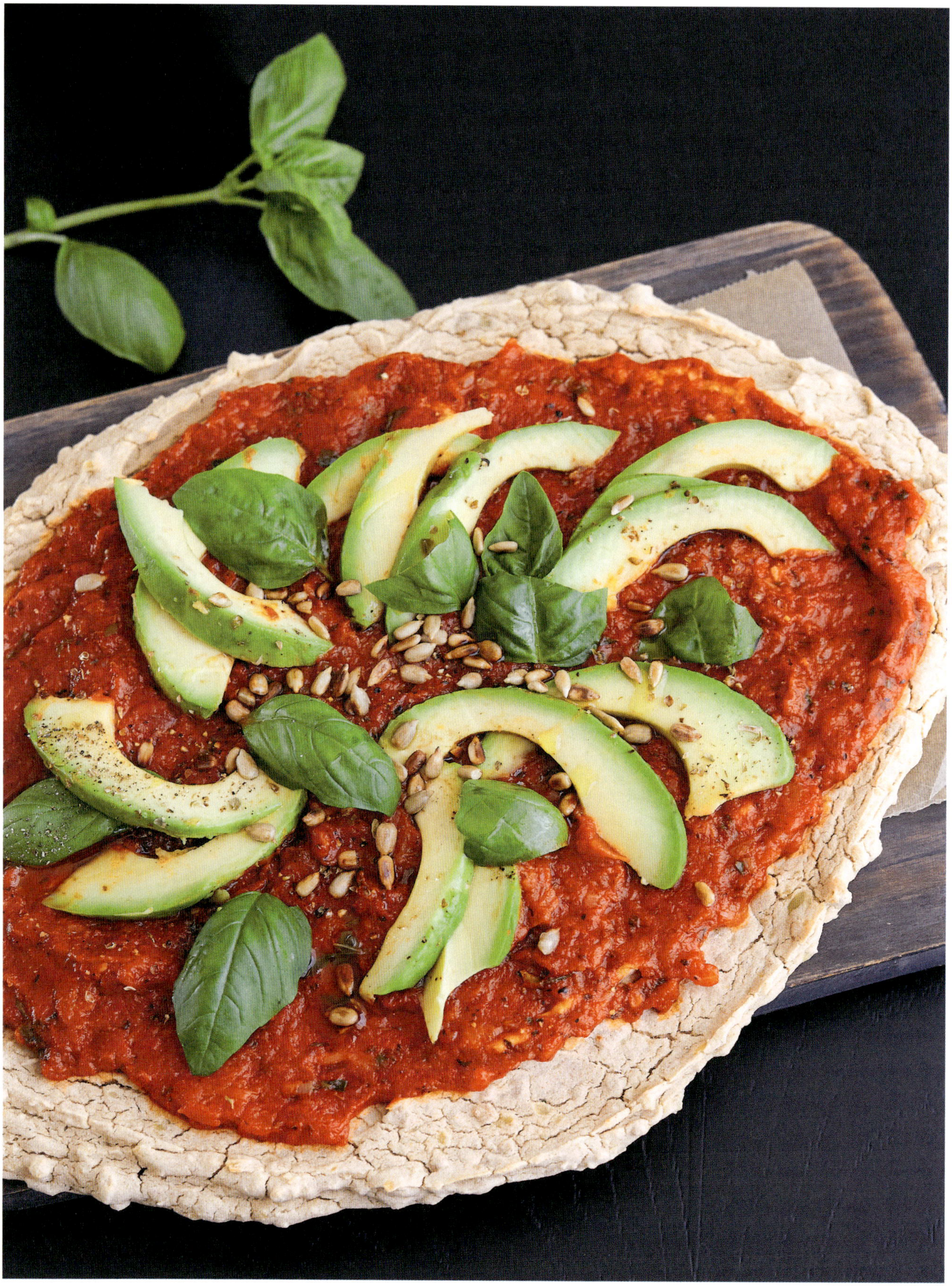

MCT-Öl ist hoch erhitzbar, somit werden keine giftigen Stoffe und Transfette gebildet, und es ist geschmacksneutral.

Pizza

Für 3–4 Portionen
Für den Teig: 360 g Kartoffeln · 200 g Buchweizenmehl
220 ml Wasser · 1 TL Salz
Für die Sauce: 1 kleine Zwiebel · 1 Knoblauchzehe · MCT-Öl
2 EL Tomatenmark · 1 Dose gehackte Tomaten · ½ TL getrockneter Majoran
Salz · ½ TL getrockneter Oregano · 1 EL Ahornsirup
1 EL Apfelessig · ½ Bund Basilikum
Für den Belag: 1 Avocado · 4 Stängel Basilikum · Sonnenblumenkerne

Die Kartoffeln schälen und weich kochen. Abgießen und abkühlen lassen. Mehl und Wasser in einem Topf miteinander verrühren und einmal aufkochen lassen. Vom Herd nehmen. Die Kartoffeln in den Mehlmix reiben. Das Salz unterrühren. Kurz beiseitestellen.

Zwiebel und Knoblauch schälen und fein würfeln. Das Öl in einer Pfanne erhitzen, Zwiebeln und Knoblauch darin anbraten. Tomatenmark hinzufügen und weiterbraten. Tomaten dazugeben. Mit Majoran, Salz, und Oregano würzen. Ahornsirup und Apfelessig unterrühren. 30 Minuten köcheln lassen. Basilikum waschen, trocken schütteln und klein schneiden. 5 Minuten vor Ende der Garzeit hinzuzufügen. Die Sauce sollte fest und cremig sein.

Backofen auf 200° (Umluft) vorheizen. Ein Backblech mit Backpapier belegen. Teig daraufgeben und oval zu einer Pizza formen. Die Sauce darauf verteilen. Im Ofen (Mitte) 20 Minuten backen. Nicht wundern: Der Teig bleibt etwas klebrig, schmeckt aber köstlich. Nach Belieben mit Avocado, Basilikum und Sonnenblumenkernen belegen und mit Pfeffer würzen.

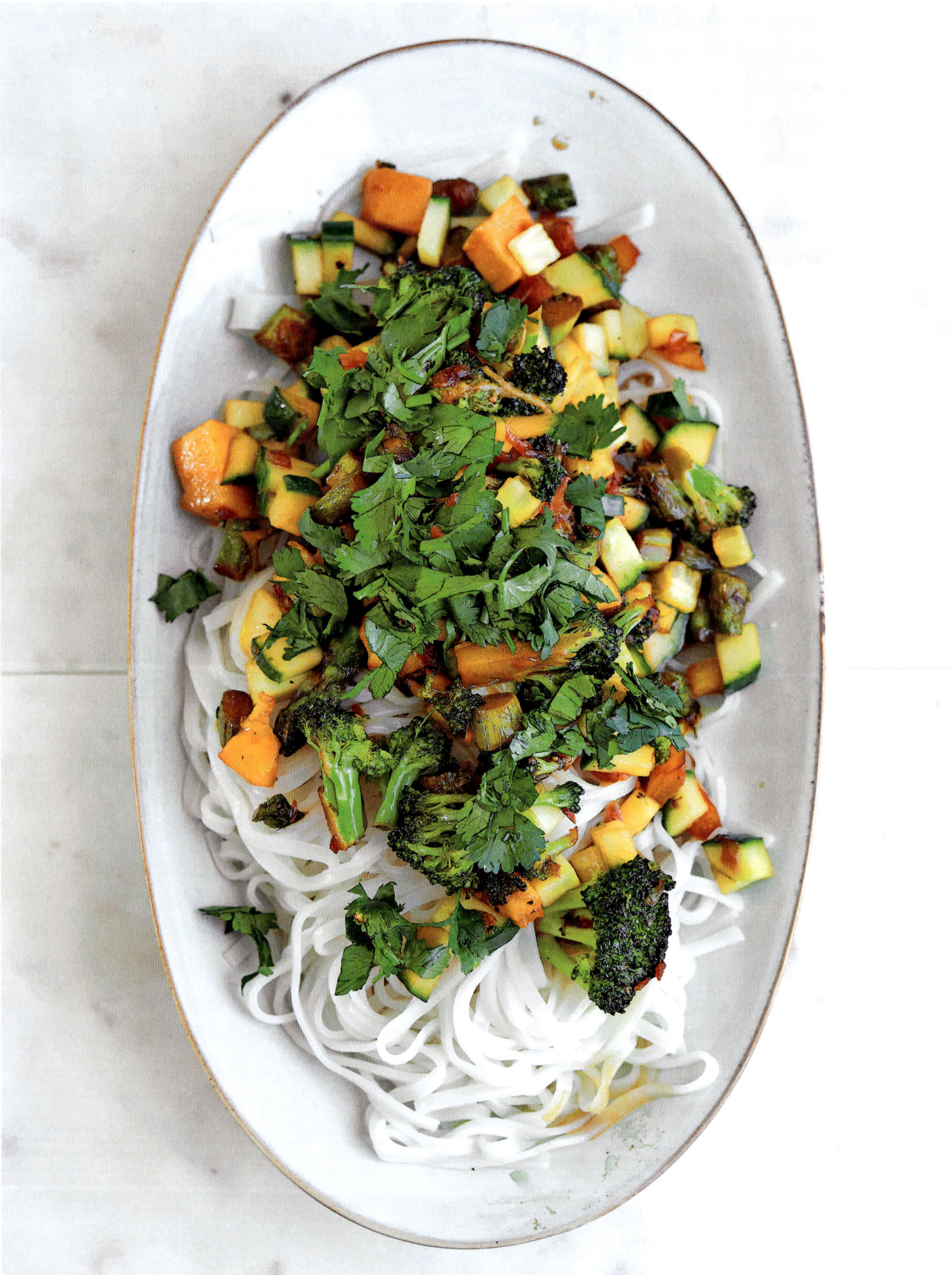

In China und Indien ist Koriander als Heilpflanze bekannt und gilt als natürliches Antibiotikum. Die enthaltenen Antioxidantien helfen bei Entzündungen im Körper.

Glasnudelsalat

Für 2 Portionen
1 Bund grüner Spargel · 1 kleiner Brokkoli · 1 Knoblauchzehe
1 gelbe Paprika · MCT-Öl · Salz · Pfeffer aus der Mühle
Glasnudeln für 2 Portionen · 3 EL Tamari-Sauce · 1 EL Sesamöl · 1 Mango
½ Salatgurke · ½ Bund Koriander

Das Gemüse waschen. Vom Spargel die Enden abschneiden. Die Stangen dritteln. Den Brokkoli vom Stiel schneiden und in kleine Röschen teilen. Den Knoblauch schälen und fein würfeln. Die Paprika waschen, halbieren, weiße Trennwände und Kerne entfernen und klein würfeln.

Etwas Öl in der Pfanne erhitzen. Das Gemüse darin ca. 15 Minuten bei mittlerer Hitze anbraten, bis es bissfest ist. Mit Salz und Pfeffer würzen. Inzwischen die Glasnudeln nach Packungsanweisung zubereiten. Tamari-Sauce und Sesamöl dazugeben.

Alles gut miteinander verrühren und kurz aufkochen lassen. Das Gemüse vom Herd nehmen. Die Mango schälen und das Fruchtfleisch von beiden Seiten vom Stein und in Würfel schneiden. Die Gurke schälen und würfeln. Den Koriander waschen, trocken schütteln und fein hacken. Mango, Gurke und die abgetropften Glasnudeln unter das Gemüse heben. Mit Salz und Pfeffer abschmecken. Mit Koriander bestreuen und lauwarm genießen.

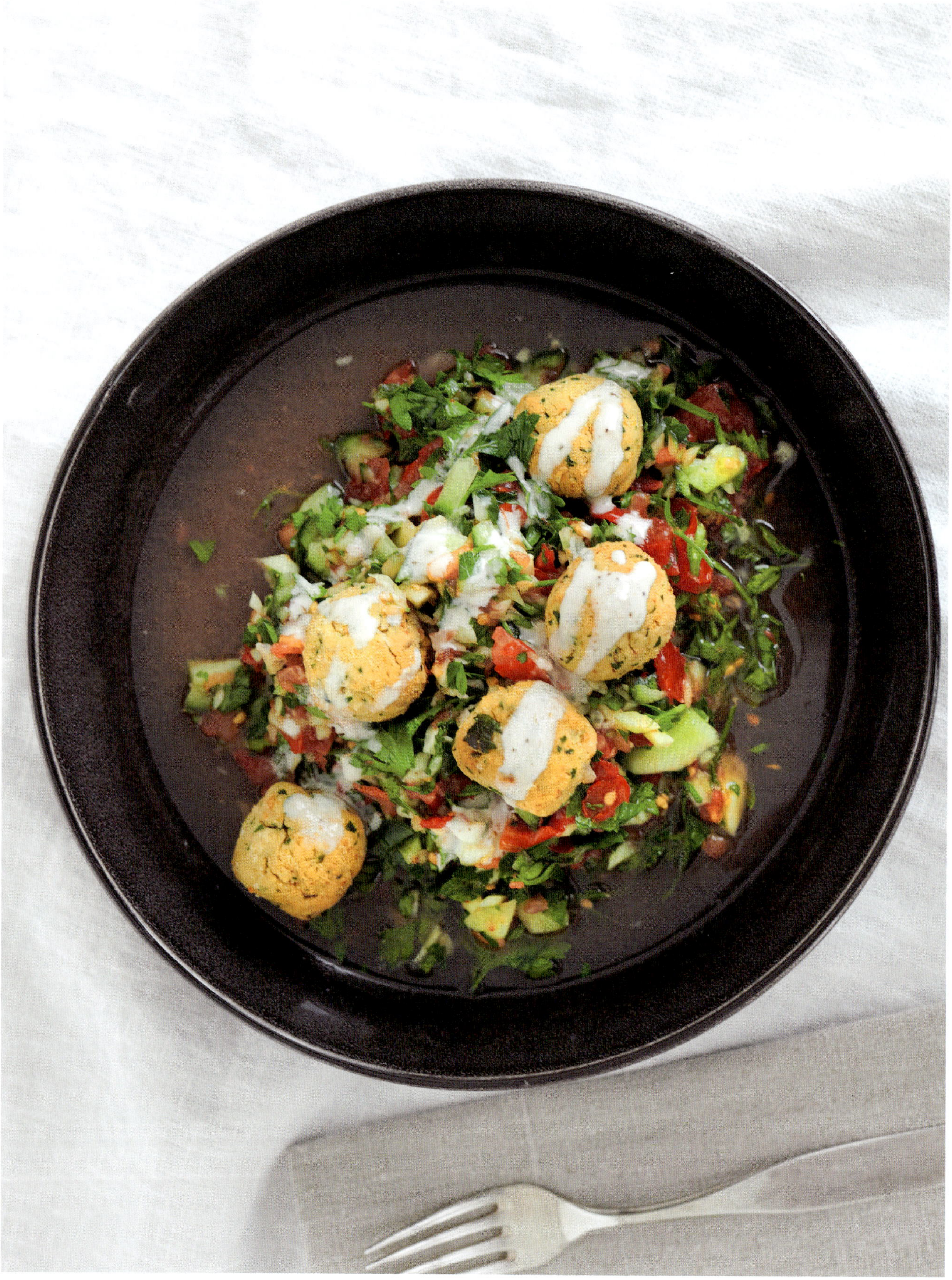

Das Tolle an Kichererbsen ist neben den zahlreichen Nährstoffen, die sie enthalten, dass sie in der Schwangerschaft einem Eisenmangel vorbeugen können.

Taboulé mit Falafel

Für 2–3 Portionen
Für die Falafel: 1 Zwiebel · MCT-Öl · 1 Dose Kichererbsen (220 g Abtropfgewicht) · ½ Bund Petersilie · 2 Knoblauchzehen
3 EL Mandelmehl · 1 TL Salz · 1 TL gemahlener Kreuzkümmel
1 großzügige Msp. Pfeffer · 1 EL Tahin
Für das Taboulé: 2 Tomaten · ½ Salatgurke · ½ Bund Petersilie
1 TL Salz · Saft von ½ Zitrone
Für das Dressing: 1 EL Tahin (Sesampaste) · 3 EL Wasser
1 Spritzer Zitronensaft · 1 Prise Salz · Pfeffer

Die Zwiebel schälen und würfeln. Das Öl erhitzen und die Zwiebel darin anbraten. Beiseitestellen. Backofen auf 160° (Umluft) vorheizen. Die Kichererbsen abgießen und unter laufendem Wasser mit den Händen die Schalen entfernen. Die Petersilie waschen und trocken schütteln. Den Knoblauch schälen. Mit den übrigen Falafelzutaten zu einem homogenen Teig mixen und Bällchen daraus formen.

Die Bällchen auf ein mit Backpapier belegtes Backblech verteilen. Im Ofen (Mitte) 30 Minuten backen. Für das Tabloulé das Gemüse waschen. Tomaten und Gurke fein würfeln. Petersilie waschen, trocken schütteln und fein hacken. Mit Salz und Zitronensaft mischen.

Für das Dressing die Zutaten in ein Schraubglas füllen und gut schütteln. Zum Anrichten Taboulé in die Bowl geben, 4 bis 5 Falafel daraufsetzen und das Dressing darüberträufeln.

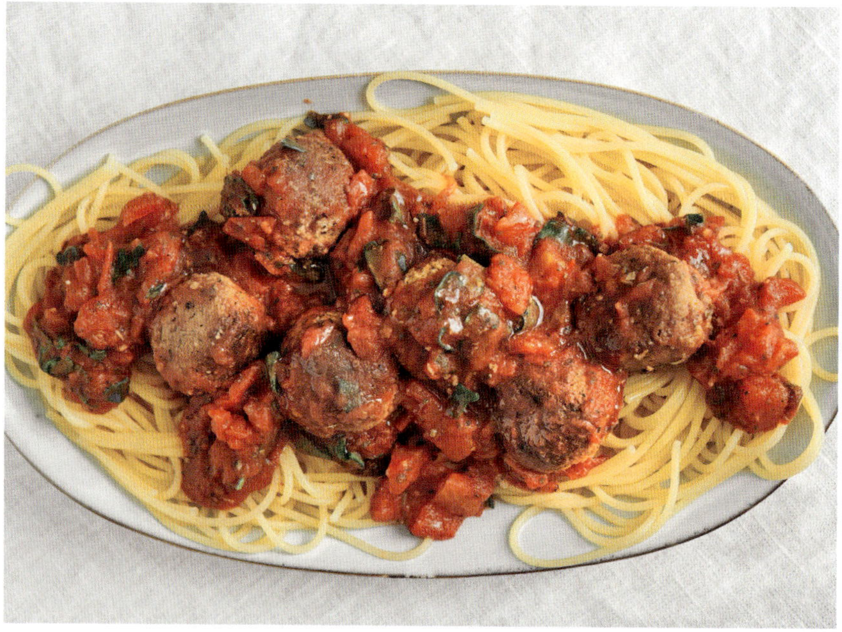

Pasta mit Meatballs

Für 2 Portionen

Für die Meatballs: 200 g Hirse · 200 g Tofu · 1 Zwiebel
3 Knoblauchzehen · ½ Bund Basilikum · MCT-Öl
30 g Tomatenmark · 1 TL getrockneter Oregano
1 TL getrockneter Majoran · ½ TL geräuchertes Paprikapulver
3 gehäufte EL Buchweizen- oder Mandelmehl · 1 EL Wasser
1 ½ TL Salz · ½ TL Pfeffer · Öl zum Braten

Für die Sauce: 1 kleine Zwiebel · 1 Knoblauchzehe · MCT-Öl
2 EL Tomatenmark · 1 Dose gehackte Tomaten
je ½ TL getrockneter Majoran, Salz und Oregano
1 EL Ahornsirup · 1 EL Apfelessig · Spaghetti oder andere Pasta
für 2 Portionen · 4 Stängel Basilikum

Die Hirse nach Packungsanweisung kochen. Den Tofu in einen Nussmilchbeutel füllen und mit beiden Händen kräftig die Feuchtigkeit herausdrücken. Den Tofu beiseitestellen. Zwiebel und Knoblauch schälen und grob würfeln. Basilikum waschen, trocken schütteln und die Blättchen abzupfen. Etwas Öl in einer Pfanne erhitzen und Zwiebeln und Knoblauch darin anbraten.

Beides mit Hirse, Tofu und Basilikum in den Food Processor geben. Die übrigen Zutaten für die Meatballs hinzufügen. Alles gut miteinander vermengen, bis ein fester Teig entstanden ist. In einer Pfanne Öl heiß werden lassen. Aus dem Teig kleine Bällchen formen und von allen Seiten anbraten.

Für die Sauce Zwiebel und Knoblauch schälen und fein würfeln. Beides in etwas Öl anbraten. Das Tomatenmark in die Pfanne geben und ebenfalls kurz mitbraten. Nacheinander alle weiteren Zutaten für die Sauce hinzufügen und bei kleiner Hitze 30 Minuten köcheln lassen. Nach 15 Minuten die Meatballs dazugeben.

Spaghetti oder andere Pasta nach Packungsanweisung kochen, abgießen und auf den Tellern anrichten. Basilikum waschen, trocken schütteln und fein schneiden. Die Sauce über die Nudeln geben und mit Basilikum bestreuen.

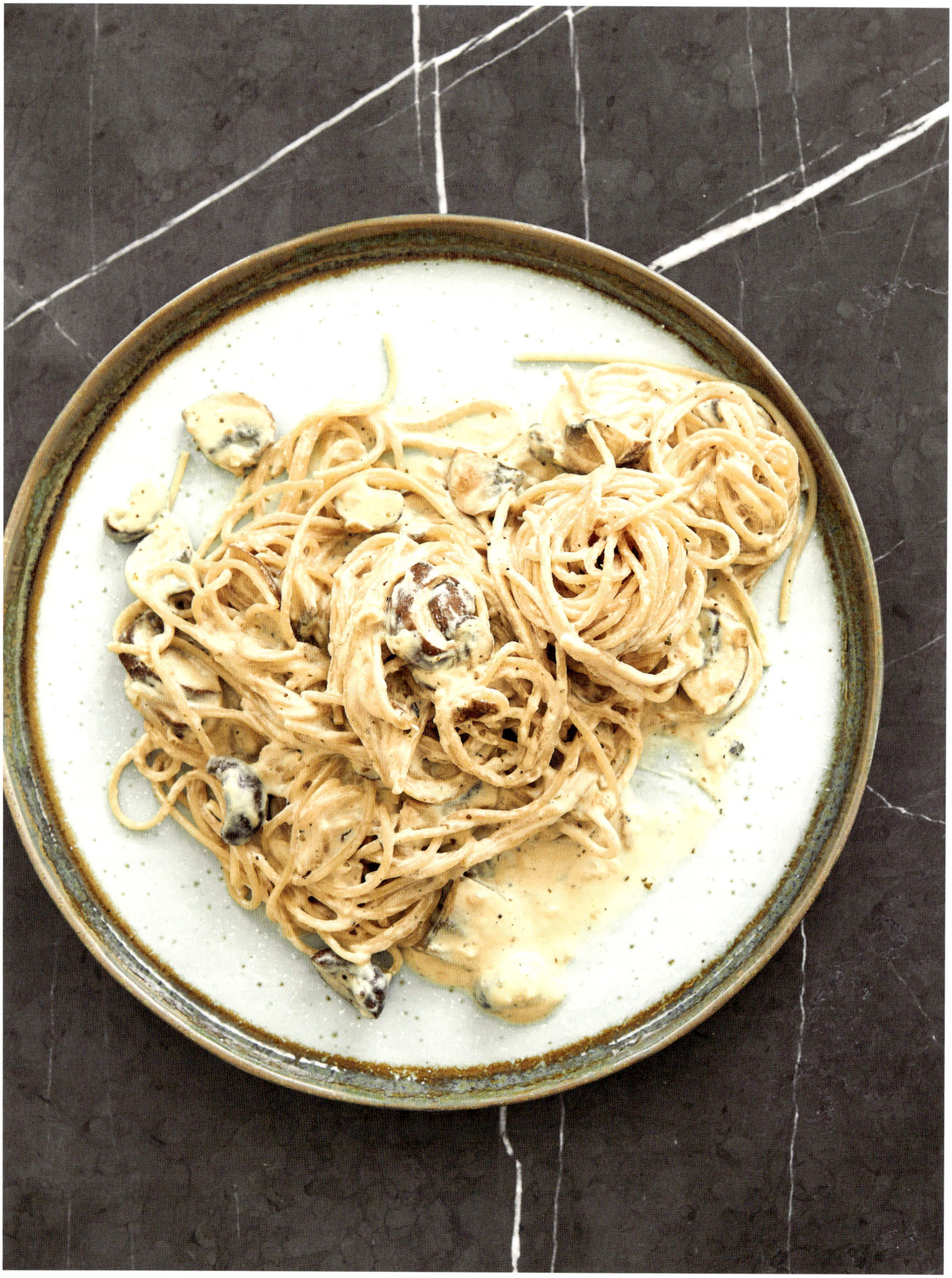

Hefeflocken haben ein natürliches käsiges Aroma und eignen sich daher hervorragend, um Käsesaucen auf pflanzliche Basis herzustellen. Zudem sind sie reich an Vitaminen und Folsäure.

Pasta mit Pilzsauce

Für 2–3 Portionen
150 g Cashewkerne · Pasta für 2 Portionen · 1 Zwiebel
etwas MCT-Öl · 150 g Champignons · Salz
1 TL getrockneter Majoran · 200 ml Hafermilch
2 gestrichene TL Hefeflocken
Saft ½ Zitrone · 1 Msp. Knoblauchpulver

Die Cashewkerne 30 Minuten in heißem oder über Nacht in kaltem Wasser einweichen. In ein Sieb abgießen und abspülen.

Lieblings-Pasta nach Packungsanweisung kochen, danach abgießen und warm stellen.

Die Zwiebel schälen, fein würfeln und in einer Pfanne in etwas Öl andünsten. Die Champignons putzen, in Scheiben schneiden und ebenfalls in die Pfanne geben. Alles mit Salz und Majoran würzen. Weiterbraten, bis die Champignons Farbe angenommen haben.

Die Cashewkerne in den Mixer geben. Hafermilch, Hefeflocken, Salz, Zitronensaft und Knoblauchpulver hinzufügen. Alles so lange mixen, bis eine homogene Sauce entsteht. Diese zu den Champignons geben und erwärmen, aber nicht aufkochen lassen.

Die Pasta auf den Tellern anrichten und die Sauce darüber verteilen.

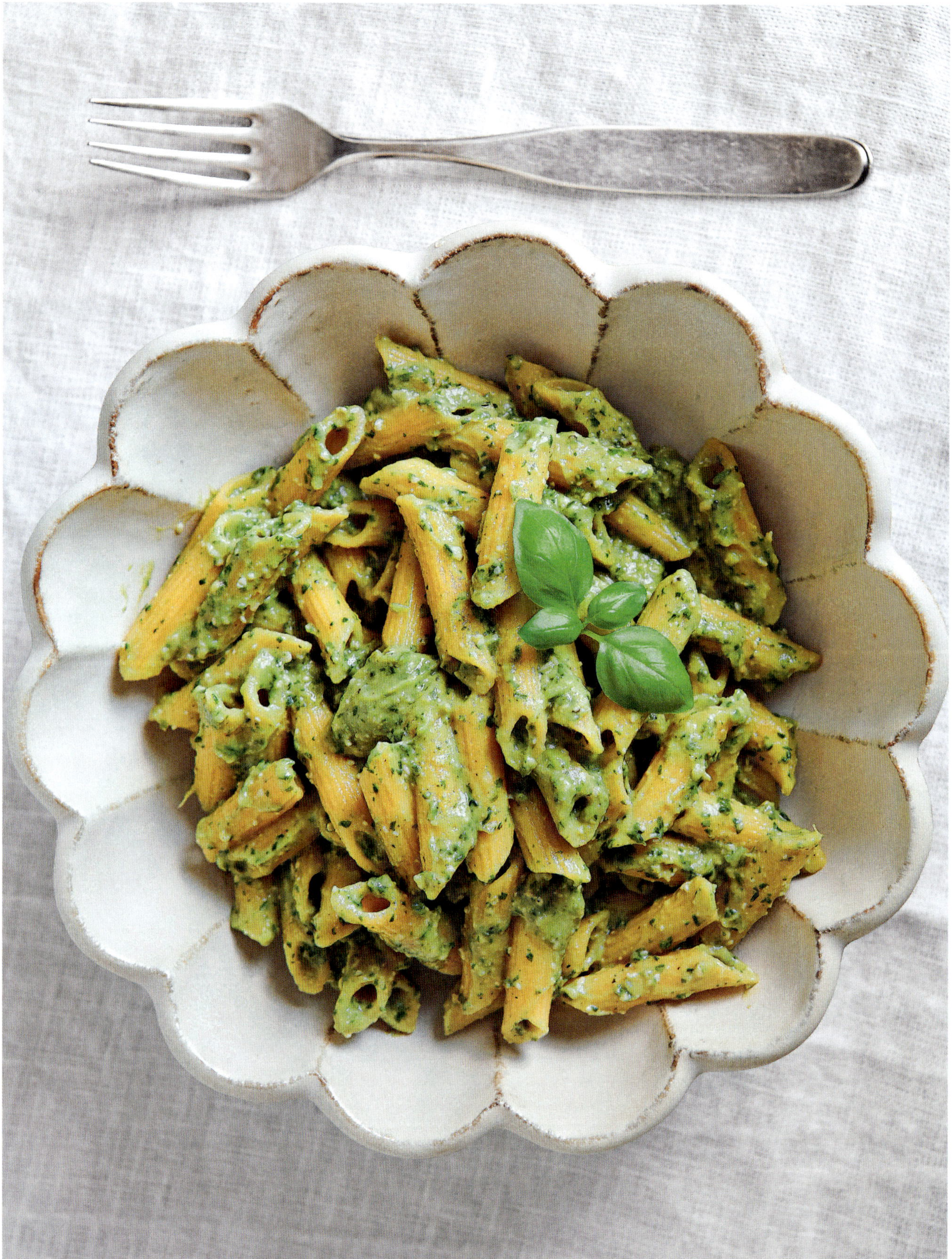

Hanfsamen enthalten wichtige Aminosäuren, aber auch Omega-3- und Omega-6-Fettsäuren. Ich gebe Hanfsamen oft über Bowls und Smoothies, weil sie so voller positiver Eigenschaften stecken.

Pasta mit Pesto

Für 2 Portionen
Penne für 2 Portionen
1 Knoblauchzehe
1 Avocado
30 ml Olivenöl
1 Spritzer Zitronensaft
30 g Hanfsamen
1 ½ Bund Basilikum
Salz · Pfeffer aus der Mühle

Die Penne nach Packungsanweisung kochen, abgießen und warm stellen.

Inzwischen die Knoblauchzehe schälen. Die Avocado halbieren, den Stein entfernen und das Fruchtfleisch aus der Schale heben. Avocado und Knoblauch zusammen mit den übrigen Zutaten in den Food Processor geben und zu einer Paste mixen. Zuletzt mit Salz und Pfeffer abschmecken und mit der fertigen Pasta servieren.

Wichtig: 1 EL Hanfsamen pro Tag ist völlig ausreichend.

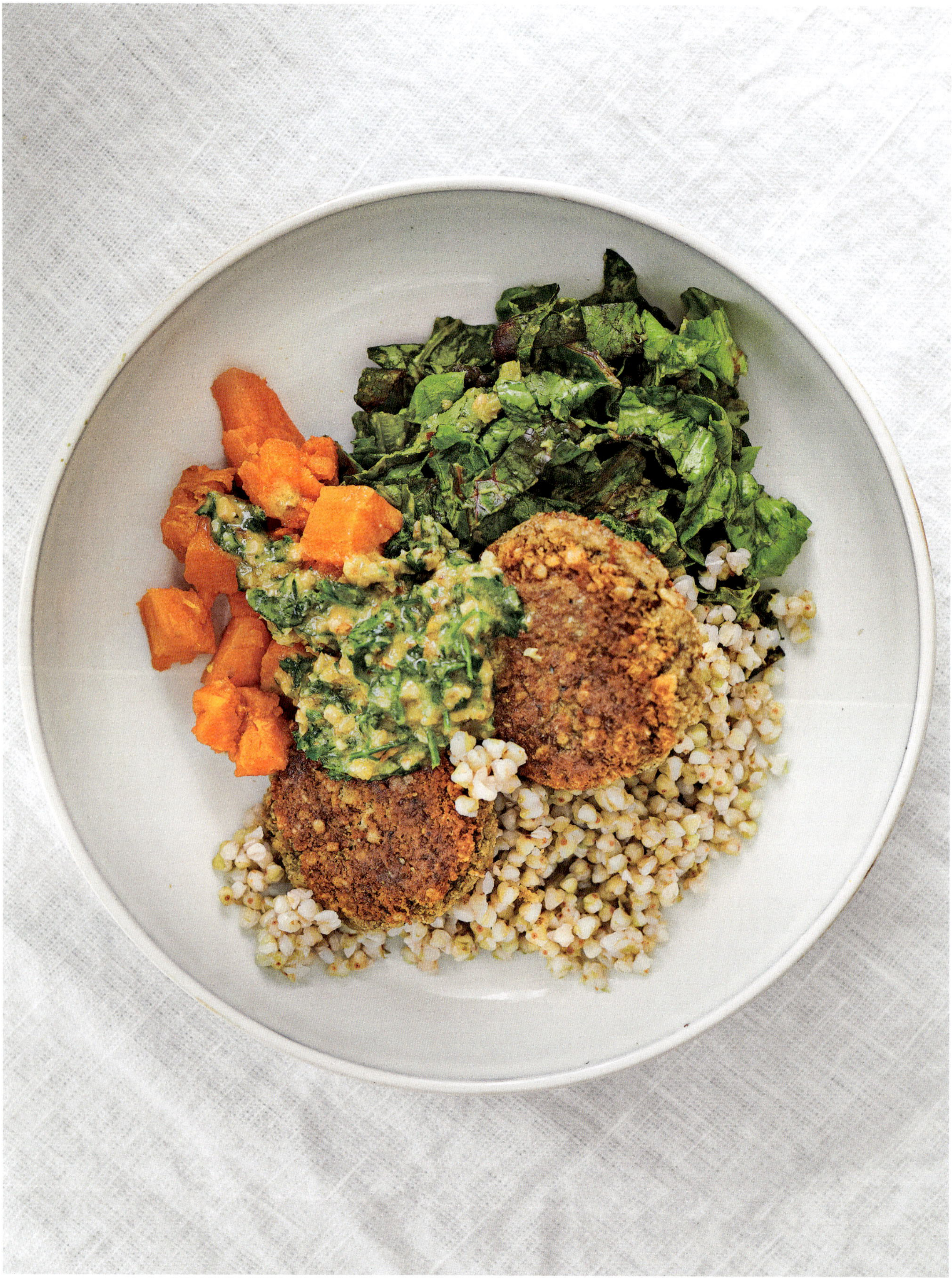

Wenn man Linsen über Nacht einweicht, verringert sich die Kochzeit und es bleiben wertvolle Vitamine erhalten. Außerdem sind sie so besser verdaulich.

Linsen-Patty-Bowl

Für 2–3 Portionen
Für die Beilagen: 120 g Buchweizen · 1 Süßkartoffel
Für die Pattys: 160 g braune Linsen · 1 Zwiebel · MCT-Öl
100 ml Wasser · 1 TL Kräuter der Provence · ½ TL edelsüßes Paprikapulver
1 Msp. Knoblauchpulver · Pfeffer aus der Mühle · 1 ½ TL Salz
1 TL Senf · 100 g Haferflocken
Für den Salat: ½ Avocado · Limettensaft · Salz · ½ Kopfsalat
Für das Pesto: ½ Bund Petersilie · 2 EL Olivenöl · 20 g Walnusskerne
1 Spritzer Zitronensaft · ¼ Avocado · Saft von ½ Orange

Buchweizen nach Packungsanweisung garen. Süßkartoffel schälen, würfeln und 25 Minuten in wenig Wasser dünsten. Beides abgießen und warm stellen. Linsen nach Packungsanweisung kochen. Zwiebel schälen und würfeln. In Öl glasig andünsten. Linsen und Zwiebeln mit Wasser, allen Gewürzen, Salz, Senf und Haferflocken im Food Processor zu einer homogenen Masse mixen und mittelgroße Pattys daraus formen. Das Öl erhitzen und die Pattys darin von jeder Seite 5 Minuten knusprig anbraten.

Die Avocado entsteinen und schälen. Das Fruchtfleisch mit Limettensaft und Salz verrühren. Salat waschen, trocken schleudern und in Streifen schneiden. Mit dem Avocadomix mischen. Den Salat, die gegarten Süßkartoffeln, den Buchweizen und die Pattys auf Bowls verteilen. Für das Pesto-Topping alle Zutaten in den Food Processor füllen. So lange mixen, bis ein cremiges Pesto entsteht. Die Bowl damit garnieren und servieren.

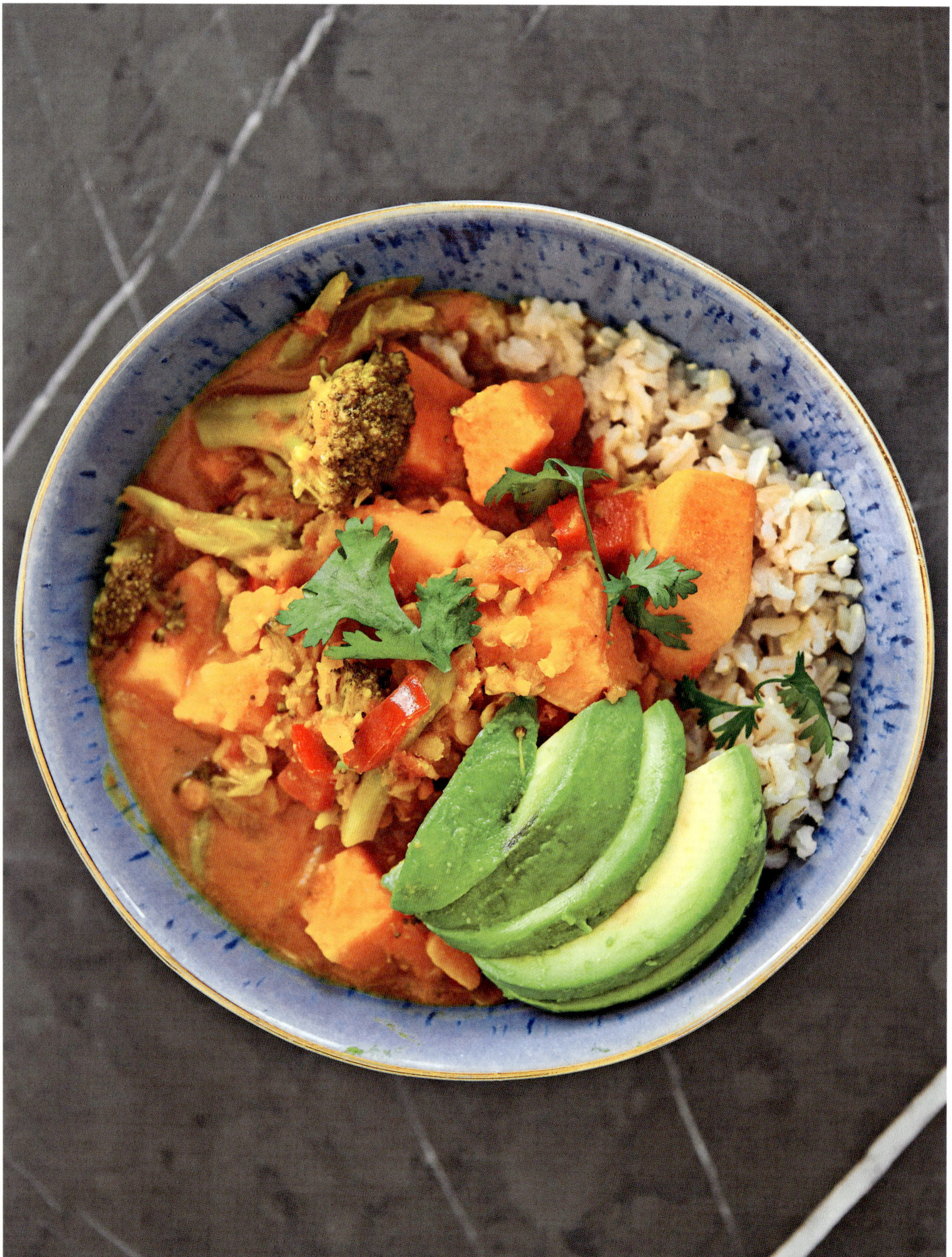

Das Rezept ist reich an wichtigen Mineralstoffen wie Eisen, Zink, Magnesium und Folsäure und enthält eine Reihe von B-Vitaminen. Die Antioxidantien aus den Linsen unterstützen die Abwehr.

Curry mit Reis

Für 3–4 Portionen
100 g rote Linsen · 1 Zwiebel · 2 Knoblauchzehen · MCT-Öl
2 Zitronengrasstangen · ½ Chilischote (nach Belieben) · 1 Süßkartoffel
1 rote Paprika · 1 Brokkoli · 1 Dose Kokosmilch · 1 Dose gehackte Tomaten
2 ½ EL Currypulver · 1 ½ EL Salz · 150 ml Wasser · 1 TL Erdnussmus
1 Spritzer Zitronensaft · Reis und Avocado zum Garnieren (nach Belieben)

Die Linsen nach Packungsangabe garen. Die Zwiebel und den Knoblauch schälen und fein würfeln. Das Öl in einer Pfanne erhitzen und Zwiebeln und Knoblauch darin anbraten. Das Zitronengras in grobe Stücke teilen und dazugeben.

Die Chilischote waschen, halbieren, weiße Trennwände und Kerne entfernen, in feine Ringe schneiden und nach Belieben dazugeben. Kurz weiterbraten. Inzwischen die Süßkartoffel schälen und würfeln. Paprika und Brokkoli waschen. Die Paprika halbieren, weiße Trennwände und Kerne entfernen und das Fruchtfleisch in Würfel schneiden. Den Brokkoli in kleine Röschen teilen.

Das Gemüse in die Pfanne geben. Die restlichen Zutaten ebenfalls nacheinander in die Pfanne geben und 30 Minuten köcheln lassen. Die Zitronengrasstangen entfernen. Die Linsen dazugeben und weitere 30 Minuten zugedeckt köcheln lassen. Dazu schmecken Reis und in Spalten geschnittene Avocado.

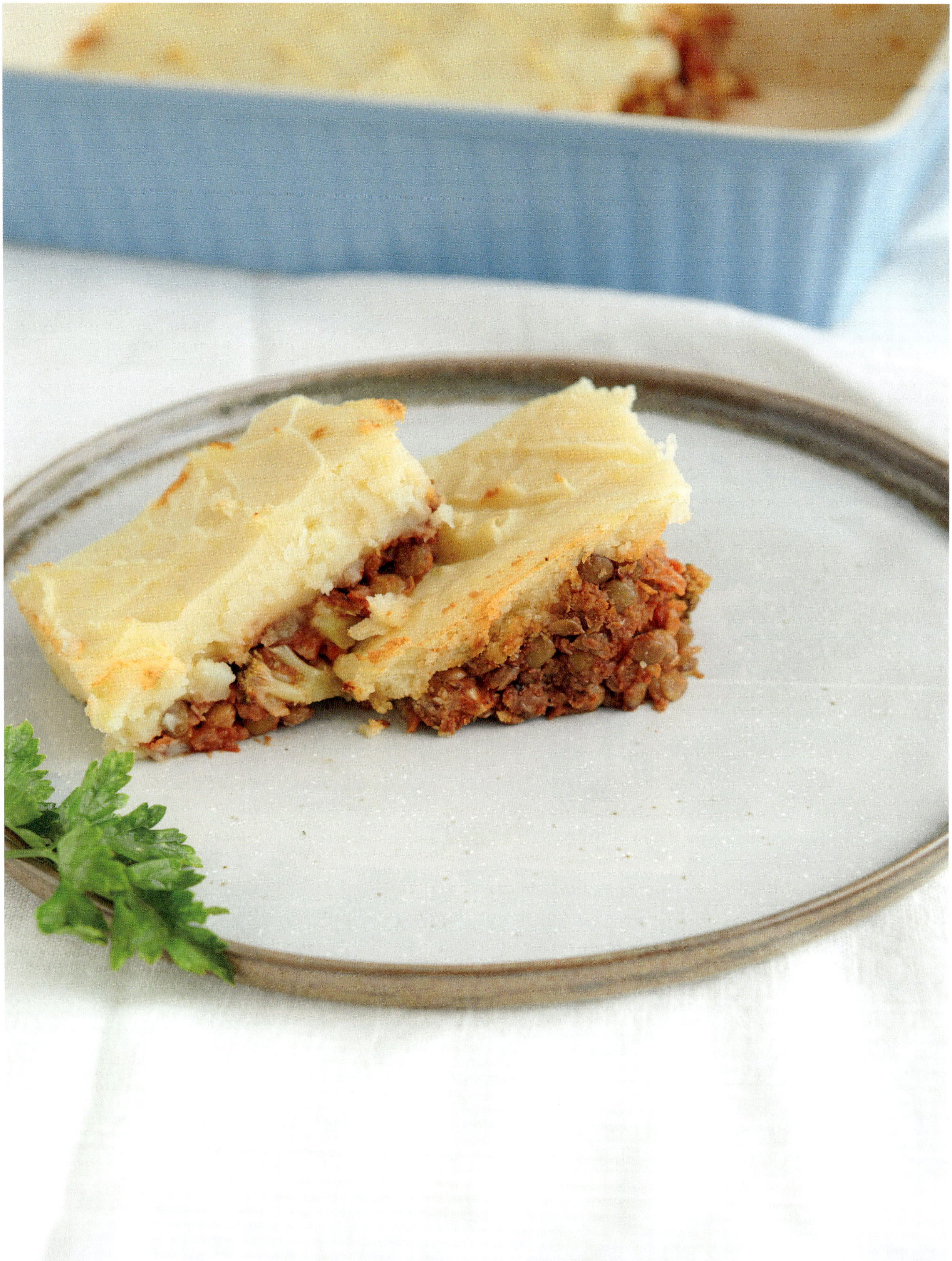

Diese pflanzliche Version des irischen Traditionsgerichts ist nah am Original und ein echter Genuss. Mit dem Gemüse kann man variieren. Auf die proteinreichen Linsen würde ich nicht verzichten.

Shepherd's Pie

Für 1 rechteckige Auflaufform
100 g braune Linsen · 1 kg Kartoffeln · 1 Zwiebel · 2 Stangen Staudensellerie · MCT-Öl · ½ Kopf Brokkoli
100 g geräucherter Tofu · 1 EL Salz
1 TL getrockneter Majoran · ½ TL getrockneter Basilikum
½ TL getrockneter Oregano · Pfeffer aus der Mühle
1 Dose gehackte Tomaten · Hafermilch (oder eine andere Pflanzenmilch)

Die braunen Linsen nach Packungsangabe garen. Die Kartoffeln schälen, würfeln und in einem Topf mit wenig Wasser weich kochen. Inzwischen die Zwiebel schälen und sehr fein würfeln. Den Staudensellerie waschen, bei Bedarf entfädeln und in dünne Scheiben schneiden. Beides in einer Pfanne in etwas Öl glasig anbraten. Brokkoli vom Stiel schneiden und in kleine Röschen teilen. In die Pfanne geben. Zuletzt den Tofu würfeln und mit dem Gemüse anbraten. Mit Salz, Majoran, Basilikum und Oregano würzen. Kräftig pfeffern.

Die gehackten Tomaten dazugeben und für 20–30 Minuten köcheln, bis der Brokkoli bissfest ist. Die Linsen 5 Minuten vor Ende der Garzeit zu der Gemüsemischung geben. Mit 100 ml Wasser auffüllen und nach Belieben nachsalzen.

Den Backofen auf 180° vorheizen. Kartoffeln abgießen und mit so viel Hafermilch stampfen, dass ein cremiger Brei entsteht, salzen. Linsen-Tofu-Mix in die Auflaufform füllen. Kartoffelbrei auf dem Gemüse verteilen. Im Ofen (Mitte) backen, bis die Kartoffelkruste braun wird.

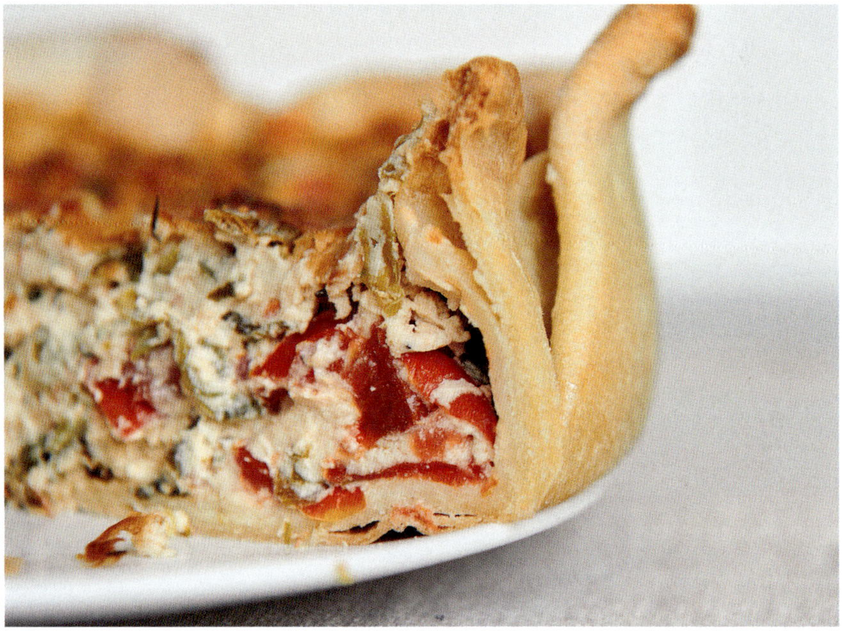

Quiche

Für 1 Quicheform

Für den Teig: 200 g Dinkelmehl · 1 Prise Salz
125 ml Wasser · 10 g Olivenöl · Fett für die Form

Für die Sauce: 150 g Cashewkerne · 250 g Tofu
1 Msp. Knoblauchpulver · 1 EL Schwefelsalz (Kala Namak)
Saft von ½ Zitrone · 2 TL Hefeflocken · 200 ml Hafermilch
1 TL Salz

Für das Gemüse: 1 Brokkoli · 100 g Bohnen · 1 Zwiebel
MCT-Öl · 1 EL Salz · 1 TL Kräuter der Provence
1 TL getrockneter Oregano · Pfeffer aus der Mühle
3 Tomaten · 150 g Spinat · Salz · 2 Frühlingszwiebeln
Olivenöl für die Form

Die Cashewkerne 30 Minuten in heißem oder über Nacht in kaltem Wasser einweichen. In ein Sieb abgießen und abspülen.

Für den Teig Dinkelmehl und Salz in einer Schüssel vermengen. Mit Wasser zu einem glatten Teig verkneten. Danach das Öl hinzufügen und gründlich unterkneten. Den Teig 15 Minuten ruhen lassen. Wenn der Teig nach der Ruhezeit zu klebrig ist, etwas Mehl hinzufügen.

Inzwischen die Cashewkerne in den Mixer geben. Nacheinander die weiteren Zutaten für den Guss hinzufügen und alles zu einer Creme mixen. Den Guss beiseitestellen.

Den Brokkoli waschen, vom Stiel schneiden und in kleine Röschen teilen. Die Bohnen waschen und klein schneiden. Die Zwiebel schälen, fein würfeln und im heißen Öl glasig andünsten. Mit Salz, Kräutern der Provence, Oregano und 1 Prise Pfeffer würzen. Die Brokkoliröschen und die Bohnen dazugeben und 10 Minuten andünsten.

Den Backofen auf 180° (Umluft) vorheizen. Inzwischen die Tomaten und den Spinat waschen. Die Tomaten würfeln, dabei die Stielansätze entfernen. Den Spinat in Streifen schneiden. Tomaten und Spinat in die Pfanne geben. Etwas salzen. Die Frühlingszwiebeln in kleine Ringe schneiden und ebenfalls zugeben. Den Guss unter das Gemüse rühren und mit etwas Zitronensaft würzen.

Den Teig ausrollen, in eine gefettete Quicheform legen. Ich nehme dafür etwas Olivenöl. Der Teig kann etwas über den Rand hinausragen. Den Teig gleichmäßig mit einer Gabel einstechen. Den Quicheboden im Ofen (Mitte) 10 Minuten vorbacken.

Nach 10 Minuten das Gemüse gleichmäßig auf dem Boden verteilen. Die Hitze auf 170° reduzieren und die Quiche weitere 45 Minuten backen.

Tipp: Mit dem Gemüse kann man variieren und sich auch nach saisonalem Angebot und eigenen Vorlieben richten.

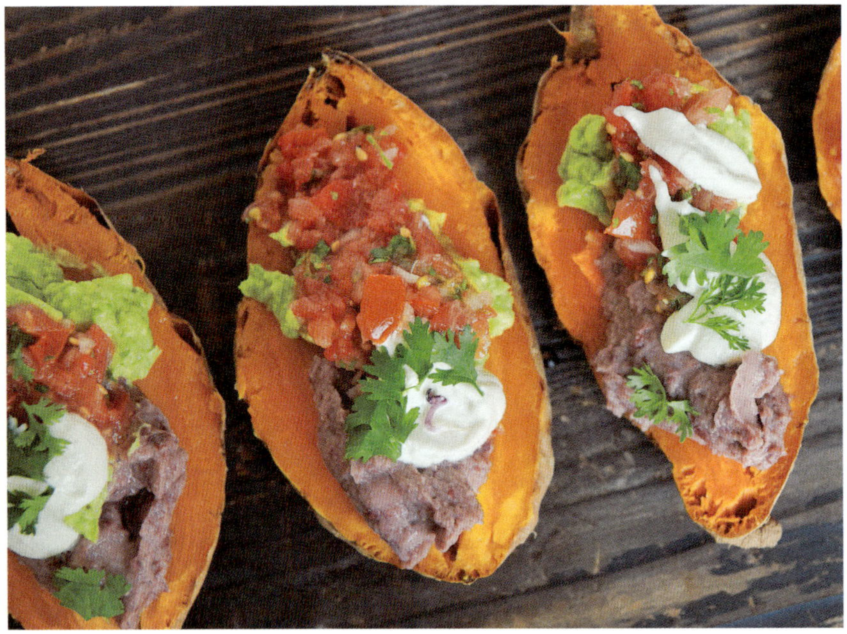

Gefüllte Süßkartoffeln

Für 2–4 Portionen
2 mittelgroße Süßkartoffeln
Für die Tomatensalsa: ½ Zwiebel · 4 Tomaten · ¼ Chilischote
⅓ Bund Koriander · Salz · Pfeffer aus der Mühle
Für die Cashewcreme: 150 g Cashewkerne · 110 ml Wasser
4 EL Brottrunk · 2 ½ TL Salz · 1 Spritzer Zitronensaft
Pfeffer aus der Mühle
Für die Bohnencreme: 1 Dose Kidneybohnen · 5 EL heißes Wasser
Salz · Pfeffer aus der Mühle
Für die Guacamole: 1 Avocado · 1–2 EL Limettensaft
½ Knoblauchzehe · Salz · Pfeffer aus der Mühle
Kräuter zum Garnieren (nach Belieben)

Die Cashewkerne 30 Minuten in heißem oder über Nacht in kaltem Wasser einweichen. In ein Sieb abgießen und abspülen.

Backofen auf 180° (Umluft) vorheizen. Die Süßkartoffeln waschen, trocken tupfen und mit einer Gabel gleichmäßig einstechen. Ein Backblech mit Backpapier belegen und die Süßkartoffeln darauf platzieren. Im heißen Ofen (Mitte) 1 Stunde backen. Inzwischen die Dips zubereiten.

Für die Tomatensalsa die Zwiebel schälen und grob würfeln. Tomaten waschen und halbieren, dabei die Stielansätze entfernen. Die Chili waschen und entkernen. Koriander waschen und trocken schütteln. Alles in den Food Processor geben, salzen, pfeffern und zerkleinern. Beiseitestellen.

Für die Cashewcreme die Cashewkerne in den Mixer füllen. Wasser, Brottrunk, Salz und Zitronensaft hinzufügen und gut durchmixen. Nach Belieben mit Salz und Pfeffer würzen. Ebenfalls beiseitestellen.

Für die Bohnencreme die Kidneybohnen abwaschen und gut abtropfen lassen. Mit dem Wasser zerdrücken und zu einer homogenen Masse verrühren (alternativ kann man hier auch den Food Processor verwenden, das geht wesentlich schneller und einfacher). Mit Salz und Pfeffer würzen. Beiseitestellen.

Für die Guacamole die Avocado halbieren, den Stein entfernen und das Fruchtfleisch aus der Schale heben. Mit Limettensaft zerdrücken und zu einer homogenen Masse verrühren. Die Knoblauchzehe schälen, durchpressen und unterrühren. Mit Salz und Pfeffer abschmecken.

Nun kann angerichtet werden. Die fertigen Süßkartoffeln halbieren. Jede Hälfte mit den 4 Dips toppen und nach Belieben mit frischen Kräutern garnieren.

Tipp: Brottrunk ist nur wenige Tage im Kühlschrank haltbar, daher sollte er schnell aufgebraucht werden. Brottrunk wirkt probiotisch und enthält neben Vitamin B12 auch einige Mineralstoffe und Aminosäuren.

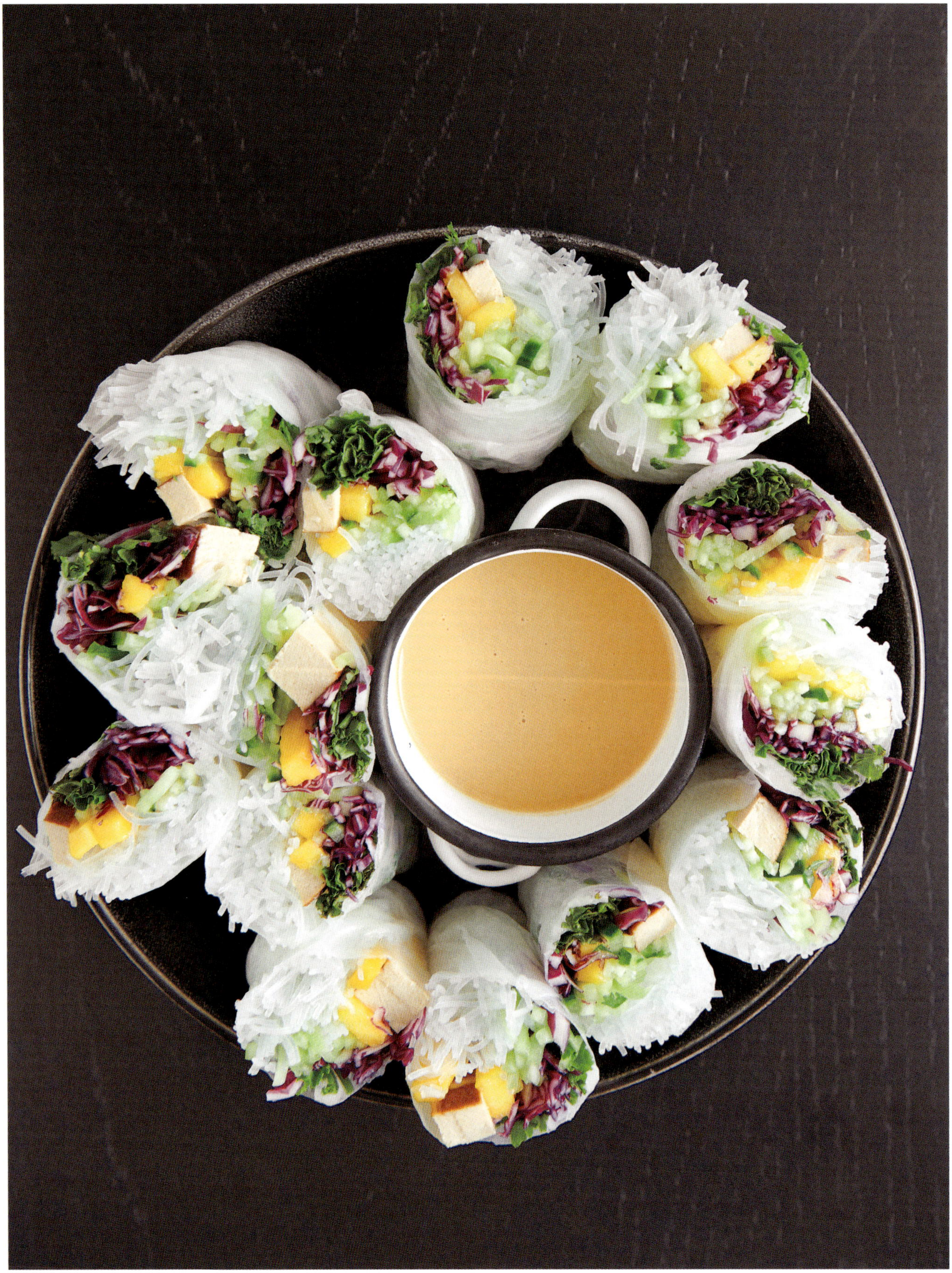

Aus den Resten der Füllung kann man am nächsten Tag einen bunten Salat zaubern. Der Dip eignet sich auch wunderbar als Salatdressing.

Sommerrollen

Für 6 Stück
Für den Dip: 50 g Erdnussmus · 1 EL Tamari-Sauce
½ TL Ahornsirup · 30 ml Wasser · 1 Spritzer Limettensaft
Für die Füllung: ¼ Rotkohl · ½ Mango · 1 Bund Koriander
½ Salatgurke · ½ Packung Räuchertofu · 100 g Glasnudeln
1 Packung Reispapier

Für den Dip alle Zutaten miteinander verrühren und mit etwas Limettensaft abschmecken. In ein Gefäß füllen und beiseitestellen.

Den Rotkohl waschen, putzen und dünn raspeln. Die Mango schälen und auf beiden Seiten vom Stein schneiden. Das Fruchtfleisch in Streifen schneiden. Den Koriander waschen, trocken schütteln und die Blätter abzupfen. Die Gurke waschen und mit einem Spiralschneider zu dünnen Nudeln schneiden. Den Räuchertofu ebenfalls in längliche Scheiben schneiden. Die Glasnudeln nach Packungsanweisung zubereiten.

Inzwischen das Reispapier in warmes Wasser einlegen, bis es nach etwa 25 Sekunden weich wird. Auf einen großen runden Teller ein Reispapier mittig platzieren. Ein paar Glasnudeln längs auf dem Papier verteilen. Danach folgen die weiteren Zutaten in beliebiger Reihenfolge. Die Seiten des Reispapiers leicht über die Füllung schlagen und das Reispapier aufrollen. Die Schritte so lange wiederholen, bis die Zutaten verbraucht sind. Die Sommerrollen halbieren und mit dem Dressing anrichten.

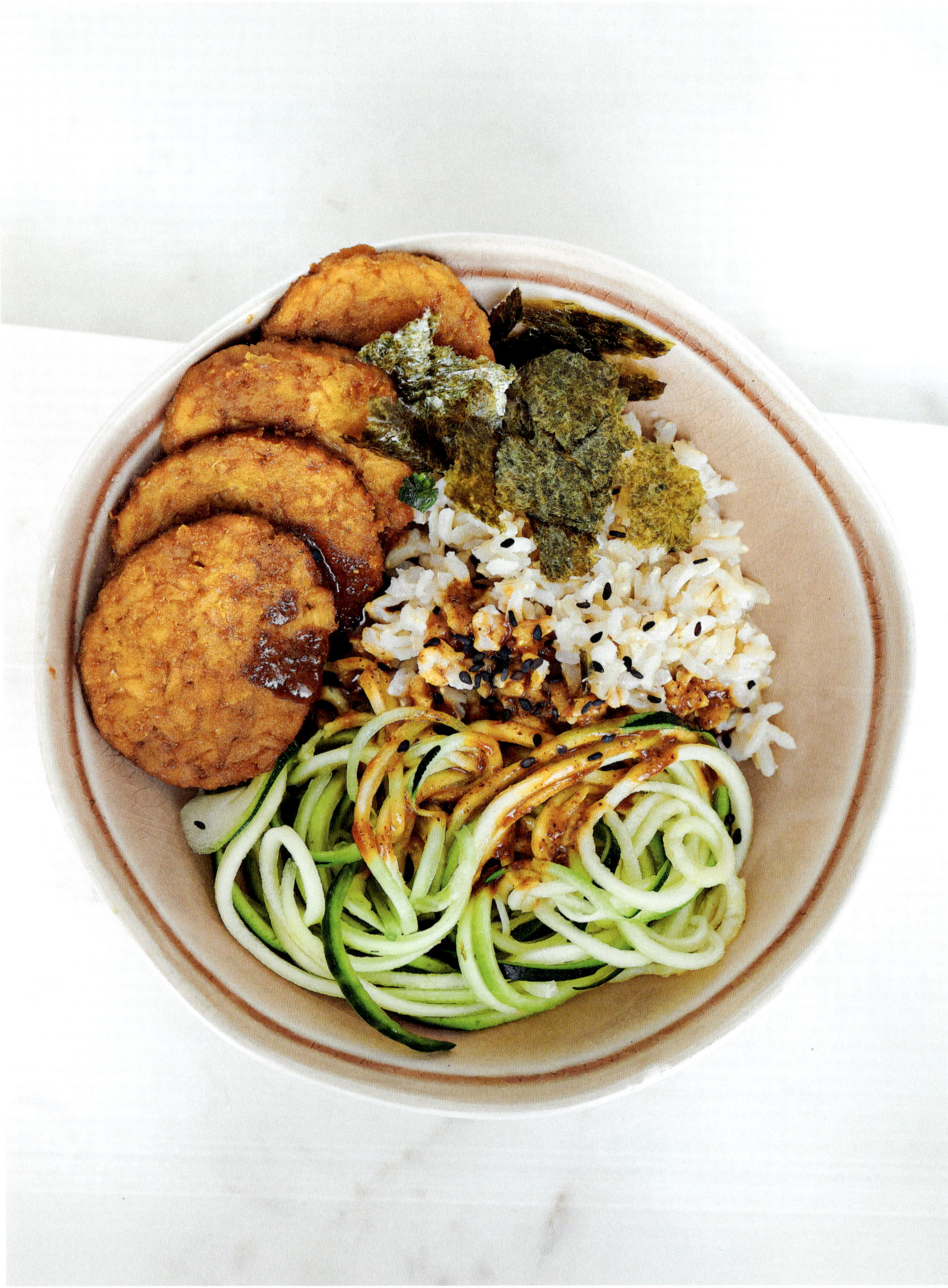

Tempeh ist nicht nur reich an ungesättigten Fettsäuren, sondern enthält ebenfalls Eiweiß und Mineralstoffe wie Eisen, Kalzium und Magnesium sowie B-Vitamine – eine wahre Nährstoffbombe!

Asiatische Tempeh-Bowl

Für 2 Portionen

100 g Tempeh (wer mag, verwendet Tofu) · 2 EL Tamari-Sauce
1 EL Ahornsirup · 1 EL Sesamöl · 1 EL Limettensaft · 2 EL Cashewmus
Salz · 100 g Reis · MCT-Öl · ½ Salatgurke · ½ Zucchini
Für das Dressing: 1 EL Tamari-Sauce · 1 EL Mandelmus · ½ EL Sesamöl
Zum Garnieren:
1 Nori-Blatt · schwarzer Sesam

Tempeh oder Tofu in Scheiben schneiden. Die Marinade mit Tamari, Ahornsirup, Sesamöl, Limettensaft, Cashewmus und Salz anrühren. Tempeh mit der Marinade mischen, in einen Behälter geben und mind. 3 Stunden, besser über Nacht, ziehen lassen.

Den Reis nach Packungsanweisung zubereiten. Tempeh aus der Marinade heben und kurz abtropfen lassen. Das Öl in einer Pfanne erhitzen und Tempeh darin von jeder Seite ca. 3 Minuten anbraten. Die Gurke und die Zucchini waschen und mit dem Spiralschneider zu Spaghetti schneiden.

Für das Dressing alle Zutaten gut miteinander verrühren. Die Gemüse-Spaghetti und den Reis anrichten. 2–3 Tempehstücke daneben platzieren. Etwas Dressing darübergeben.

Tipp: Als Topping empfehle ich ½ Nori-Blatt in kleine Stücke zu brechen und mit etwas schwarzem Sesam aufzustreuen.

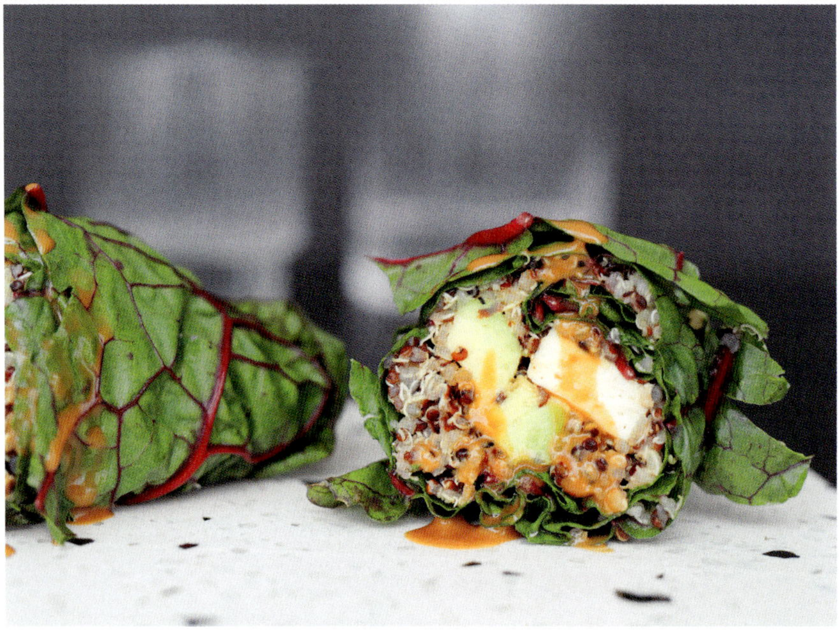

Salat-Wraps

Für 2–3 Portionen
1 EL Erdnussmus · 2 EL Tamari-Sauce · 1 EL Limettensaft
1 TL Dattelsirup · 100 g Tofu · 100 g Quinoa · 1 Avocado
6 Mangold- oder Salatblätter

Erdnussmus, Tamari, Limettensaft und Dattelsirup verrühren. Tofu längs in Streifen schneiden und 1 Stunde darin ziehen lassen. Marinade als Dip beiseitestellen. Quinoa nach Packungsanweisung garen. Avocado entsteinen, schälen und in Scheiben schneiden. Mangoldblätter waschen, vom Stiel schneiden.

Je 1 Blatt auf die Arbeitsfläche legen. Quinoa darauf verteilen, Avocadoscheiben und Tofu darüberlegen. Längs aufrollen, halbieren. Mit Dip servieren.

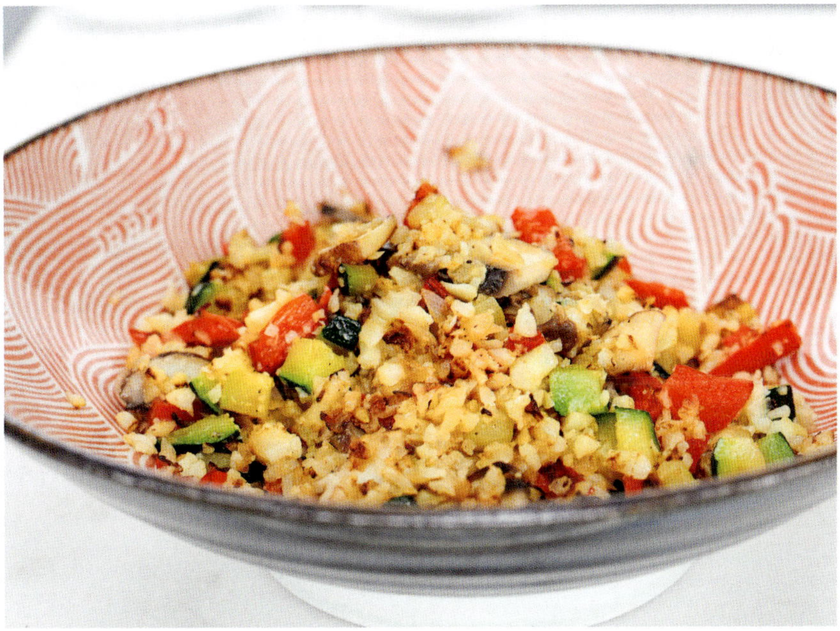

Blumenkohlreis

Für 2–3 Portionen
1 Blumenkohl · MCT-Öl · 1 Zwiebel · 1 Knoblauchzehe
1 Zucchini · 1 rote Paprika · 2 Champignons · Salz
Pfeffer aus der Mühle

Den Blumenkohl vom Strunk trennen und im Food Processor zerkleinern. Danach im Öl leicht anbraten. Die Zwiebel und die Knoblauchzehe schälen, fein hacken und dazugeben.

Zucchini und Paprika waschen und in Würfel schneiden. Mitbraten. Champignons putzen und in Scheiben hinzufügen. Alles 20 Minuten weiterschmoren, bis das Gemüse Farbe angenommen hat. Mit Salz und Pfeffer würzen.

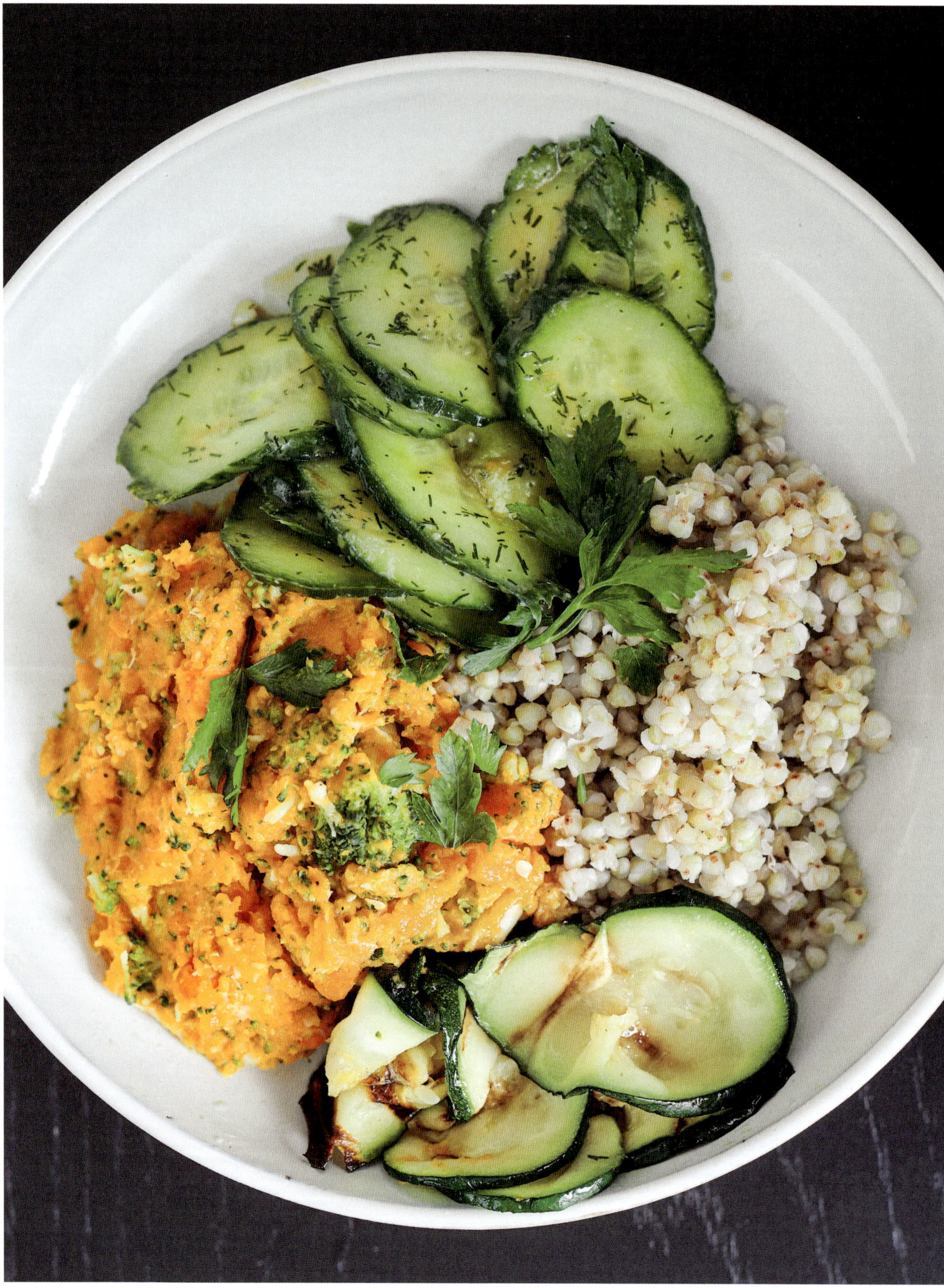

Buchweizen ist frei von Gluten und enthält einen ausgewogenen Mineralstoffmix. Vitamin E schützt den Körper vor freien Radikalen, stärkt die Abwehr und beugt dem Alterungsprozess vor.

Mesh Bowl

Für 2 Portionen
100 g Buchweizen · ½ Brokkoli · 1 Süßkartoffel
Salz · Pfeffer aus der Mühle · 2 ½ gehäufte TL Senf
1 Salatgurke · ½ Bund Dill
2 TL Dattelsirup · ½ TL Apfelessig
1 EL Wasser · 1 Zucchini

Den Buchweizen nach Packungsanweisung garen. Brokkoli waschen, vom Stiel schneiden und in kleine Röschen teilen. Die Süßkartoffel schälen und in Würfel schneiden. Beides in einen Topf mit Wasser geben, bis das Gemüse gerade mit Wasser bedeckt ist, und 30 Minuten bei mittlerer Hitze weich kochen. Das Gemüse abgießen und zurück in den Topf füllen. Danach mit Salz, Pfeffer und 1 TL Senf würzen und zu einem Brei stampfen.

Inzwischen die Gurke waschen, trocken tupfen und in dünne Scheiben hobeln. Dill waschen, trocken schütteln und fein hacken. Aus übrigem Senf, Dattelsirup, Essig, Wasser, Salz und Pfeffer ein cremiges Dressing rühren. Mit Gurken und Dill vermischen.

Die Zucchini waschen und in Scheiben schneiden. In einer geölten Grillpfanne (oder einer normalen Pfanne) 2–3 Minuten beidseitig anbraten. Etwas salzen und pfeffern.

Den gegarten Buchweizen in einer Schale anrichten. Daneben etwas Veggie Mesh und Gurkensalat platzieren. Die gegrillte Zucchini darübergeben.

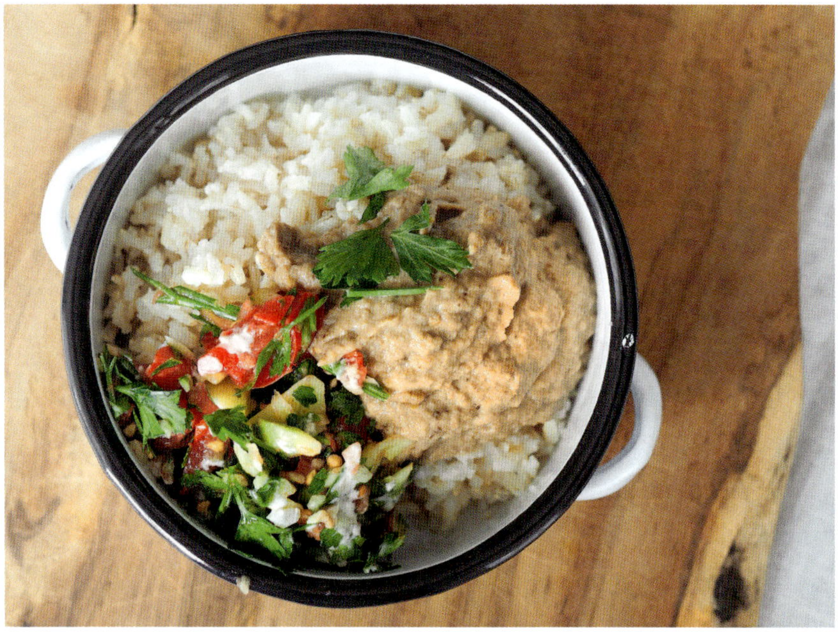

Babaganoush

Für 4–6 Portionen

2 Auberginen · 100 g Reis · 1 EL Tahin (Sesampaste)
½ EL Ahornsirup · 2 EL Zitronensaft · 1 TL Salz
2 Knoblauchzehen

Den Backofen auf 170° (Umluft) vorheizen. Auberginen waschen, halbieren und einschneiden Auf ein mit Backpapier belegtes Backblech legen und im heißen Ofen (Mitte) 1 Stunde 15 Minuten backen. Inzwischen den Reis nach Packungsanweisung zubereiten.

Die gegarten Auberginen mit einem Löffel aushöhlen und das Fruchtfleisch in den Food Processor geben. Übrige Zutaten hinzufügen. Alles zu einer cremigen Paste verarbeiten. Mit dem Reis servieren. Dazu passt ein frischer Salat.

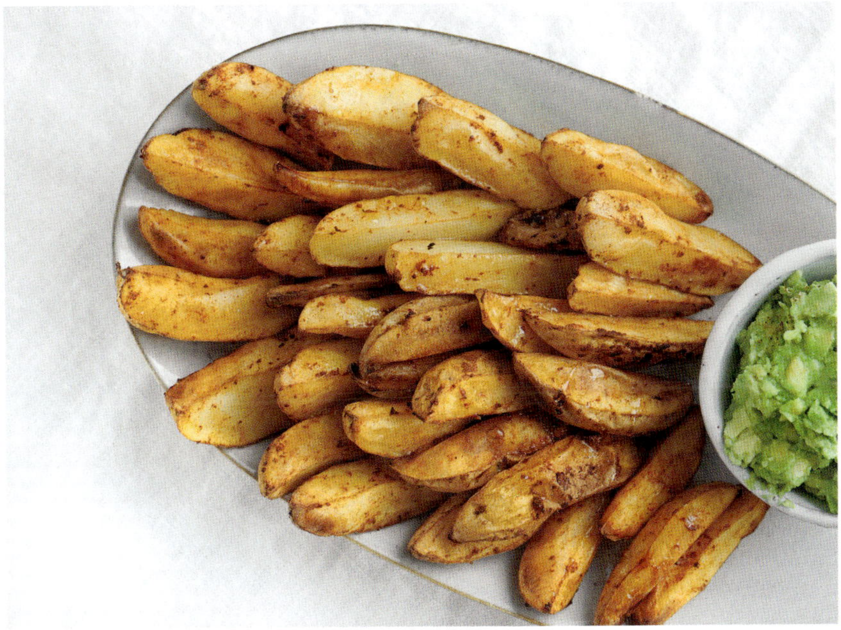

Kartoffelecken mit Dip

Für 2 Portionen
6 Kartoffeln · 1 TL geräuchertes Paprikapulver
1 Msp. Knoblauchpulver · Kokosöl · 1 Avocado · Zitronensaft
Salz · Pfeffer aus der Mühle · Olivenöl

Backofen auf 180° (Umluft) vorheizen. Kartoffeln waschen, längs vierteln und mit Paprika-, Knoblauchpulver und Kokosöl mischen. Auf ein mit Backpapier belegtes Backblech legen und im Ofen (Mitte) 35 Minuten backen.

Inzwischen die Avocado halbieren, entsteinen und schälen. Das Fruchtfleisch mit Zitronensaft mischen und zerdrücken . Mit Salz und Pfeffer würzen. Die Wedges auf einem Teller anrichten, salzen und mit etwas Olivenöl beträufeln. Die Guacamole in einer Schale danebenstellen.

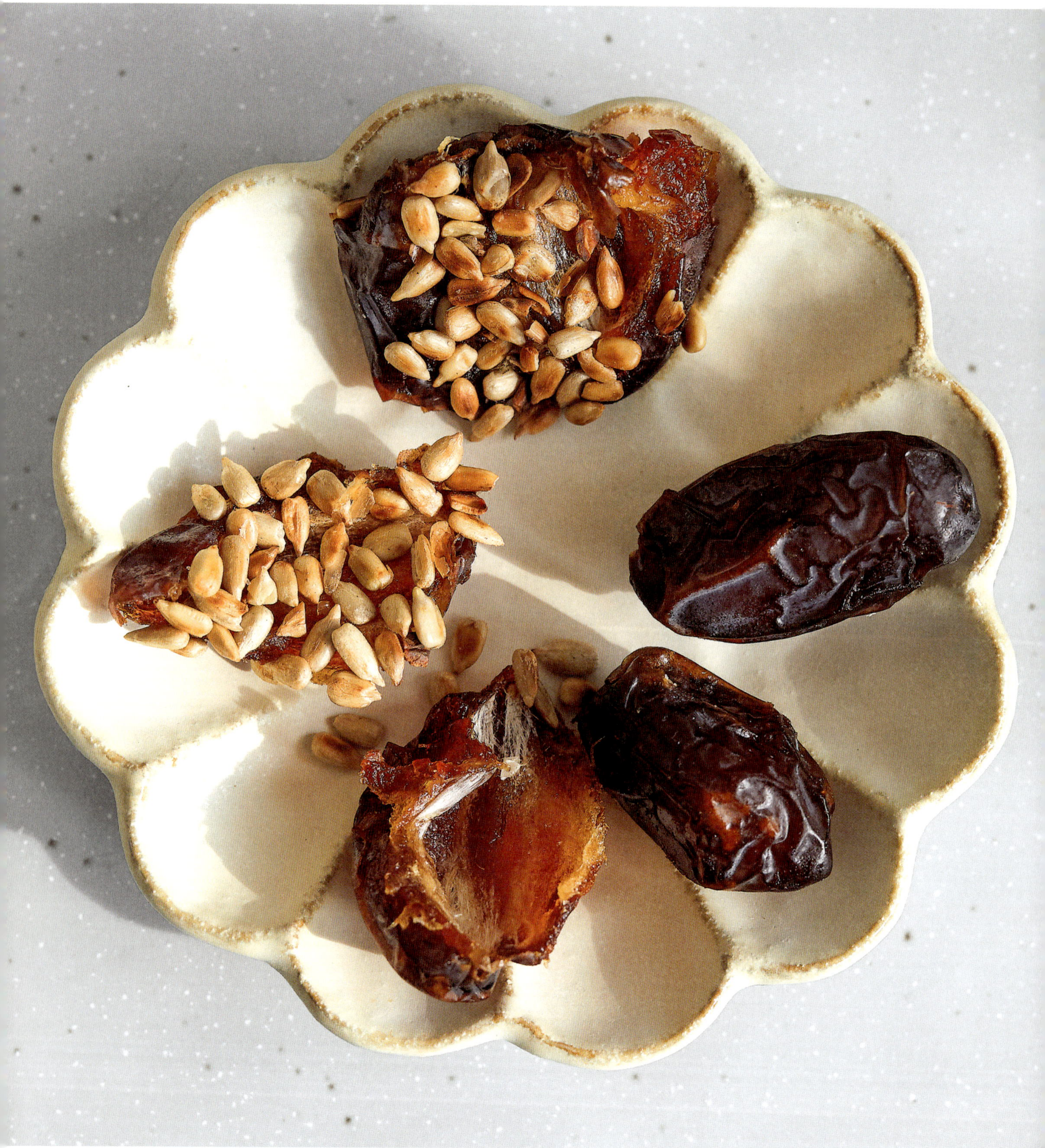

SNACKS *ENERGY-KICKS*

Wenn ich zwischendurch Hunger bekomme, esse ich gerne etwas, das mein Energieniveau nachhaltig anhebt und leicht verdaulich ist. Von einigen Rezepten kann man ein paar Tage lang naschen. Die Zubereitung lohnt sich also doppelt.

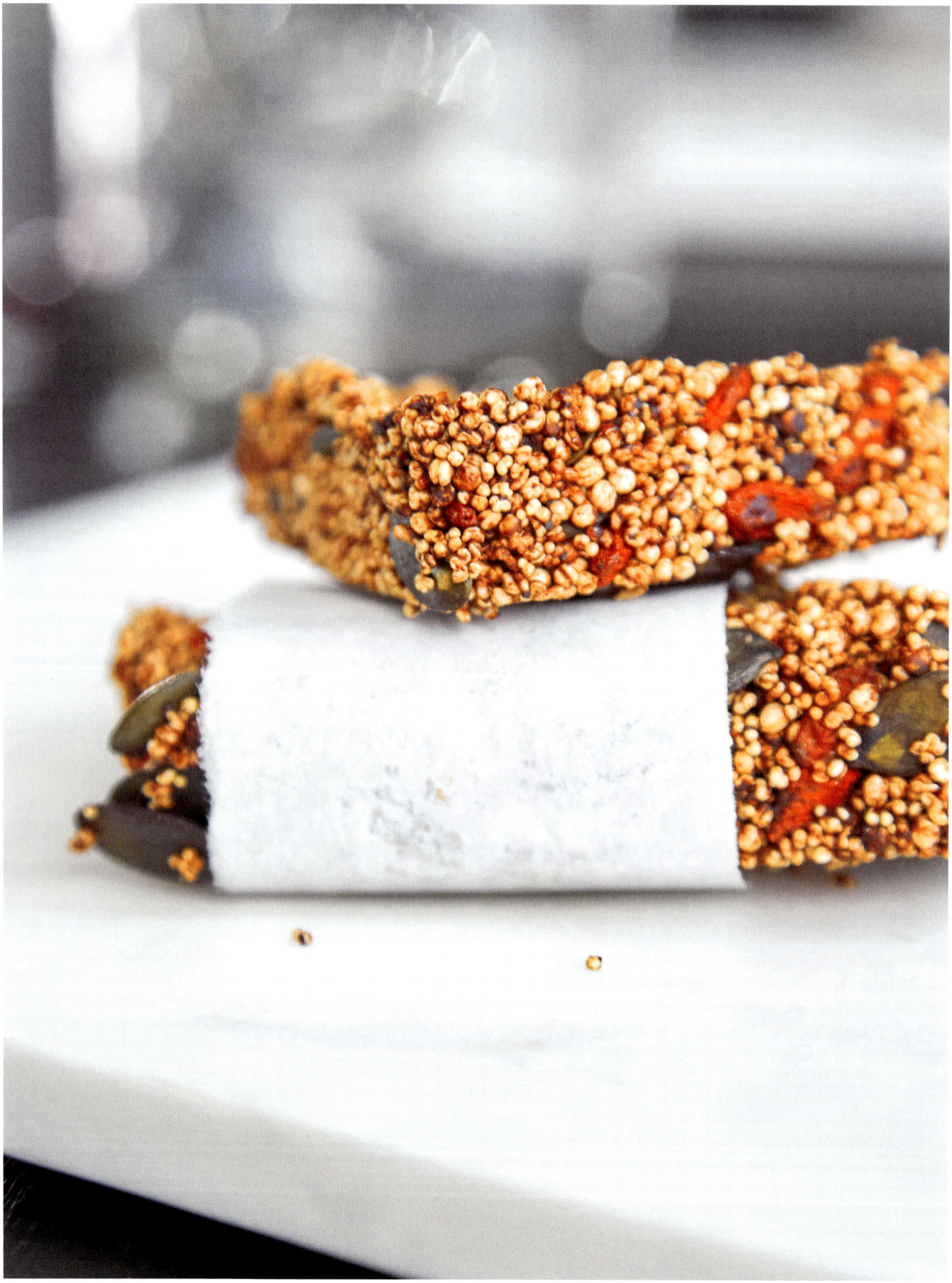

Diese Bars halten sich lange im Kühlschrank oder im Tiefkühlfach und sind der ideale Snack für zwischendurch.

Amarant Bars

Für 12 Energy-Bars
30 g gepufftes Amarant
30 g Quinoa
30 g getrocknete Goji-Beeren
30 g Kürbiskerne
70 g Kakaobutter
60 g Dattelsirup (alternativ Ahorn- oder Kokosblütensirup)
30 g rohes Kakaopulver
1 Prise Salz
1 Prise gemahlene Vanille

In einer Schüssel Amarant, Quinoa, Goji-Beeren und Kürbiskerne mischen.

Kakaobutter in einen kleinen Topf füllen und bei kleiner Hitze schmelzen lassen. Dattelsirup, Kakaopulver, Salz und Vanille zur Kakaobutter geben und gut miteinander verrühren. Den Topf vom Herd nehmen. Die trockenen Zutaten hinzufügen und verrühren, bis eine klebrige, feste Masse entsteht.

Die Masse in eine Form geben (ich verwende eine Form mit den Maßen 25 x 18 cm) und gut festdrücken. Mindestens 30 Minuten ins Tiefkühlfach stellen. Nach 30 Minuten aus der Form stürzen und die Masse in Riegel oder Ecken schneiden. Sie sind sofort verzehrfertig.

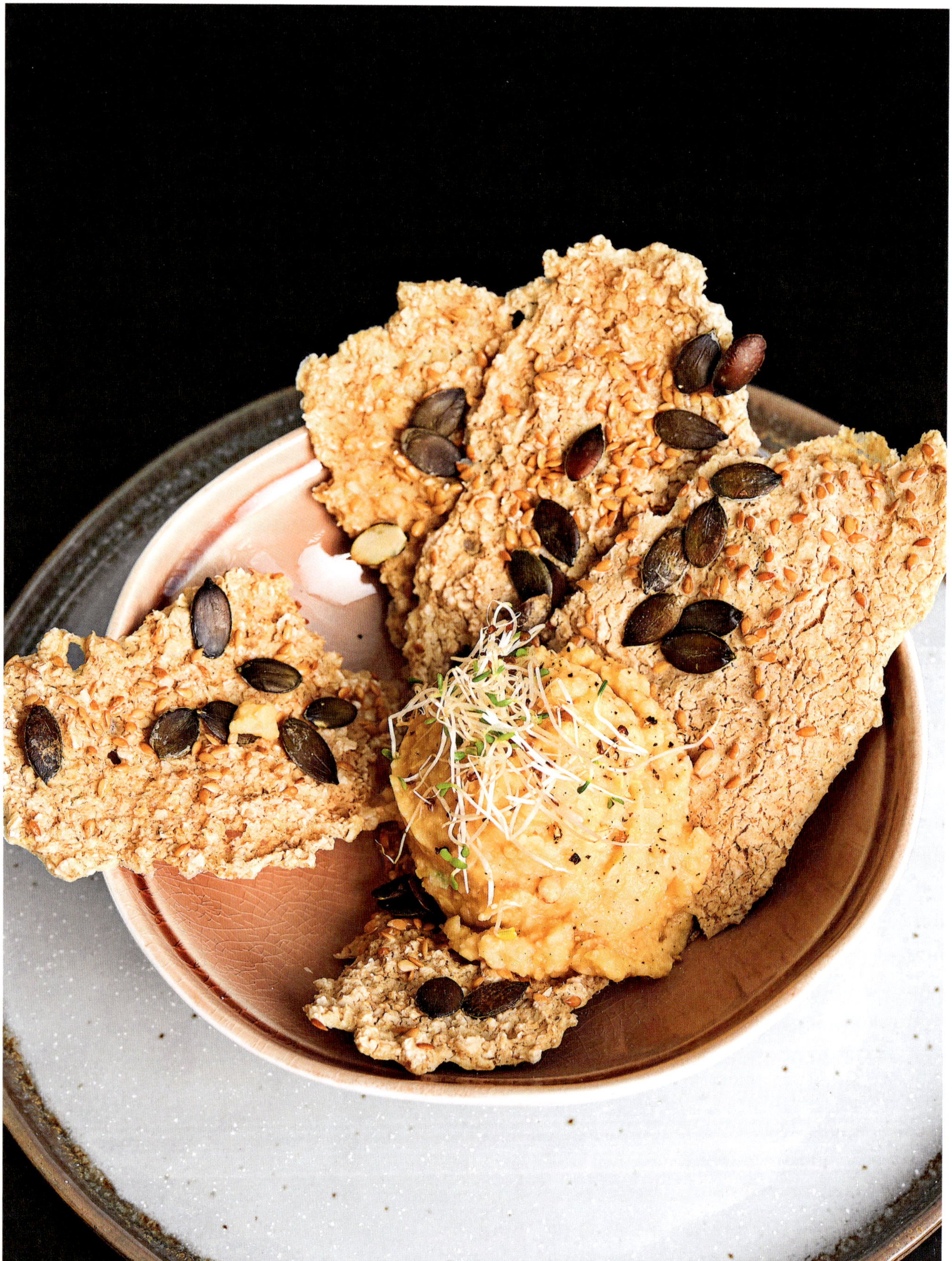

Die Hafercracker kann man beliebig mit weiteren Toppings belegen und backen. Pinienkerne bestehen übrigens zu über 50 Prozent aus Omega-3-Fettsäuren, die der Körper nicht selbst produzieren kann.

Hafercracker mit Hummus

Für 2–4 Portionen
Für die Cracker: 200 g Haferflocken · 400 ml Mineralwasser
1 Prise Salz
Toppingvorschläge: Hanfsamen · Sonnenblumenkerne
Pinienkerne
Für den Hummus: 1 Glas Kichererbsen (220 g) · Saft von ½ Zitrone
3 TL Tahin (Sesampaste) · 1 Knoblauchzehe
Salz · Pfeffer aus der Mühle · Kreuzkümmel

Für die Cracker die Haferflocken, Mineralwasser und Salz miteinander vermengen und abgedeckt 20 Minuten quellen lassen. Danach im Mixer fein pürieren.

Den Backofen auf 180° vorheizen. Ein Backblech mit Backpapier belegen. Den Teig dünn darauf verstreichen. Mit beliebigen Kernen bestreuen und im Ofen (Mitte) ca. 25 Minuten backen. Nach 10 Minuten die Cracker mitsamt Backpapier auf dem Ofenrost weiterbacken, bis sie goldbraun und knusprig sind. Die Teigplatte in Cracker brechen.

Für den Hummus die Kichererbsen abwaschen und mit den Händen unter laufendem Wasser die Schale ablösen. Mit Zitronensaft und Tahin in den Food Processor geben. Die Knoblauchzehe schälen und in den Food Processor pressen. Alles zu einer cremigen Paste verarbeiten. Mit Salz, Pfeffer und Kreuzkümmel abschmecken. Cracker und Hummus auf einer Platte anrichten und genießen.

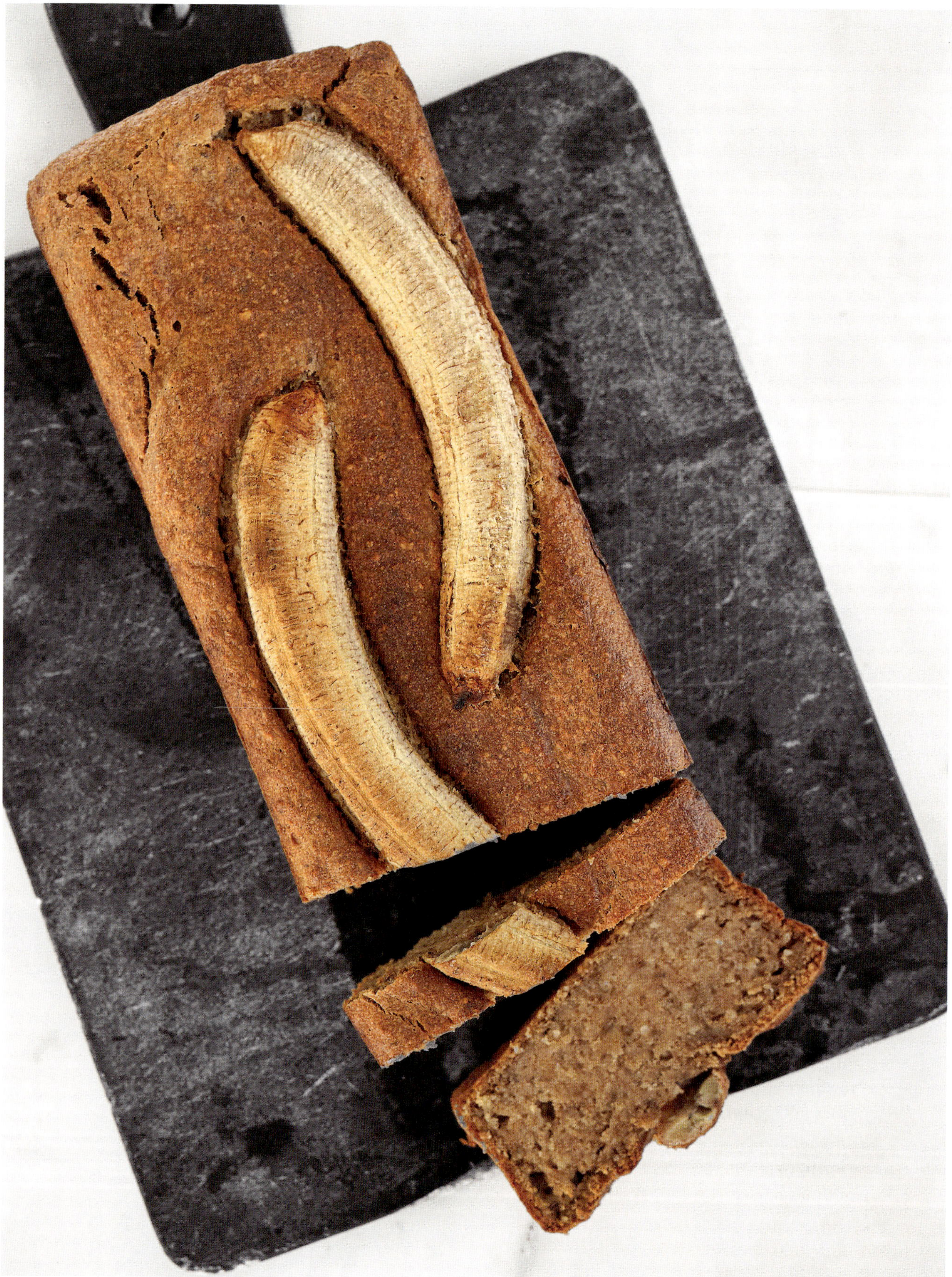

Ich liebe Bananenbrot und habe somit recht schnell nach einer rein pflanzlichen Alternative gesucht. Dabei ist dieses wunderbare Rezept entstanden, das bei uns zu Hause oft gebacken wird.

Bananenbrot

Für 1 Kastenform
1 EL Chia-Samen · 4 EL Wasser
220 ml Pflanzenmilch (ich nehme Hafermilch)
80 g Ahornsirup · 1 gehäufter EL Kokosöl
170 g Haferflocken · 130 g Cashewkerne · 1 TL Zimtpulver · 1 Msp. Salz
1 ½ TL Backpulver · ½ TL gemahlene Vanille (nach Belieben)
3 sehr reife braune Bananen
Außerdem: 1 Banane (nach Belieben) · Kokosöl für die Form

Für das falsche Ei Chia-Samen und Wasser verrühren und quellen lassen.

Inzwischen die Pflanzenmilch, Ahornsirup und Kokosöl im Mixer verrühren. Nacheinander die übrigen Zutaten dazugeben und so lange miteinander verrühren, bis ein homogener Teig entstanden ist. Den Teig in eine Schüssel füllen. Das falsche Ei unterheben. Alles zu einem glatten Teig verrühren.

Den Backofen auf 180° (Umluft) vorheizen. Eine Kastenform mit Kokosöl fetten. Den Teig einfüllen. Wer möchte, kann 1 Banane in 2 Hälften schneiden und diese auf den Teig legen. Dabei leicht andrücken. Im heißen Ofen (Mitte) 45–60 Minuten backen.

Wichtig: Die empfohlene Tagesdosis von 15 g bei Chia-Samen bitte nicht überschreiten und auf einen ausgewogenen Wasserhaushalt achten.

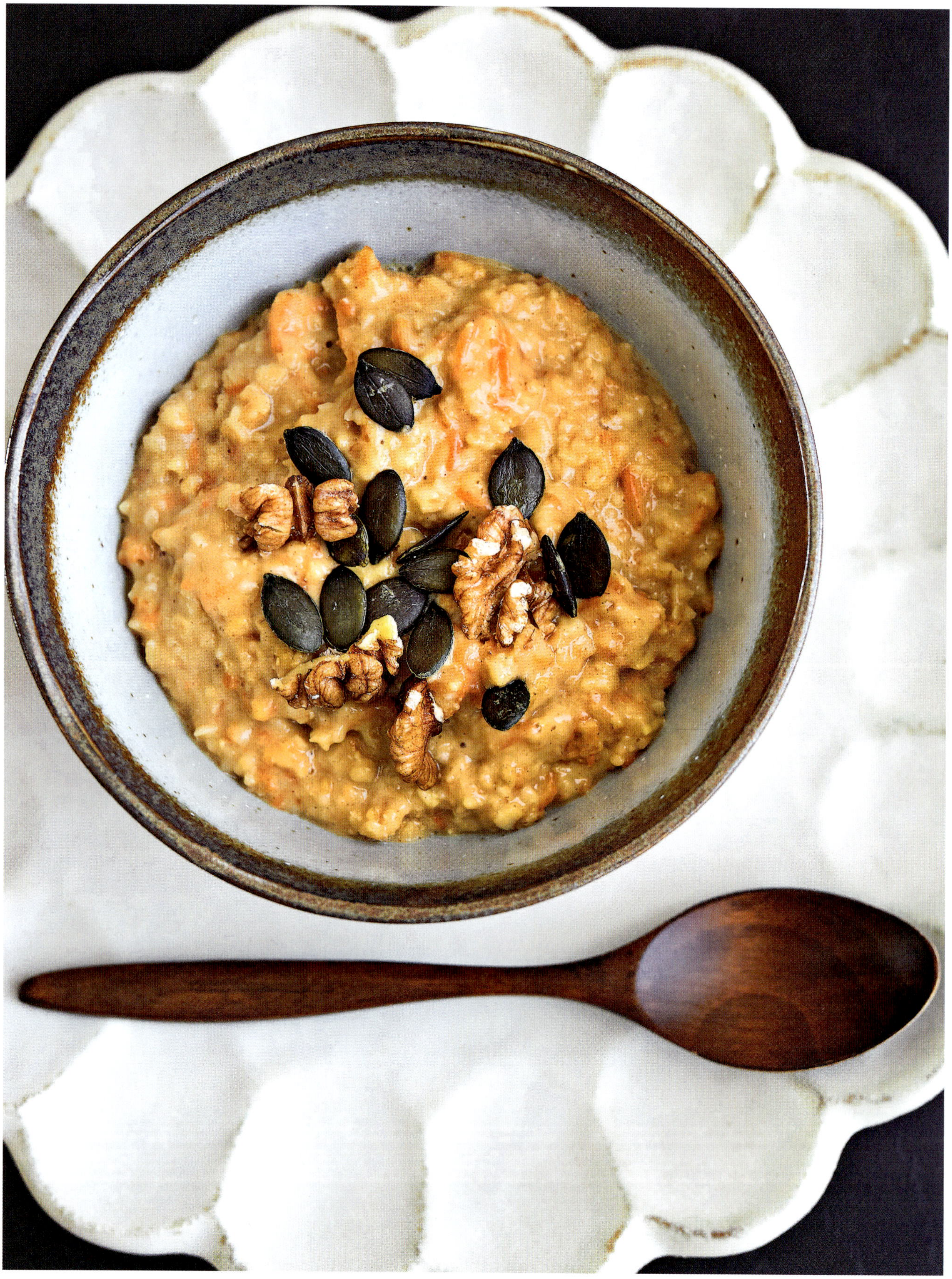

Porridge hält nicht nur lang satt, sondern versorgt den Körper auch mit wichtigen Mineralstoffen, Eiweiß und mit Folsäure. Und dank Ingwer hilft es oft gegen Schwangerschaftsübelkeit. Ausprobieren!

Carrot-Cake-Porridge

Für 1 Portion
1 mittelgroße Möhre
50 g Haferflocken
300 ml Mandelmilch
1 Msp. frisch geriebener Ingwer (alternativ Ingwerpulver)
1 Msp. Zimtpulver
1 kleine Prise Salz
2 EL Ahornsirup
1 TL gehackte Walnusskerne (nach Belieben)
1 TL Kürbiskerne (nach Belieben)

Die Möhre schälen und fein in einen Topf reiben. Die Haferflocken dazugeben und gut miteinander vermengen. Pflanzenmilch hinzufügen und alles erhitzen. Den Ingwer schälen und 1 Messerspitze in den Topf reiben.

Nacheinander die restlichen Zutaten unterrühren. Unter gelegentlichem Rühren 20 Minuten bei mittlerer Hitze köcheln lassen, bis das Porridge eine cremige Konsistenz erreicht hat. Im Glas anrichten. Nach Belieben mit Nüssen und Kernen bestreuen.

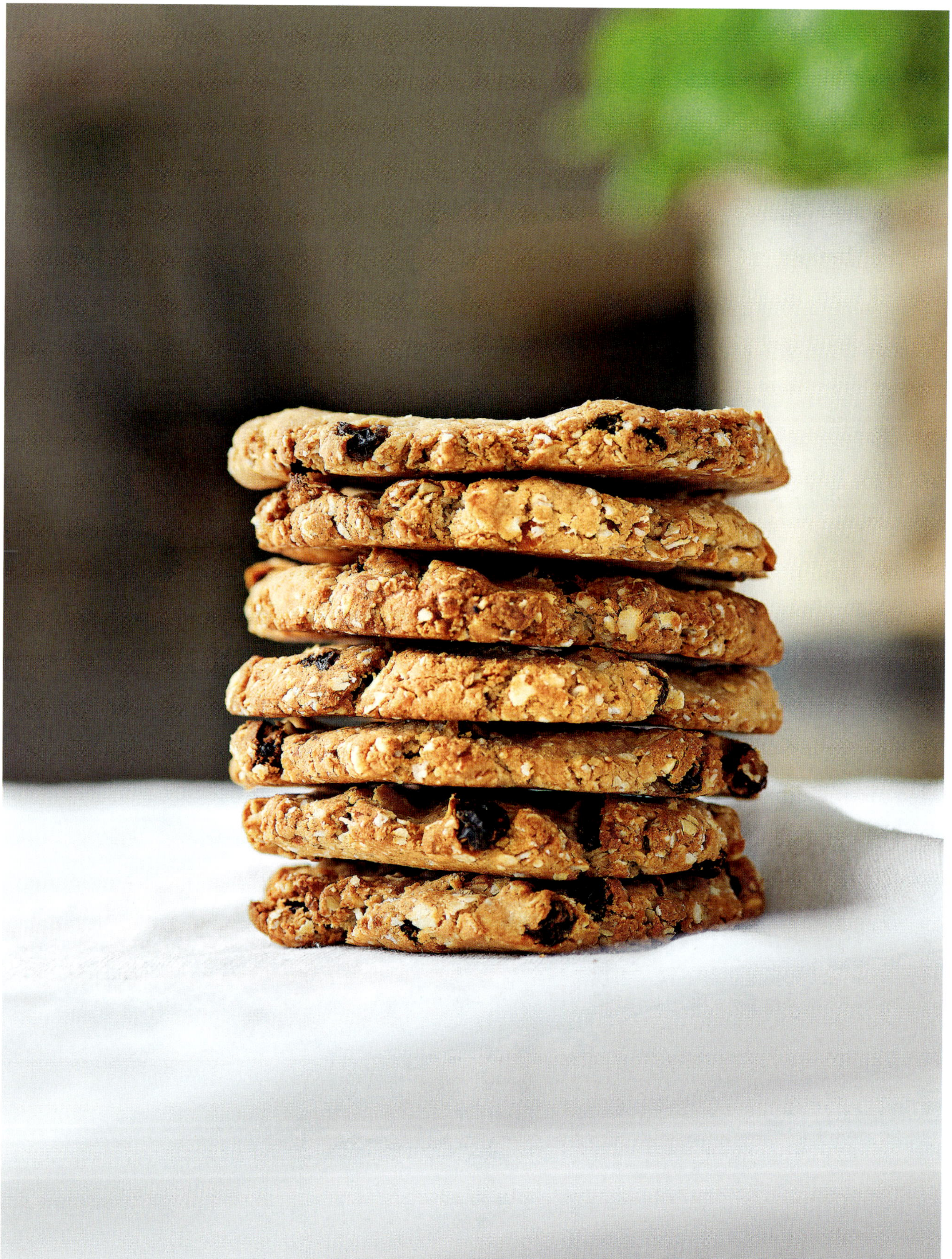

Wer Buchweizenmehl nicht mag, kann es problemlos gegen ein anderes Mehl tauschen. Die Kekse schmecken auch mit Dinkelmehl sehr lecker, sind dann aber nicht glutenfrei.

Hafer-Rosinen-Cookies

Für 20 Stück
60 g Rosinen
100 g Haferflocken
100 g Mandelmehl
100 g Buchweizenmehl
1 ½ TL Backpulver
1 TL gemahlene Vanille
1 Prise Salz
50 ml Hafermilch
80 g Ahornsirup
70 g Kokosöl
40 g grob gehackte Mandeln

Die Rosinen im Wasser einweichen. Haferflocken, Mandel- und Buchweizenmehl, Backpulver, Vanille und Salz in einer Schüssel vermischen. Milch, Ahornsirup und Kokosöl dazugeben und alles zu einem glatten Teig kneten. Rosinen in ein Sieb abgießen und mit den Mandeln unterkneten.

Den Backofen auf 170° (Umluft) vorheizen. Ein Backblech mit Backpapier belegen. Kleine Kugeln aus dem Teig formen. Die Kugeln auf dem Backblech flach drücken. Im heißen Ofen (Mitte) 15 Minuten backen.

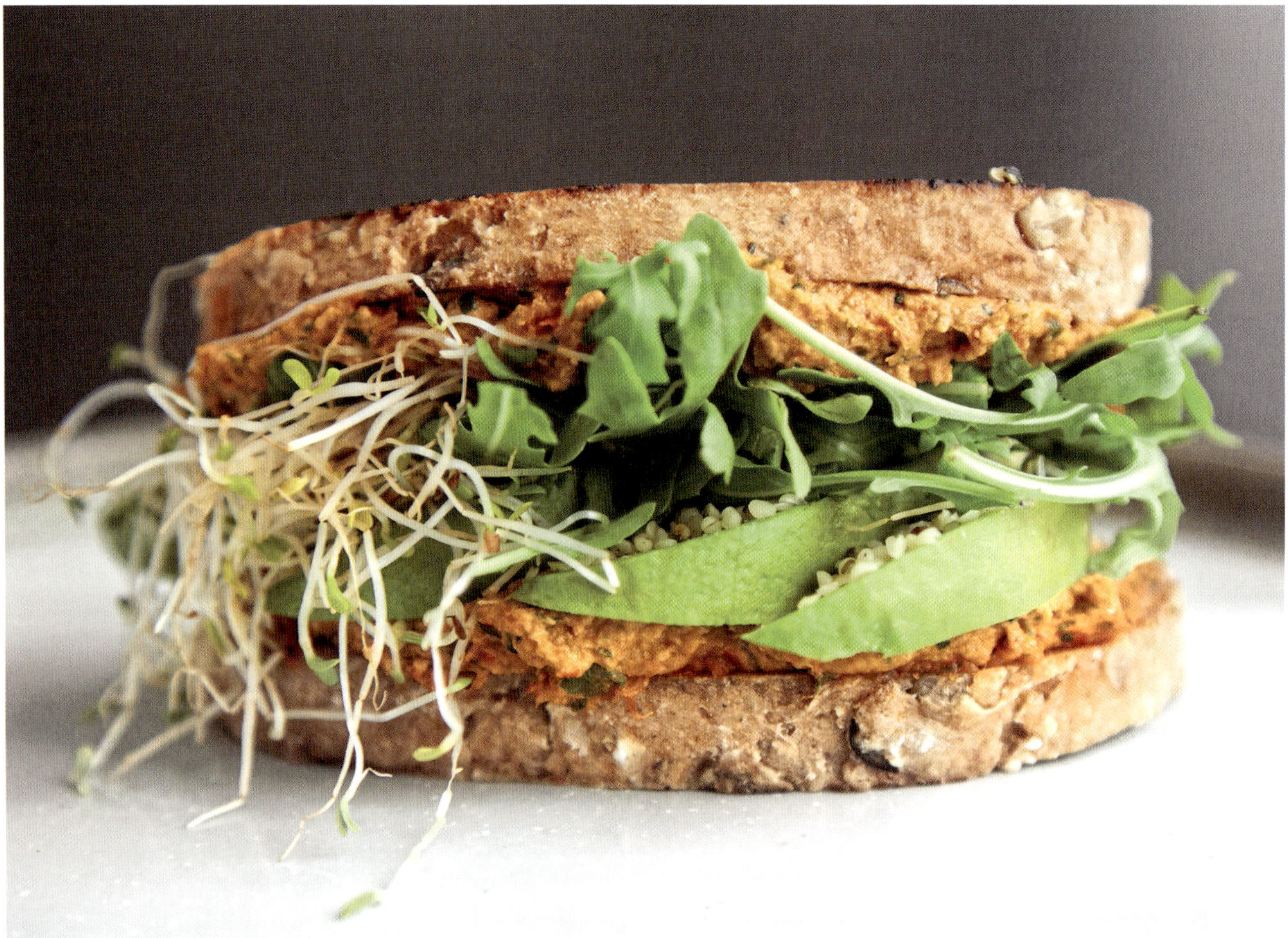

Hier habe ich mich für Sprossen als Topping entschieden, aber auch Kräuter und Keime passen. Sprossen enthalten viele Nährstoffe, wie Folsäure, Eisen und Vitamine sowie Ballaststoffe.

Avocado-Sandwich

Für 1 Portion
2 Scheiben Dinkelbrot
Tomatenaufstrich (ersatzweise süßer Senf)
½ Avocado
Olivenöl
Salz
Pfeffer aus der Mühle
Rucola
Sprossen

Die Brotscheiben in einer Pfanne ohne Fett von beiden Seiten anrösten. Beide Hälften mit Tomatenaufstrich (siehe Seite 131) bestreichen.

½ Avocado entsteinen, schälen und das Fruchtfleisch in Scheiben schneiden. Auf dem Aufstrich verteilen. Mit etwas Olivenöl beträufeln und mit Salz und Pfeffer abschmecken. Rucola und Sprossen waschen, trocken tupfen und auf dem Sandwich verteilen. Die zweite Brotscheibe obenauf legen.

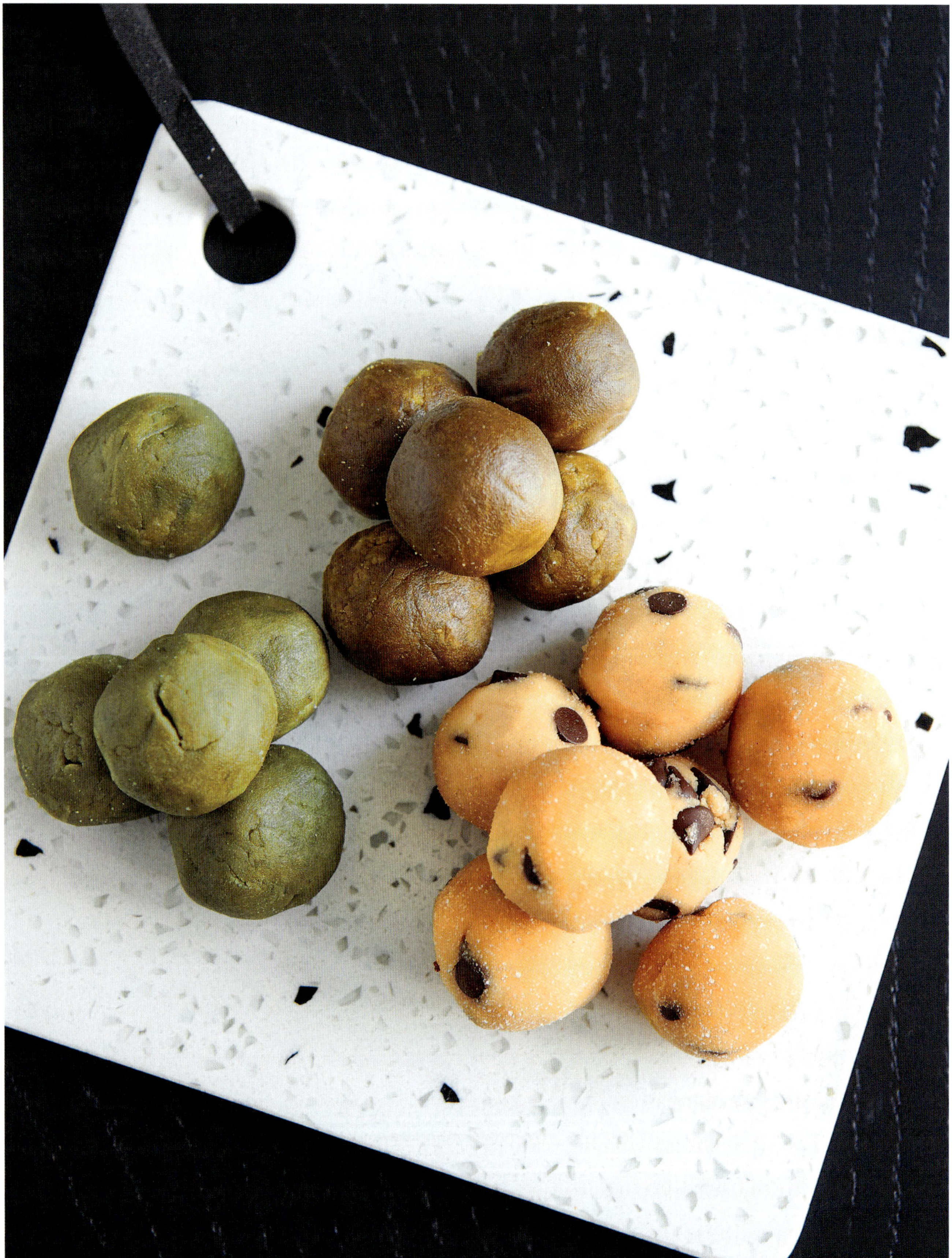

Peanutbutter-Balls

Für 10 Stück
100 g Erdnussmus · 1 Msp. Salz · 50 g Ahornsirup
80 g Kokosmehl · 30 g Schokodrops

Im Food Processor Erdnussmus, Salz, Ahornsirup und Kokosmehl zu einem glatten Teig vermengen. Die Schokodrops unterkneten. Bällchen daraus formen und bei Zimmertemperatur lagern.

Pistazien-Balls

Für 10 Stück
100 g Pistazienmus · 1 Msp. Salz · 50 g Ahornsirup
80 g Mandelmehl · 30 g gehackte Pistazienkerne

Im Food Processor Pistazienmus, Salz, Ahornsirup und Mandelmehl zu einem glatten Teig vermengen. Die Pistazienkerne unterkneten. Bällchen daraus formen und bei Zimmertemperatur lagern.

Matcha-Balls

Für 10 Stück
100 g Cashewmus · 50 g Ahornsirup
80 g Mandelmehl · 1 TL Matchapulver

Im Food Processor Cashewmus, Ahornsirup, Mandelmehl und Matchapulver zu einem glatten Teig vermengen. Bällchen daraus formen und bei Zimmertemperatur lagern.

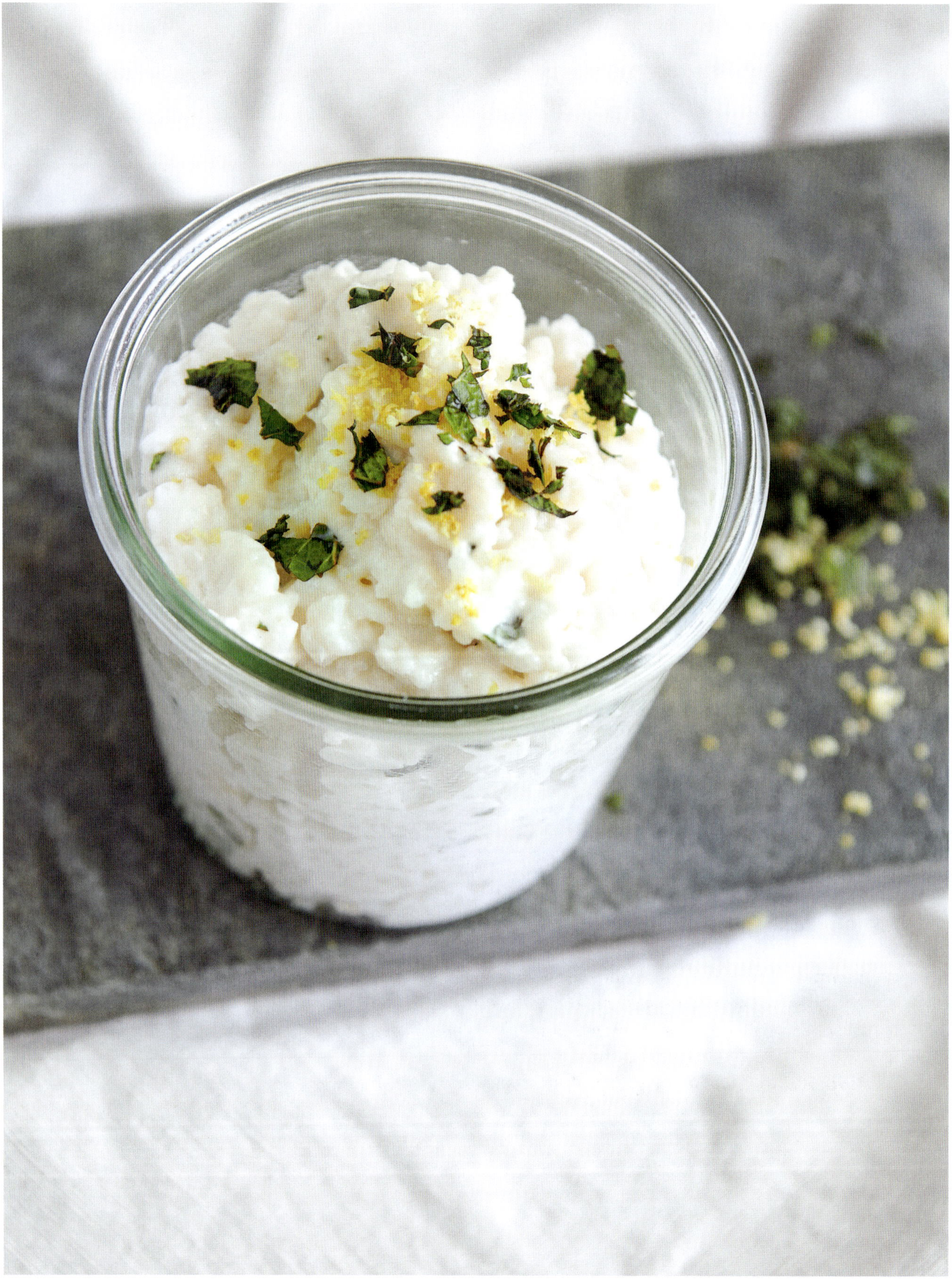

Auf die Idee für dieses Rezept hat mich meine Mama gebracht. Der Mix aus Zitrone, Minze und Kokosmilch verleiht dem Milchreis eine herrliche Frische – und hilft bei Magen-Darm-Beschwerden.

Minze-Zitrone-Milchreis

Für 2–3 Portionen
200 g Milchreis
600 ml Mandelmilch
200 ml Kokosmilch
½ TL Salz
40 g Ahornsirup
3 EL Minze
abgeriebene Schale von 1 Bio-Zitrone

Den Milchreis 30 Minuten in kaltem Wasser einweichen. Danach abgießen. Mandelmilch, Kokosmilch, Salz und den Reis in einen Topf geben. Zum Kochen bringen und bei kleiner Hitze dicklich einkochen lassen. Gelegentlich umrühren.

Wenn der Milchreis gar ist und die gewünschte Konsistenz erreicht hat, den Ahornsirup unterheben. Die Minze waschen, trocken schütteln und fein hacken. Drei Viertel von der Zitronenschale und Minze unter den Milchreis heben, den Rest aufstreuen.

Tipp: Wer es cremiger mag, fügt einfach noch etwas Milch hinzu.

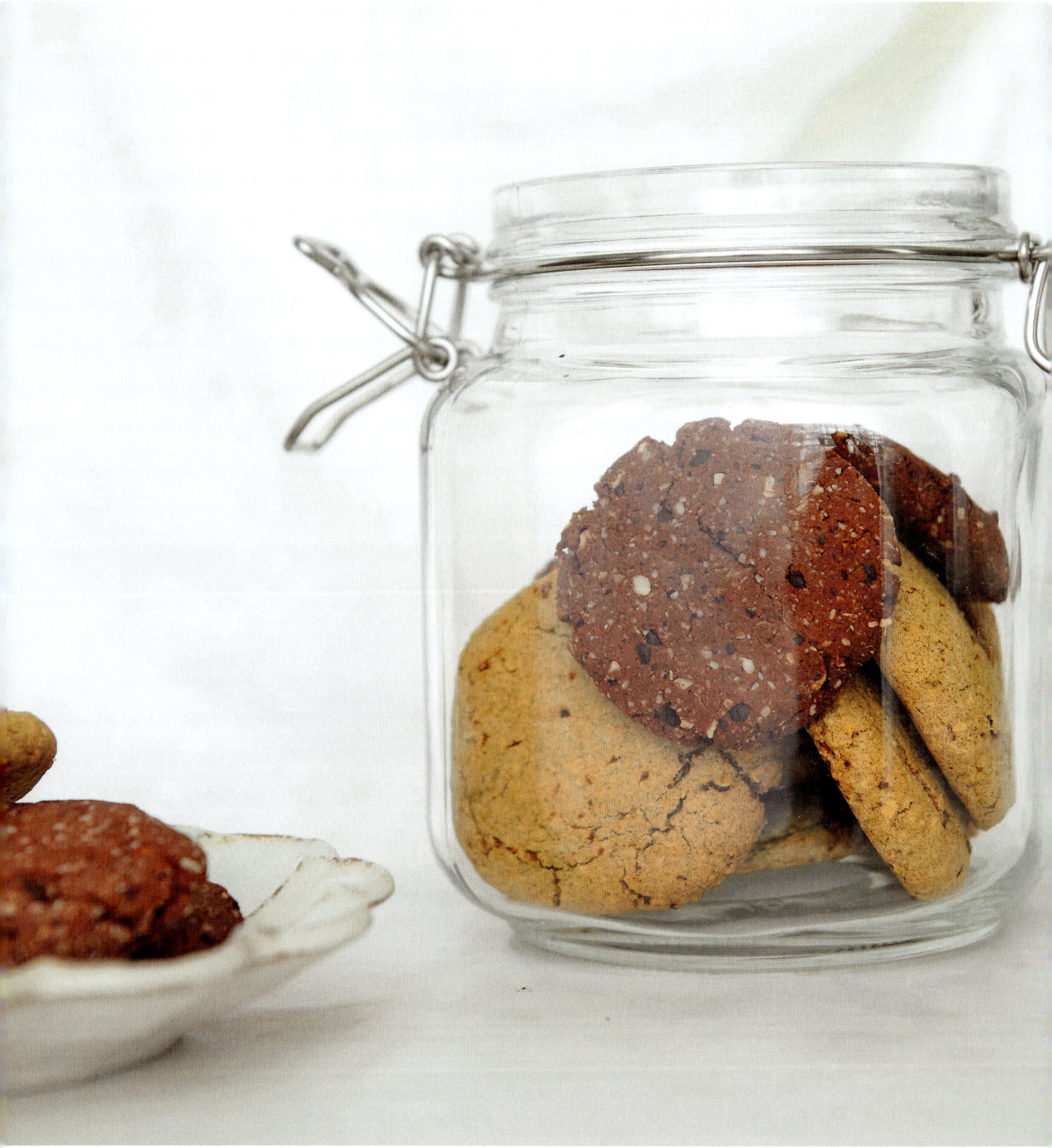

SWEETS
SÜSSES
SATT

Es gibt die gesunde Alternative – auch zu Süßem. Mit den folgenden Rezepten dürft ihr ohne schlechtes Gewissen naschen! Und das Tolle daran: Meine Sweets sind nicht nur süß, sie machen zudem richtig satt.

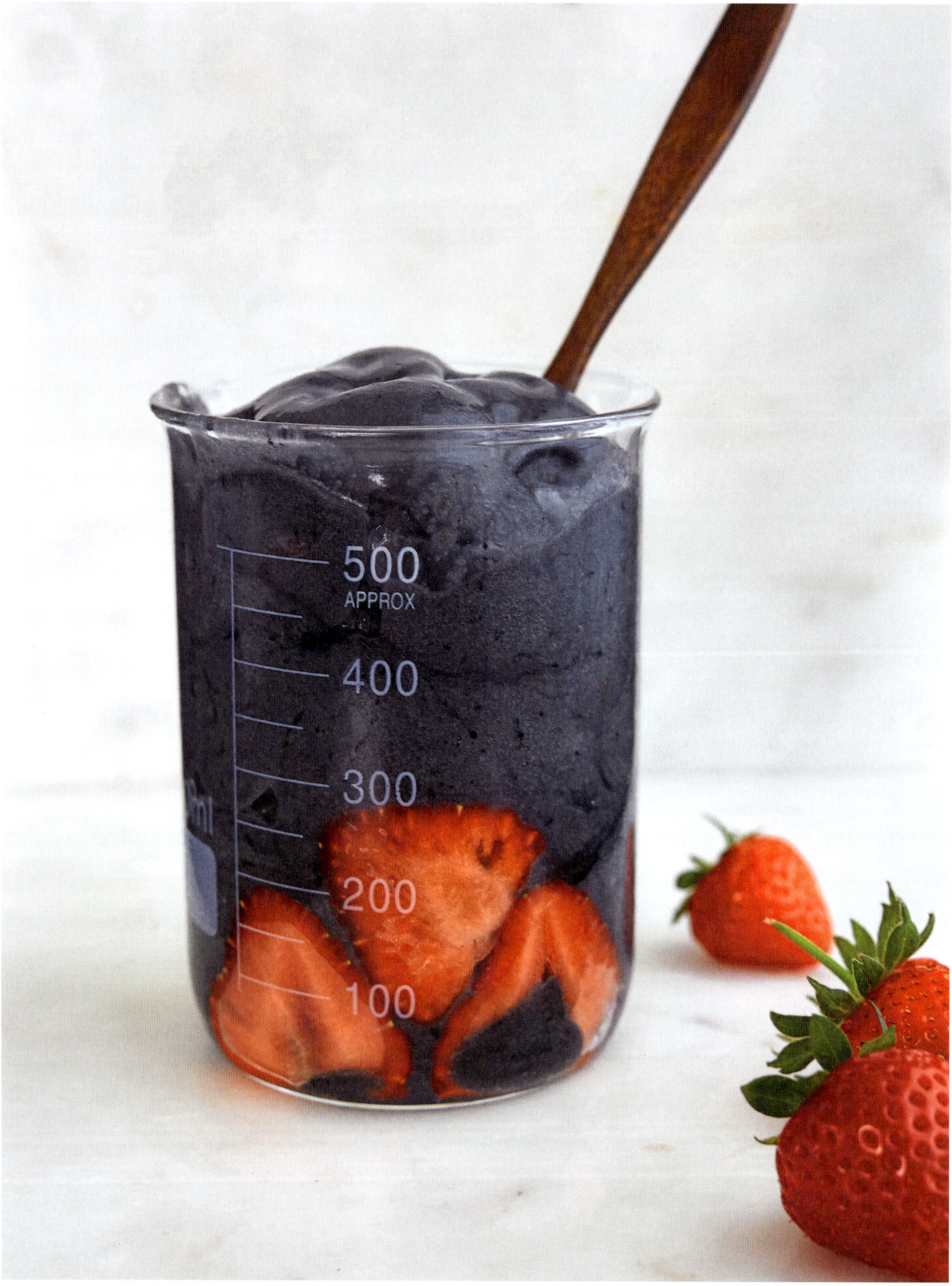
500
APPROX
400
300
200
100

Aktivkohle ist dafür bekannt, Giftstoffe aus dem Körper zu absorbieren. Allerdings werden auch Nährstoffe an die Kohle gebunden. Daher bitte wirklich nur in Maßen einsetzen!

Schwarzes Bananeneis

Für 2 Portionen
3 TK-Bananen
30 ml Hafermilch
1 EL Ahornsirup
1 EL Cashewmus
1 Msp. gemahlene Vanille
2 TL Aktivkohle

Die Zutaten in den Standmixer geben und zu einer sahnigen, festen Masse mixen. Bitte sofort verzehren!

Info: Je nach Mixer kann die Milchmenge variieren. Grundsätzlich gilt: Je leistungsstärker der Mixer, desto weniger Milch benötigt man.

Tipp: Für Nice-Cream mixe ich 3 TK-Bananen in Scheiben mit ca. 3 EL Mandelmilch und 1 EL Ahornsirup. Für ein feines Vanillearoma füge ich noch 1 Msp. gemahlene Vanille hinzu. Dazu passen je nach Laune frische Beeren oder Kakaopulver.

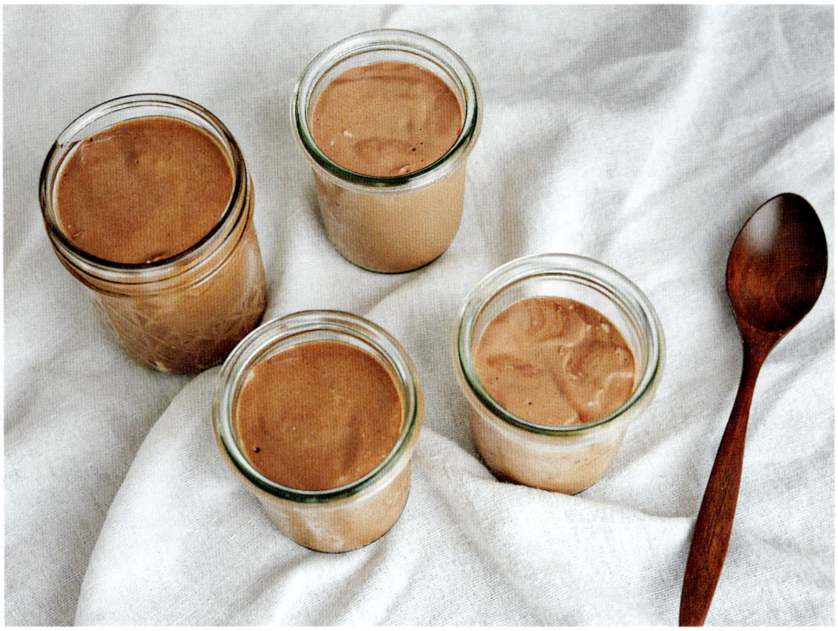

Schoko-Mousse

Für 2–3 Portionen
100 g Zartbitterschokolade
400 g Seidentofu
3 EL Dattel- oder Ahornsirup
½ TL gemahlene Vanille
1 Prise Salz

Die Schokolade über dem heißen Wasserbad schmelzen lassen. Mit Seidentofu, Dattelsirup, Vanille und Salz in den Food Processor geben. So lange mixen, bis eine cremige Mousse entsteht. Die Creme in Gläser füllen und mindestens 30 Minuten kalt stellen.

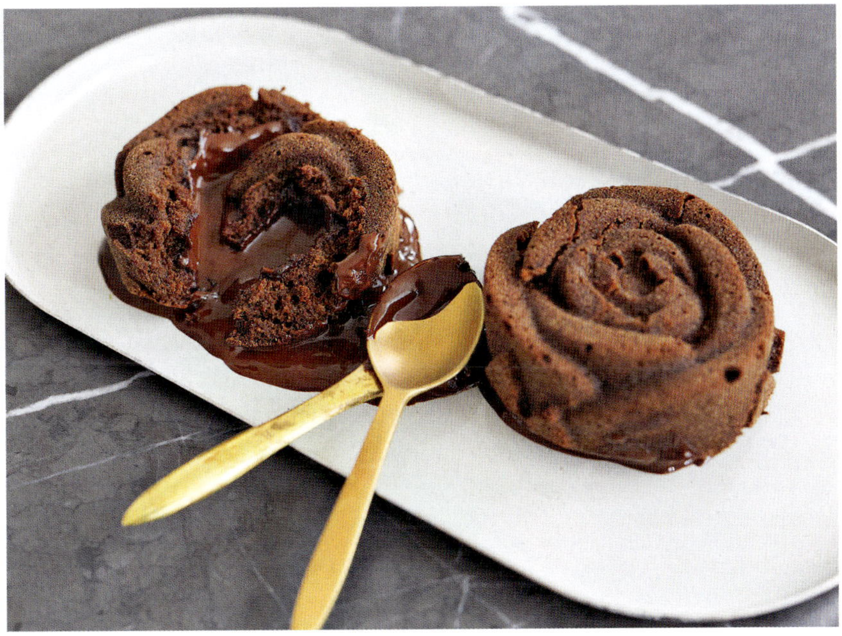

Lavacakes

Für 4 Törtchen
80 ml Pflanzenmilch · 1 EL Apfelessig · 60 g Apfelmus
60 g Buchweizenmehl oder Mandelmehl · 15 g Kakaopulver
40 g Kokosblütenzucker · 1 TL Backpulver
1 Msp. gemahlene Vanille · 1 Prise Salz
40 g Zartbitterschokolade mit hohem Kakaoanteil

Pflanzenmilch und Apfelessig verrühren und kurz stehen lassen. Übrige Zutaten mischen. Pflanzenmilch-Essig-Mischung gründlich unterrühren. Den Backofen auf 180° (Umluft) vorheizen. Die Teigmasse in mit Kokosöl gefettete Backförmchen füllen. Jeweils 10 g Zartbitterschokolade mittig in den Teig drücken und mit Teig verdecken. Im heißen Ofen (Mitte) 10–12 Minuten backen.

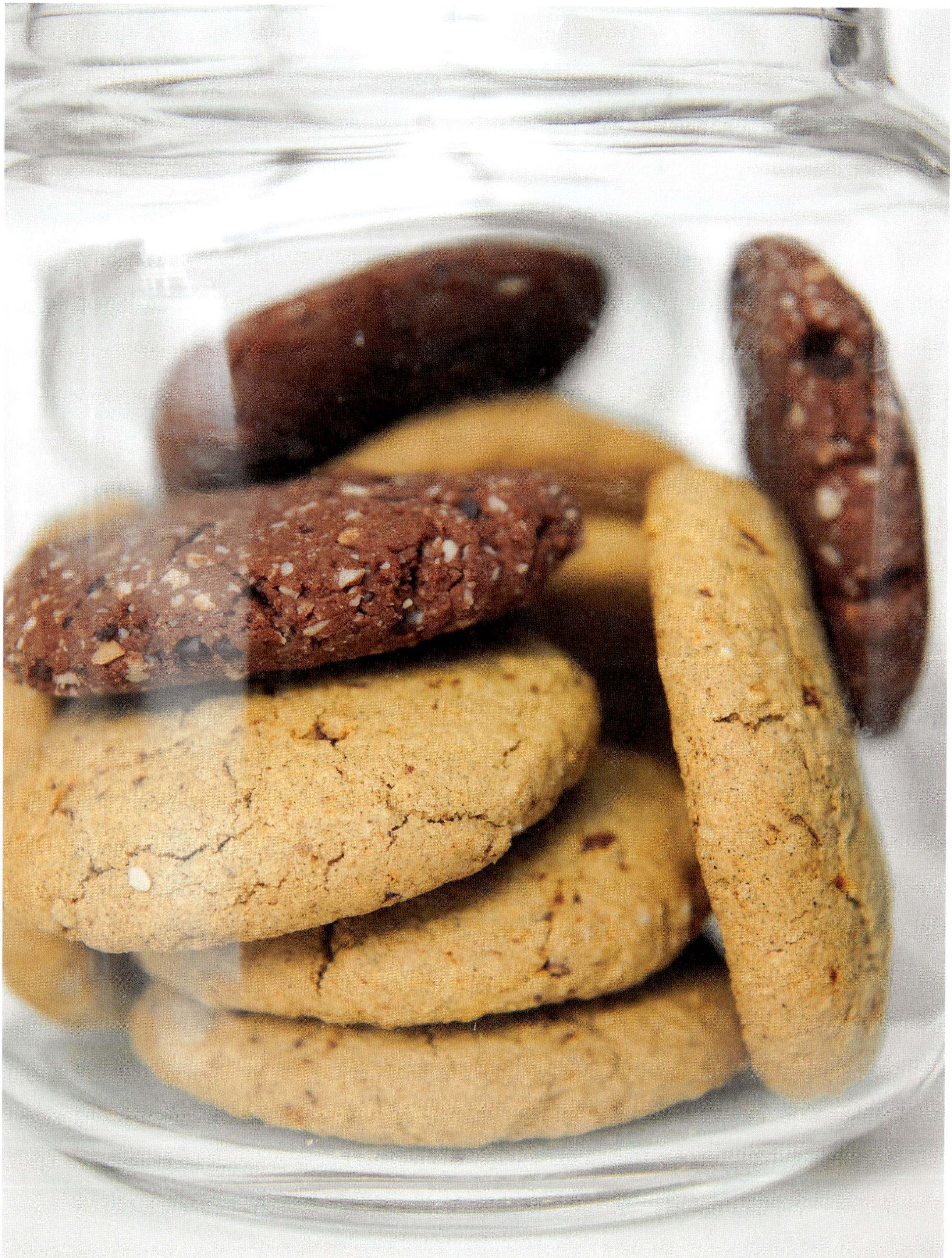

Spirulina Cookies

Für 10 Stück
100 g Buchweizenmehl · 90 g Ahornsirup
20 g desodoriertes Kokosöl (wer den Kokosgeschmack mag,
kann auch normales verwenden) · 40 g Haferflocken
10 g getrocknete Goji-Beeren · ½ TL Spirulina (Matchapulver passt auch super)
½ TL Natron · 1 Msp. Salz

Die Zutaten nacheinander im Food Processor zu einem Teig verarbeiten. 10 gleich große Bällchen daraus formen.

Den Backofen auf 170° (Umluft) vorheizen. Ein Backbleck mit Backpapier belegen. Die Bällchen darauflegen und zu flachen Cookies drücken. Im Ofen (Mitte) 10 Minuten backen, bis der Rand leicht bräunt.

Schoko-Cookies

Für 10 Stück
100 g Mandelmehl · 30 g Haferflocken · 30 g Mandeln
30 g Kakaopulver · 100 g Dattelsirup · 20 g Kokosöl · 30 g Mandelmilch
1 Msp. Salz · ½ TL Natron · 15 g Schokodrops

Alle Zutaten bis auf die Schokodrops im Food Processor zu einem Teig verarbeiten. Zuletzt die Schokodrops unterkneten. 10 gleich große Bällchen aus dem Teig formen.

Den Backofen auf 170° (Umluft) vorheizen. Ein Backblech mit Backpapier belegen. Die Bällchen darauflegen und zu flachen Cookies drücken. Im Ofen (Mitte) 10 Minuten backen, bis der Rand leicht bräunt.

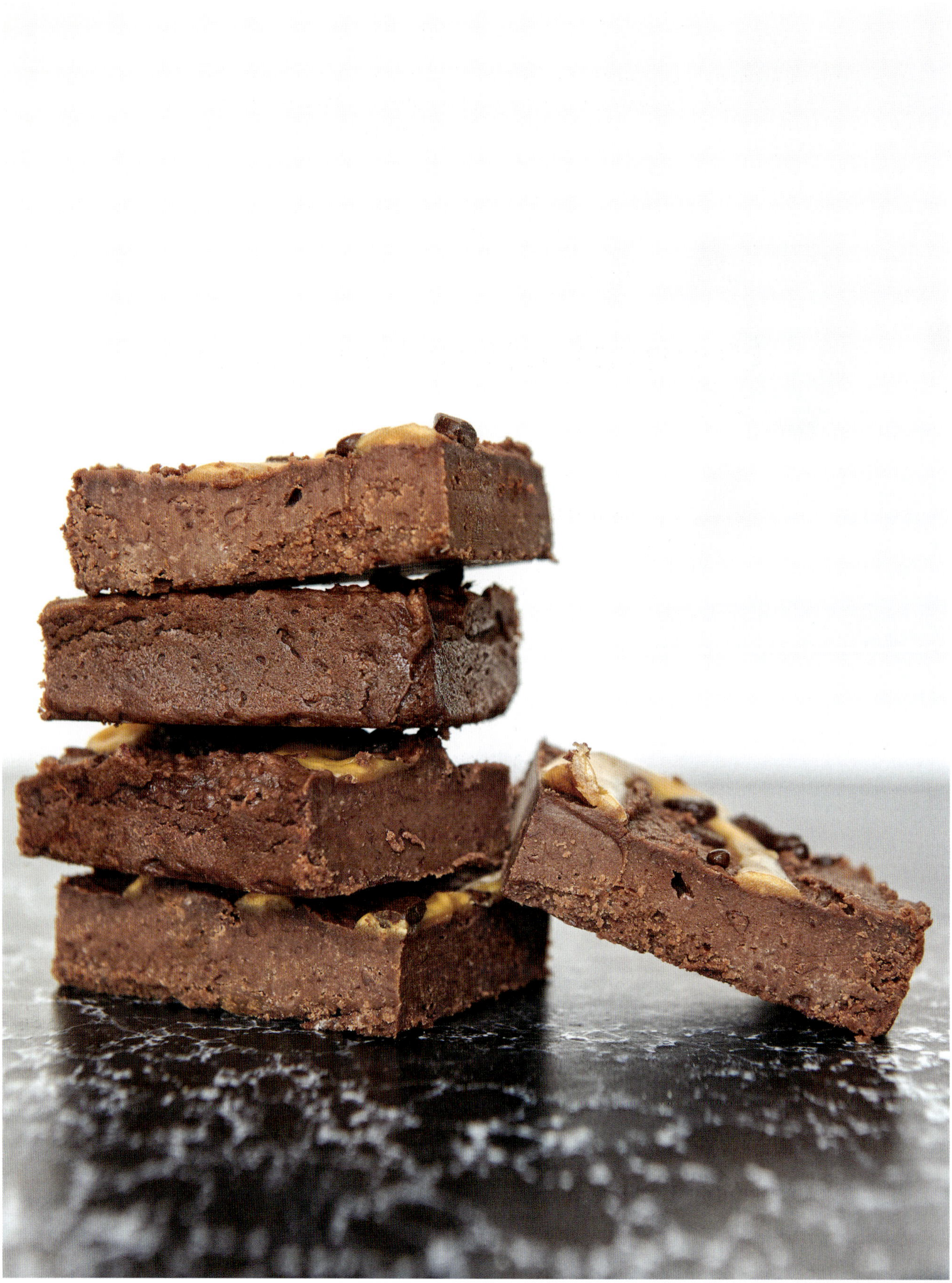

Kidneybohen gehören zu den proteinreichsten pflanzlichen Lebensmitteln. Sie haben einen hohen Eisengehalt und enthalten viel Folsäure und Magnesium.

Peanutbutter Brownies

Für 1 Brownie-Backform
2 Dose Kidneybohnen (Abtropfgewicht 240 g)
100 g Erdnussmus + Erdnussmus zum Garnieren
60 g Kakaopulver
80 g Kokosöl
2 TL Backpulver
1 TL Salz
1 Msp. Vanille
60 g Mandelmehl
200 g Ahornsirup
40 g Schokodrops

Die Kidneybohnen in ein Sieb abgießen, abspülen und abtropfen lassen. Zusammen mit den übrigen Zutaten (bis auf die Schokodrops) in den Food Processor geben. Zu einem glatten Teig mixen.

Den Backofen auf 180° (Umluft) vorheizen. Den Teig in die Form füllen. Die Schokodrops und etwas Erdnussmus auf dem Teig verteilen. Im Ofen (Mitte) 15 Minuten backen.

Die Brownies herausnehmen, abkühlen lassen und vor dem Servieren noch kurz in den Kühlschrank stellen.

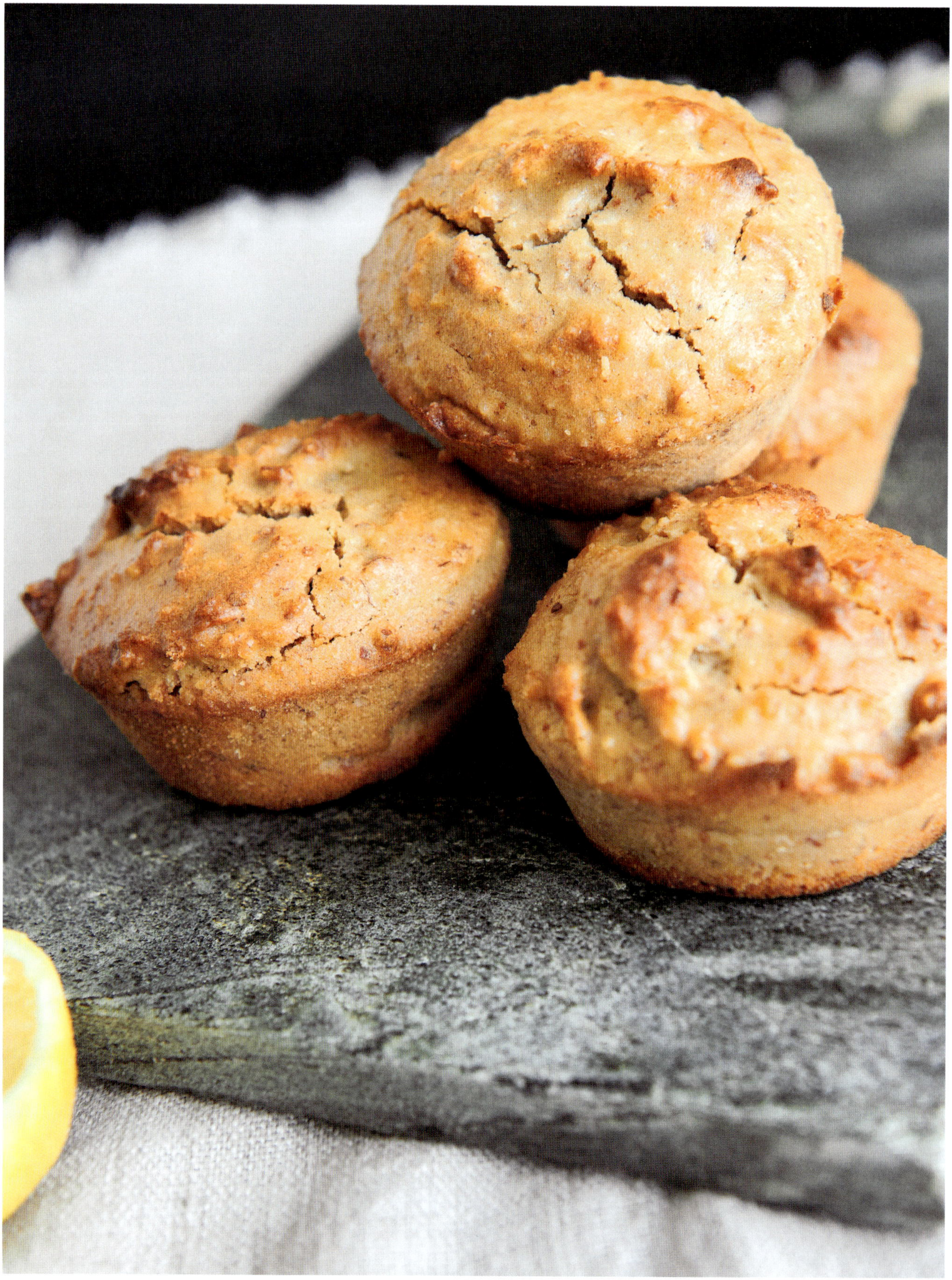

Walnüsse sind reich an Omega-3-Fettsäuren und enthalten größere Mengen an Vitamin B_6, das unsere Konzentration verbessert und uns vor Müdigkeit und Nervosität schützen kann.

Zitronen-Törtchen

Für 4 Törtchen
1 EL Chia-Samen · 4 EL Wasser
100 g Haferflocken · 100 g Dinkelmehl
100 g Walnusskerne · 1 TL Backpulver
½ TL Natron · 1 Msp. Salz
1 Msp. gemahlene Vanille
Saft (60–70 ml) und abgeriebene Schale von 1 Bio-Zitrone
140 g Ahornsirup · 40 g Kokosöl · 80 ml Pflanzenmilch

Den Backofen auf 175° (Umluft) vorheizen. Für das falsche Ei Chia-Samen und Wasser verrühren und ca. 10 Minuten quellen lassen.

Die Haferflocken im Food Processor zermahlen und zu Mehl verarbeiten. Mit dem Dinkelmehl mischen. Die Walnüsse im Food Processor mahlen und zum Mehlmix geben. Backpulver, Natron, Salz und Vanille hinzufügen. Gut miteinander verrühren.

Die trockenen Zutaten in den Food Processor geben. Zitronensaft und -schale hinzufügen und gut durchmixen. Danach die übrigen Zutaten nacheinander hinzufügen und zu einem glatten Teig verarbeiten. Den Teig in kleine Backförmchen füllen. Im heißen Ofen (Mitte) 35–40 Minuten backen.

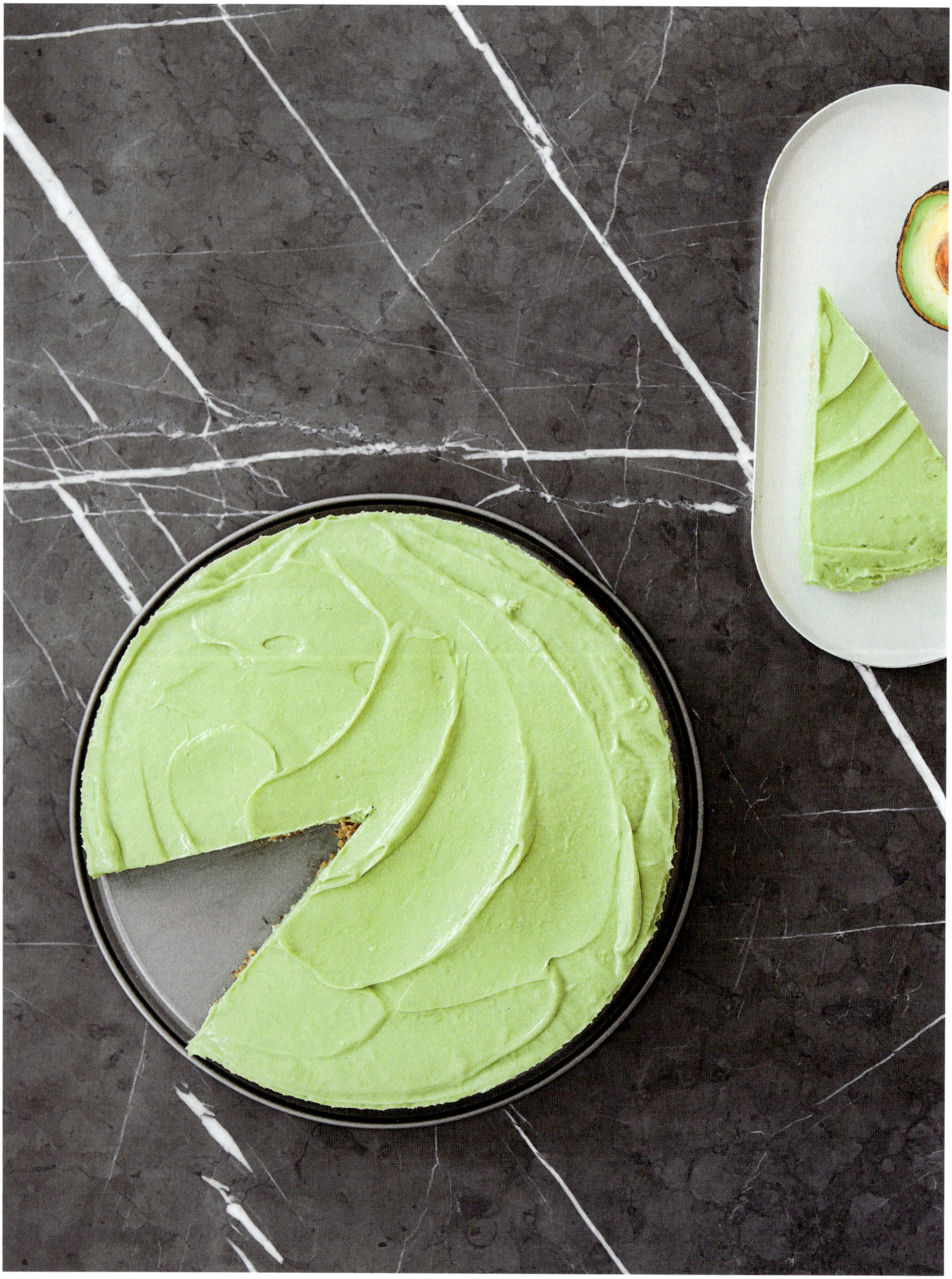

Dank ihrer Konsistenz ist die Avocado vielseitig einsetzbar. Sie enthält zudem wichtige Nährstoffe und ist ein guter Lieferant für Folsäure, Vitamin K, Kalium, Vitamin E und gesunde Fettsäuren.

Annas Avocado-Lime-Cake

Für 1 Springform (26 cm ø)
Für den Boden:
300 g entsteinte Medjool-Datteln
40 g Kokosöl
150 g Haferflocken · 60 g Kokosraspel
½ TL Salz
1 abgeriebene Schale von 1 Bio-Zitrone
Für die Creme:
5 reife Avocados · 125 ml Limettensaft
150 g Ahornsirup · 80 g Kokosöl

Für den Boden die Zutaten im Food Processor zu einem glatten Teig verarbeiten.

Den Teig gleichmäßig in eine Springform füllen, leicht andrücken und im Tiefkühlfach kalt stellen.

Für die Creme die Avocados halbieren, den Stein entfernen und das Fruchtfleisch aus der Schale heben. Zusammen mit dem Limettensaft, dem Ahornsirup und dem Kokosöl zu einer cremigen Masse verrühren. Die Creme auf dem Boden verteilen und den Kuchen 60 Minuten im Tiefkühlfach kalt stellen. Vor dem Servieren 15 Minuten bei Zimmertemperatur auftauen lassen. Bitte gut gekühlt lagern.

REZEPTREGISTER

Impressum

Projektleitung: Simone Kohl

Lektorat: Margarethe Brunner

Korrektorat: Susanne Schneider

Fotografie: Benedikt Frank

Bildredaktion: Angela Kotow

Layout und Umschlaggestaltung: independent Mediendesign München: Horst Moser (Artdirektion), Lucie Heselich und Martha Olesniewicz

Satz: griesbeckdesign, München

Herstellung: Markus Plötz

Reproduktion: Ludwig Media, Zell am See

Druck: Aprinta, Firmengruppe Appl, Wemding

Bindung: Conzella, Pfarrkirchen

ISBN 978-3-8338-7263-1
1. Auflage 2020

Die GU-Homepage finden Sie unter www.gu.de

Bildnachweis: Adobe Stock: S. 40, 41, 42, 43, 44, 45, 46, 47, 48, 49,50 (jeweils Reihe oben und unten), 51; GettyImages: S. 47 (Reihe unten); iStock: S. 40, 46,50 (Reihe oben), 41 (Reihe unten), S. 43, 44, 45, 48, 49 (Reihe oben und unten), 51; 90, 91; Shutterstock: S. 46 (Reihe oben und unten), S. 56; Noun Project: S. 96 Standmixer (Khalay Chio), Food Processor (Andi Nur Abdillah), S. 97 Nussmilchbeutel (Icongeek26), Jar-Glas (Aenne Brielmann), Küchenwaage (Ben Davis); Nadia Gasmi: S. 96 (Spiralschneider)

www.facebook.com/gu.verlag

GRÄFE UND UNZER

Ein Unternehmen der
GANSKE VERLAGSGRUPPE